JN285071

ぼくは物覚えが悪い

健忘症患者H・Mの生涯

スザンヌ・コーキン
鍛原多恵子 訳

早川書房

PERMANENT PRESENT TENSE

The man with
no memory,
and what he
taught the world

ぼくは物覚えが悪い

――健忘症患者H・Mの生涯

日本語版翻訳権独占
早　川　書　房
©2014 Hayakawa Publishing, Inc.

PERMANENT PRESENT TENSE

The Man with No Memory, and What He Taught the World

by

Suzanne Corkin

Copyright © 2013 by
Suzanne Corkin
All rights reserved.

Translated by
Taeko Kajihara
First published 2014 in Japan by
Hayakawa Publishing, Inc.
This book is published in Japan by
arrangement with
The Wylie Agency (UK) Ltd.
through The Sakai Agency.

装幀／田中久子

ヘンリー・グスタフ・モレゾン（一九二六年二月二六日〜二〇〇八年一二月二日）をしのんで

目次

プロローグ――イニシャルで呼ばれた男

ヘンリー・モレゾンと私は、マイクの置かれた細いテーブルを挟んで互いに向き合ってすわってい た。彼のかたわらには歩行器があり、前の白いカゴにクロスワードパズルの本が入っている。彼はパズルの本を手放したことがない。いつもの外出用の服装――ウエストにゴムの入ったパンツ、スポーツシャツ、白いソックス、ごく普通の黒い靴――をしている。分厚いレンズの嵌まった眼鏡の奥で、大きな顔に快活で、話し相手への関心にあふれた表情を浮かべていた。

「今日のご気分は？」私は尋ねた。

「いいです」とヘンリーが答える。

「それは良かった。元気そうね？」

「はい、ありがとうございます」

「ものを覚えるのが少々難しいそうですが？」

「ええ。そうです。じつは……なにかを覚えるのがとても大変で。ちょっと思いついたことがあって、ぼくはしょっちゅうクロスワードパズルをやっていますが、それが役に立っているようなんです」

　ヘンリーと私はクロスワードパズルについて少し話した。私たちはなにかというとこの話題になる。今度はこう訊いてみた。「ものを覚えるのが難しくなったのはいつ?」

「それが自分ではわかりません。覚えていないんですから」

「でも、それは数日?　数週間?　数カ月?　それとも数年ですか」

「いや、はっきりどれだけの年月とは言えません」

「では、このことで一年以上悩んでるかしら?」

「それくらいかな。一年か、それより長いかもしれません。というのも――これはただの思いつきですけど――ぼくはどうも手術かなにかを受けた気がします」


　私たちがこの会話を交わしたのは一九九二年五月、危険な外科手術によってヘンリーが長期記憶を失ってから四〇年近くたっていた。一九五三年、彼は左右の内側《ないそく》側頭葉を摘出する手術を受けた。幼いころからの重いてんかんを治療するための実験的な脳手術だった。一九三六年にはじめててんかん発作を起こしてからというもの、ヘンリーの病状は悪化する一方で、普通の日常生活を送るのがしだいに難しくなっていた。手術によって発作は抑えられたが、予想もできなかった苛酷な結果が待っていた。極度の健忘症によって新しい記憶を形成できなくなり、そのことが彼のその後の人生をすっかり変えてしまったのである。(1)

　健忘症（amnesia）とは、後日意識して思い出すことができるような記憶を形成できない状態を意味する。この言葉は忘れっぽさや記憶喪失を意味するギリシャ語amnesiaに由来するが、症状はただの忘れっぽさにとどまらない。ヘンリーのような健忘症患者は、自分がしたばかりの経験を持続する記憶に変える能力を失っている。この疾患には一過性と慢性の区別があるが、おおむね脳炎や脳卒中、頭部創傷など脳の損傷がもとで起きる。また稀な精神疾患の一つで、その神経学的な原因がいまだに解明されていない心因性健忘の場合もある。ヘンリーの健忘は、脳の一部を手術によって除去されたことが原因であり、症状は慢性だった。

手術を受けたとき、ヘンリーは二七歳の若者だった。転倒を防ぐために歩行器に頼る生活を送る彼は、当時もう六六歳。それでも、本人には手術からほんのわずかな時間が経ったとしか思えないのだ。手術後の数十年間、彼は永遠の現在を生きてきた。出会う人の顔も、訪れた場所も、日々のひとこまも、もはや記憶にとどめることはできない。どんな経験もすぐに脳裏から消え失せる。私と交わした数々の会話もヘンリーの頭からたちまち消えた。

「毎日どんなことをして過ごしますか」

「あの、難しいというのはそのことです……ぼくは、その……ものを覚えられないから」

「昨日なにをしたか覚えていますか」

「いいえ」

「今朝は?」

「それも覚えていなくて」

「お昼になにを食べたか教えてくれる?」

「わからないです。ほんとうに、ぼくは……」

「明日、自分はなにをすると思いますか」

「なにかためになることです」と彼はいつもの愛想の良い率直な調子で答えた。

「良い考えですね。あなたと私は前に会ったことがありますか」

「はい、あると思います」

「どこで？」

「うーん、高校で」

「高校ですか」

「はい」

「どこの高校？」

「イースト・ハートフォードの」

「高校以外の場所で会ったことはありますか」

ヘンリーは考え込んだ。

「じつを言うと、ぼくは……いいえ、会っていないと思います」

この会話は、私がヘンリーの研究を始めて三〇年後のものだ。彼にはじめて会ったのは一九六二年で、そのとき私はまだ院生だった。ヘンリーは固くそう信じているようだが、私たちは高校で出会ったわけではない。けれども、偶然のいたずらか、私たちの人生はどこかでつながっていた。私はコネティカット州ハートフォード近くで育ち、そこはヘンリーの住まいから数キロメートルという近さだった。七歳のとき、私は向かいの家の少女と仲良くなった。彼女の父親が真っ赤なジャガーで通りを走り、週末になると自動車修理工のようなオーバーオールを着て、ジャガーの下にもぐっていた記憶がある。

少女の父親は神経外科医だった。幼いころの私は、神経外科医がなにをする人なのか見当もつかなかった。何年もたってマギル大学心理学部の院生となったとき、この男性がふたたび私の人生に入り込んできた。医学雑誌に掲載された記憶にかかわる論文を読んでいると、ある難治性てんかんの若者を救うために脳手術を行なった男性の論文に行き当たった。手術後、若者は新たな記憶を形成する能力を失ったという。論文の共著者の一人があの少女の父親で、名前をウィリアム・ビーチャー・スコヴィルと言った。その若者こそヘンリーだったのである。

幼少期にヘンリーの神経外科医とのつながりがあったせいか、「健忘症患者――H・M」の話は私の興味を引いた。やがてモントリオール神経学研究所にあるブレンダ・ミルナーの研究室の一員になったとき、私はヘンリーとかかわるようになる。ヘンリーが科学研究のためにミルナーの研究室を訪れた一九六二年、私は博士論文のために彼の検査を行なった。ミルナーは術後はじめてヘンリーを検査した心理学者だった。彼女が一九五七年にスコヴィルと共著で書いた論文は、ヘンリーの手術とその酷《むご》い結果について述べたもので、記憶の科学に革命を起こした。[2]

私はヘンリーの触覚、すなわち、体性感覚系をとおして記憶を調べることで、彼の記憶障害を科学的に解明しようと試みた。当初の研究は時間を限られ、一週間と短期だった。しかし、マサチューセッツ工科大学（ＭＩＴ）に移ってからは、ヘンリーがかけがえのない研究参加者であると確信するようになり、それからの四六年というもの彼の研究を続けてきた。ヘンリーの没後は、五五年にわたって収集してきた豊富な行動データと、今後得られるはずの彼の脳の解剖結果を結びつけるための作業に没頭してきた(3)。

はじめてヘンリーに会ったとき、彼は若いころの話をしてくれた。私には彼が話題にしている場所や暮らしぶりが手に取るようにわかった。私の家族はもう何代にもわたってハートフォード近辺に暮らしていた。母はヘンリーと同じ高校の出身で、父はヘンリーが手術前と手術後に住み暮らした家の近所で育った。私が生まれたのはハートフォード病院で、そこはヘンリーの脳手術が行なわれた病院でもあった。このように私と彼には背景や経験に多くの共通点があるとはいえ、これまでに私に会ったことがあるかと尋ねると、彼がたいてい「はい、高校で会いました」と答えるのが不思議でならない。ヘンリーが高校での経験と私をどうやって結びつけたのかは想像の域を出ない。彼が当時知っていた人に私が似ているのかもしれないし、検査でＭＩＴに何度も足を運ぶうちに私が見覚えのある存在になり、この表象を高校時代の記憶に埋め込んだのかもしれない。

ヘンリーは有名だったが、本人はそのことに気づいていなかった。彼の驚嘆すべき病状は科学者や大衆の興味の的だったのだ。彼のインタビューや撮影依頼を、私はもう何十年にもわたってメディアから受けてきた。その都度、私は彼がどれほど特別な存在であるか説明し、彼もいったんは理解する。しかし、それを覚えていられない。

一九九二年、カナダ放送協会が二つのラジオ番組のために私たちの会話を録音した。一方が記憶に、もう一方はてんかんにかかわっていた。その一年前、フィリップ・ヒルツがヘンリーにかんする記事を《ニューヨーク・タイムズ》紙に寄稿し、のちにヘンリーを主人公に著作『記憶の亡霊――なぜヘンリー・Mの記憶は消えたのか』(4)を著わしていた。

ヘンリーにかんする科学論文や書物が書かれ、認知科学の文献では彼の症例がもっとも頻繁に引用されると言ってよいほどだった。入門心理学の教科書をどれでもいいから開くと、たいていH・Mというイニシャルをもつ患者の説明と、海馬のイラストや白黒のMRI写真が載っている。ヘンリーの障害、本人と家族が払った多大な犠牲のおかげで、科学は前進してきたのだ。

ヘンリーの生前、彼を知る人は氏名を公表せずにイニシャルで呼んだ。科学に対するヘンリーの貢献について講演するたび、私はこの人物がいったい誰なのかという強い関心を聴衆から感じたものだが、彼の名が公にされたのは二〇〇八年に彼が他界したあとだった。

数十年にわたってヘンリーの研究を続けた結果、私は彼を、教科書に載るような短い記述の中だけで知られる匿名の存在のままではおくまい、という使命感に駆られるようになった。ヘンリー・モレゾンは検査結果と脳画像では語り切れないのだ。彼はほがらかで、魅力にあふれ、柔和で、機知に富み、自分の記憶力が弱いことを承知し、その運命を受け入れていた。H・Mというイニシャルの陰には一人の生身の男性がおり、データの裏には人生があった。自分の病気の研究がほかの人がより良い人生を送るのに役立つならうれしい、とヘンリーはよく私に話したものだ。自分の悲劇が科学と医学にどれほど貢献したかを知れば、ヘンリーは誇りに思うだろう。

この本はヘンリーと彼の人生に対する追悼であるとともに、記憶の科学の探究でもある。記憶は私たちの行動すべてにとって絶対不可欠でありながら、私たちはその広範な影響と重要性に気づいていない。それはあって当然なもののように思えるのだ。歩き、話し、食べるとき、私たちは自分が過去に学習して記憶した情報や技能にもとづいて行動しているとは感じない。しかし私たちはたえず記憶に頼って日々の一瞬一瞬を生きている。記憶は生きていくためになくてはならない。記憶がなければ、服を着たり、近所を歩いたり、人と意見を交わしたりすることができない。記憶があるからこそ、自分の経験をたどり、過去に学び、未来になにをすべきかを考えることができる。それはある瞬間から次の瞬間、朝から夕べ、ある日から次の日、ある年から次の年への連続性を与えてくれるのである。

ヘンリーの症例をとおして、私たちは記憶を多数の特定の過程に分け、基盤となる脳回路を理解する洞察を得た。前日の夜なにを食べたかについて話したり、ヨーロッパ史のひとこまを諳《そら》んじたり、ブラインドタッチでキーボードに文章を打ち込んだりするとき、私たちは脳に保存された、それぞれ異なる種類の記憶にアクセスしていることが現在ではわかっている。

ヘンリーは、情報を保存する能力を失ったときになにが起きるのかを理解する一助となってくれた。彼は手術前に獲得した知識の大半を保持していたものの、術後には周囲の人の記憶に頼って暮らした。当初は家族が、のちには療養施設のスタッフが、ヘンリーが毎日なにを食べたか、薬をきちんと飲んだか、入浴する頃合いかどうかにいたるまで本人に代わって覚えた。彼の検査結果や医学的所見、インタビューの内容は、本人が覚えられなかった生活史の情報を与えてくれた。もちろん、これらの情報のどれひとつを取っても、ヘンリーが失った能力に代わるものではない。なぜなら、記憶は生存を可能にするのみならず、クオリティ・オブ・ライフ（生活の質）を左右し、自己同一性を保証するからである。

自己同一性は、私たちが自分史にもとづいてつくり上げる物語から成る。経験をつなげて物語を紡ごうにも、これらの経験を脳に十分長く保存できないとしたらどうだろう？　加齢と認知機能低下にかかわる懸念の奥底には、記憶と自己同一性がつながっているという前提がある。記憶喪失がこうじて認知症になるなんて、これほどの不幸が他にあるか、と考えたくなるが、ヘンリーにとって成人後の生活はずっとそんな具合だったのだ。現在が刻々と過ぎ去っても、まるで足跡を残さないハイカーのようにその記憶はなんの痕跡も残さない。そのような状態にある人は、どのようにして自分を自分と認識するのだろうか。

ヘンリーを知る人びとは彼から、優しく、思いやりにあふれ、利他的であるという明確な人格を感じ取っていた。健忘症ではあったけれども、ヘンリーには自意識というものがあった。それでも、その自意識には歪みがあって、一九五三年以前の世界、家族、自分にかかわる一般的知識に大きく依存していた。手術後には、彼は自分にかかわる知識はほんのわずかしか獲得していない。

記憶は、日常生活で遭遇するあらゆる側面から記述することができる。けれども、経験はどのようにして脳内メカニズムに変換されるのだろう。記憶は独立した一つの事象ではない。シャッターを切って、セルロイドフィルムに写し取られた一瞬の写真ではないのだ。私たちは記憶が脳内の一カ所にあるわけではないことを――初期の段階で――ヘンリーから学んだ。記憶はむしろ脳内の複数領域に同時にかかわっている。ものを覚えるという行為は、スーパーマーケットに出かけて、ビーフシチューの材料をそろえる行動にたとえることができる。店内の別々の棚から肉、野菜、スープの素、スパイスを選び、家に戻って大きな鍋に放り込むのだ。同じように、自分の去年の誕生日の記憶を思い出すのは、脳内の異なる領域に保存された情報――情景、音、匂い、味――を取り出し、それらの痕跡をふたたび味わえるように情報を処理する作業になる。

脳に保存された記憶には、コンピュータサイエンスのメタファーが多用される。記憶を脳が処理し保存する情報と見なすのだ。この目的を果たすためには、脳は三つの段階を踏まねばならない。経験の生データを脳内形式に変換することで情報を符号化し、今後のために貯蔵し、後日必要になったら検索するのである。

ヘンリーの手術が行なわれた当時、脳内で起きるこれらの記憶過程の詳細についてはほとんどなにも知られていなかった。一九六〇年代、私たちが現在神経科学と呼ぶものは存在しないも同然だったのである。その後、ヘンリーの症例が記憶の性質や過程にかかわる一連の深遠な科学的発見につながった。ヘンリーが与えてくれた基本的だが注目すべき教訓は、たとえ覚える能力を失ったとしても、聡明で、明晰で、明敏であることは可能だということだ。ほんの数分前の会話を忘れてしまうのだとしても、難しいクロスワードパズルを解く能力を維持することは可能なのだ。

ヘンリーが失った種類の長期記憶は現在では陳述記憶と呼ばれ、それはこの種の記憶では学習内容を明確に言明できることに由来する。一方で、ヘンリーは歩行器を使うなどという運動スキルにかかわる類いの長期記憶は失っていなかった。こちらの記憶は現在では非陳述記憶と呼ばれるが、それはこちらの知識は行動で示すことはできても言葉にはできないからである。(5)

二〇世紀後半に神経科学、とりわけ、記憶の科学が発展するにつれ、ヘンリーの事例が研究と深いかかわりをもつようになった。記憶過程にかんする新説や新たな脳イメージングツールが出現し、私たちはそれらを彼の研究に取り入れた。二〇〇八年に死去するまで、彼は自分を研究対象にすることを私や一〇〇人を超える科学者に忍耐強く許し、脳がものを覚える――または覚えられない――過程の解明に多大な貢献をした。

一九九二年、ヘンリーは自分の脳をマサチューセッツ総合病院とMITに献体するという意志を表明しており、このことで彼は今後も科学の最前線にとどまりつづけることになるだろう。彼が亡くなった夜、私たちは彼の脳を核磁気共鳴画像装置（MRI）で九時間にわたってスキャンした。その後、脳を保存したのちに、ゼラチンに包埋《ほうまい》して凍結し、前方から後方に向かって二四〇一枚のごく薄い切片に切断した。切片像はデジタル化され、三次元画像に再構築されて、いずれ科学者や一般人がウェブ上で閲覧することができるようになる。徹底的に調べ尽くされた一人の健忘症患者の脳構造を、詳細に探究する新たな道が開かれたのである。

ヘンリーほど一つの科学分野を完璧に変えた患者の例を私はほかに知らない。彼の事例は医学的な興味の対象にとどまらず、たった一人の被験者がもちうる影響力の証明である。ヘンリーは、前世紀における科学研究全体と比べても、より多くの記憶にかかわる疑問に答えを与えてくれた。その生《せい》が現在という時制に限られたものであったにもかかわらず、ヘンリーは記憶の科学と、彼の恩恵に与《あずか》る数知れない患者に、永久に変わることのない影響を与えたのだ。

第1章　悲劇の序章

第1章　悲劇の序章

一九三九年六月、モレゾン一家はコネティカット州ハートフォードに住んでいた。バルクリー橋を渡ったすぐのイースト・ハートフォードには、飛行機エンジンの製造で世界的に有名なプラット・アンド・ホイットニー社があり、町は飛行のスリルに沸き返っていた。パイロットたちが小型飛行機で人びとを「空の散歩」に連れていき、一三歳のヘンリーは地上から興奮した面持ちでそれを眺めたものだった。そしてとうとう彼にもこの飛行機に乗る機会が巡ってきた。中学卒業のお祝いだった。

ヘンリーと彼の両親は、ブレイナード空港に車で出かけた。空港はハートフォードのダウンタウンから南東に約五キロメートルの場所にあり、片側をコネティカット川が流れている。ガス・モレゾンは、ヘンリーのために二ドル五〇セント払い、単発のライアン機で町上空を短い時間遊覧させてくれた。ライアン機は、チャールズ・リンドバーグが一二年前の大西洋横断に使った〈スピリット・オブ・セントルイス号〉に似ていた——リンドバーグは一人で籐椅子にすわり、最小限度の飲み水と食料、海に落下するのを防ぐたった二二三馬力のエンジンという軽装備だったが。ライアン機の表面は研磨アルミ製で、内装はつや消しを施した緑の皮革製だった。ヘンリーが右側の副操縦士の椅子にすわり、パイロットが操縦機器を見せてくれた。操縦桿は旋回や上昇・下降の指示に、足元のペダルは方向舵の操作に用いる。

エンジンをかけると、プロペラが回りはじめ、そのうち透けて見えなくなった。パイロットがスロットルレバーを前に押すと、やがて飛行機は滑走路を離れて空港上空に舞い上がった。その春の日、地上にあるものはすべてが生き生きとした緑色だった。パイロットが機体をハートフォードに向けると、ヘンリーの目にはダウンタウンのビル群——ハートフォードでいちばん高いトラベラーズ・タワーや光り輝く金色のドームがある旧マサチューセッツ州会議事堂の屋根が見えた。

この飛行機には操縦系統が二組あり、パイロットはヘンリーに操縦させてくれた。ヘンリーは操縦桿を手にした。操縦桿を前か後ろに倒すと機首が上下し、回転させると機体がその方向に旋回する。パイロットは、操縦桿をしっかり握って急に倒さないように、と注意した。急激に前に倒すと、機首が下がって墜落するという。ヘンリーは操縦がうまくいくので驚いた。彼の操縦で機体はなめらかに飛んだ。

着陸する頃合いになると、パイロットが操縦を代わったが、ヘンリーに操縦桿に手を沿えたままにさせてくれた。ヘンリーの掌中にある操縦桿はパイロットのそれと機械的につながっていた。パイロットは着地の際に足を床につけておくようヘンリーに指示した。誤って方向舵のペダルを踏めば機体の方向が変わってしまうからだ。飛行機は高度を下げ、川がゆるやかに曲がって空港を抱くように流れる場所を目指した。着陸体勢に入ると、パイロットは操縦桿を後に倒したままにしておくようにと言った。さもなければ、機首が下がりすぎ、機体が「とんぼ返り」して上下逆さまに着陸してしまう。飛行機は無事着陸し、滑走路上で停止した。

　この空の旅は、チャールズ・リンドバーグが大西洋を横断したという、信じがたい話を耳にしたときと同じような冒険心と希望を、若きヘンリーの胸に刻んだことだろう。ヘンリーの飛行経験は彼の人生でもっとも楽しいものだった。空を飛んでいるあいだ、彼は飛行機から伝わる感覚、上空からの景色、操縦桿を握るスリルに完璧に心を奪われていた。空の旅のあらゆる詳細が彼の心に鮮やかに刻み込まれた。

　ずっとあとになってもう新しい記憶を形成できなくなったとき、ヘンリーに残されたものは過去だけ――手術前までに知り、覚えた事柄のみになった。彼は父親と母親、学校の友人たち、住み暮らした家々、一家で過ごした休暇は覚えていた。けれども、これらの記憶の中の個々の出来事を尋ねても、情景と音と匂いがすべてそろった瞬間は一つも思い出すことができなかった。経験のあらましは覚えていても、細かな点までは思い出せないのだ。

　ヘンリーの最初で最後となった飛行体験は二つの例外のうちの一つだった。年老いてからも、彼は飛行機の緑の内装、操縦桿の動き、トラベラーズ・タワーの外観、操縦桿を手にしていたときのパイロットの指示など、あらゆる詳細をはっきりと脳裏に思い浮かべることができた。手術後数十年にもわたってヘンリーに質問やインタビューしたなかで、ヘンリーがあざやかに描写した長い経験談はこのときの飛行のみだ。もう一つの例外は、一〇歳ではじめて煙草を吸ったときの記憶だった。

一九二六年二月二六日、ヘンリーはハートフォードから一六キロメートルほど東にあるコネティカット州マンチェスター市内のマンチェスター・メモリアル病院で生まれた。月満ちて生まれた健康な赤ちゃんで、約三・六キログラムあった。両親は一キロメートルほどしか離れていないホリスター通りの自宅へ彼を連れて帰った。

父親のグスタフ・ヘンリー・モレゾン、愛称ガスは、ルイジアナ州ティボドー出身だった。手術後、ヘンリーは父親の家系を思い出して冗談を言ったものだった。「私の父方は南部出身で北部に移住し、母方は北部出身で南部に移住した」。ある親類はモレゾン家の家系をフランスのリモージュまでたどっている。フランス系ケイジャンは一七世紀にノヴァスコシアに移住したものの、一八世紀なかばにフランスに退去させられた。一八世紀末、彼らはふたたび移住し、そのときの移住先はルイジアナ州だった。このときモレゾン家の祖先は、ニューオーリンズの南西およそ一〇〇キロメートルのティボドーという小さな町に腰を落ち着けた。ヘンリーの母親エリザベス・マキヴィット・モレゾン、愛称リジーは、コネティカット州マンチェスター生まれだが、彼女の両親は北アイルランド出身で、家族の絆を大切にしていた。

ガスは長身で、痩せ型で、濃い褐色の髪をもち、尖った耳をしていたが人目を引く男性だった。リジーはガスより頭一つ分小さく、茶色の巻き毛をもち、眼鏡をかけていた。遠い親戚は彼女を「とても気性が穏やかで、いつでも微笑んでいる」と評している。ガスはより社交的で、よく友人と笑ったり冗談を言いあったりしていた。二人は一九一七年にハートフォードの聖ペテロ教会で結婚式を挙げた。ガス二四歳、リジー二八歳だった。その年、アメリカはドイツに戦争を布告したものの、ガスは

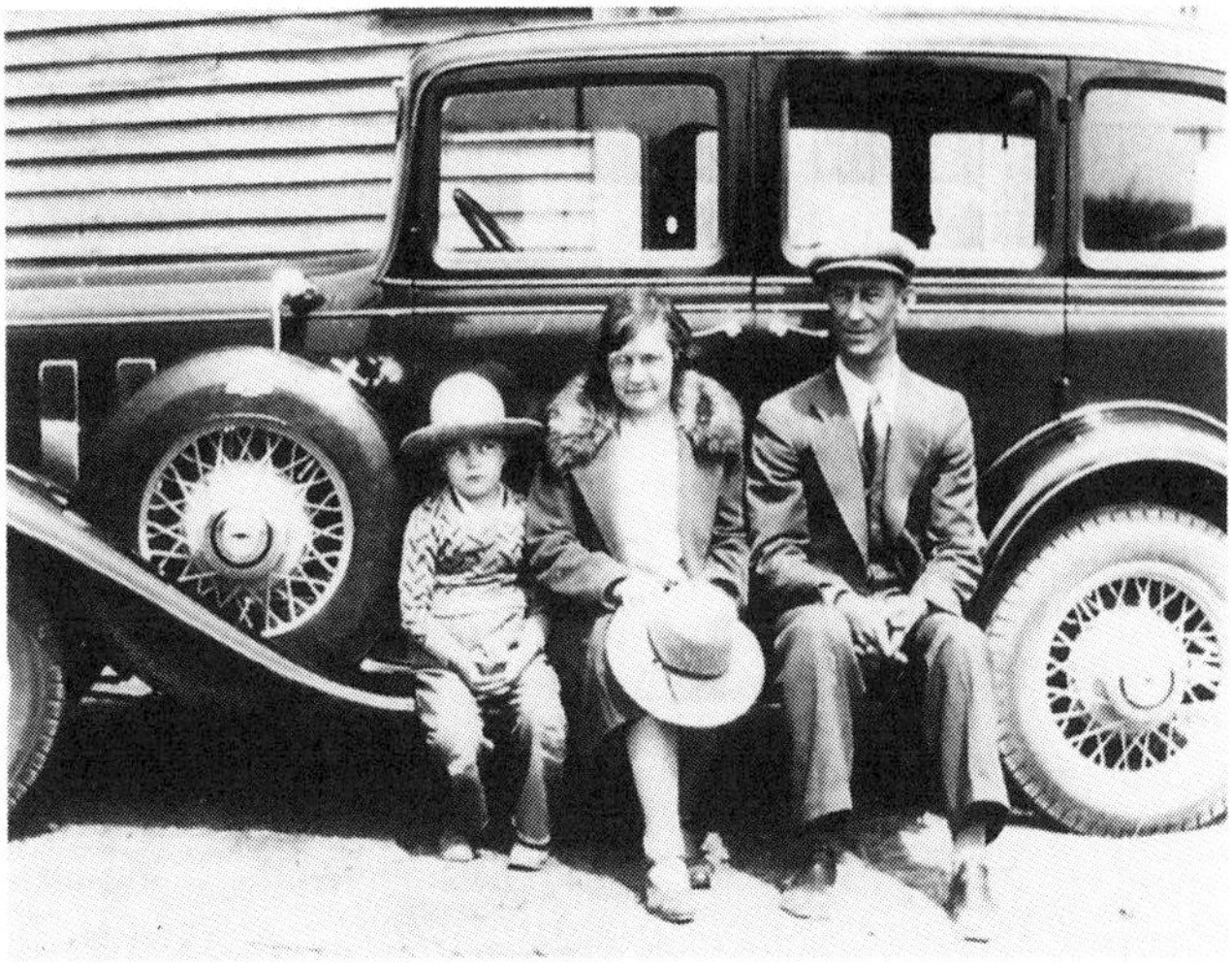

1. 5歳のヘンリーと両親

一度も入隊したことはない。彼はハートフォード近辺で電気工の職に就き、ハートフォードのメインストリートにある有名なデパート〈ジー・フォックス・アンド・カンパニー〉などで配線を担当した。リジーは当時大半の女性がそうであったように自宅にとどまり、ガス好みの南部料理を習った。ただし、夫婦の生活は完全に旧来のしきたりに沿ったものでもなかった。ガスとリジーは冒険家だった。いろいろな場所を見て回るのが好きで、フロリダ州やミシシッピー州、ルイジアナ州まで車で親戚を訪ねた。道中、二人は軍払い下げのテントで寝起きした。リジーはこうした旅の写真や記念品を収集した。

ヘンリーが生まれたとき、リジーは三七歳で、彼は一人っ子だった。両親はヘンリーをカトリック教徒として育てた。ヘンリーは近くのイースト・ハートフォードにある私立幼稚園に通ったあと、マンチェスターのリンカーン小学校で一〜二年生の二年間を過ごした。一九三一年までには、モレゾン一家はイースト・ハートフォードのグリーンローン通りにある庭付きの一戸建てに引っ越していた。ヘンリーが若いころ、一家はハートフォード近辺で何度か引っ越ししたが、これがその最初だった。その年の六月、ヘンリーは母親とニューヨーク州バッファローで短い休暇を過ごしている。リジーはガスに宛てた絵葉書に「元気に楽しく過ごしています。……にて」と書き、五歳のヘンリーがその下に鉛筆でたどたどしく署名している。

一九三〇年代には、モレゾン一家はハートフォードのダウンタウンに隣接する住宅街で暮らした。ヘンリーは、両親が結婚式を挙げた教会の側にある聖ペテロ小学校に通った。ヘンリーは友達をつくり、ローラースケートを習い、メインストリートのドラゴ・ミュージック・ハウスでバンジョーのレッスンを受けた。一九三九年、一三歳のヘンリーは聖ペテロ小学校を卒業し、ウェザーズフィールド・アヴェニューのバー中学校に進学した。このころ、彼の人生はすでに変わりはじめていた。

ヘンリーの幼少期は、一九三〇年代のたいがいの中流家庭の子息と変わらない。少年ならたいていそうだが、ヘンリーはときおり小さな事故にあっており、あるとき自転車に乗っていて頭に軽い怪我を負った。事故の詳細について医療機関と一家の話には食い違いがある。それが起きたときのヘンリーの年齢、自分で自転車から落ちたのか、歩いていて自転車がぶつかってきたのか、その結果意識を失ったのかどうかなどが定かでないのだ。重要なのは、この事故によって脳に損傷が起きたという証拠はないこと、そして手術以前の一九四六年と一九五三年に撮影された二枚の気脳図（脳のレントゲン写真）は正常だったことだ。

それでも、ヘンリーが一〇歳でてんかん発作を起こすようになると、母親は自転車事故のことを思い出し、ヘンリーの脳が目には見えないけれども深刻な損傷を事故で負ったのではないかと考えた。その可能性もあるが、ガスの家系にはてんかん患者がいた。ガスの二人の従兄弟と姪がてんかん持ちで、そのうちの一人の六歳の少女が家族の集まりで芝の上に体を固くしてじっと横たわっていたのをリジーは記憶している。リジーはのちにこのてんかん発作を「ひきつけ」と呼んだ。彼女はヘンリーの病気をかならず夫の家系のせいにした。研究者の目から見れば、ヘンリーのてんかんの原因は、脳の軽い損傷か遺伝的要因、あるいはその両方が考えられる。

はじめのころ、ヘンリーのてんかん発作は欠神《けっしん》発作とも呼ばれる小発作だった。たいていの人がてんかんと聞いて想像する激しいけいれんとは違って、ヘンリーの当時のてんかん発作はただ数秒のあいだ意識が薄れるだけのものだった。身を震わせたり、倒れたり、気を失ったりはせず、ただほんの一瞬意識が飛んでしまうだけなのだ。誰かと話をしていたとすると、ふと話を止めて白昼夢を見ているかのようになる。そばにいる人には、彼の体が揺れたり、うつむいたり、呼吸が荒くなったりするのがわかる。腕や服の上を手で繰り返し軽くひっかくような仕草をすることが多かった。発作が収まると、彼は目覚めるときのように首を振ってつぶやく。「もう目を覚まさなくちゃ」。少し頭がぼうっとしているときもあるが、たいていはなにもなかったかのようにそれまでしていたことを続けるけれども、本人は発作が起きたことは自覚している。こうした発作は毎日起き、ヘンリーは自分が発作に襲われたことを周りの人に説明することもしばしばだった。

ヘンリーの小発作は止むことがなかったものの、九〇秒以上続くこともけっしてなく、両親はヘンリーに普通の子と同じ生活を送らせた。ヘンリーは両親と休暇に出かけたし、テニスコート、野球場、スケートリンクがある、近くのコルト公園で友達と遊んだ。また発作のために小学校や中学校の学業に支障が出ることもなかった。日曜のミサに行き、カトリック教の堅信礼に備えて公教要理を学んだ。注目すべきは、一三歳で飛行機に乗ったときに発作で操縦不能にならなかった点である。

しかし、一五歳の誕生日に劇的な変化が訪れた。ヘンリーは一家の車に乗り、父親が運転し、母親は後部座席にいた。およそ二〇キロメートル離れた歴史ある町サウス・コベントリーに親戚を訪ねた帰りだった。家に着く前に、ヘンリーがこれまで経験したことのないような発作を起こした。筋肉が収縮し、完全に意識を失い、体がけいれんした。両親はただちにヘンリーを彼が生まれたマンチェスター・メモリアル病院に連れていった。後日、ヘンリーにこのときの記憶はなかった。

これがヘンリーにとってはじめての大発作であり、これは体に連続して起きる二種の肉体的変化――四肢の硬直とそれに続く律動的なけいれん――にちなんで強直間代《きょうちょくかんたい》発作とも呼ばれる。それまで彼が経験していたような短時間に限られた意識レベルの低下とは違って、大発作は見ている人に恐怖感を呼び起こし、それを経験している人を疲労困憊させる。ヘンリーは気を失い、舌を嚙み、ときには失禁し、頭を打ち、口から泡を吹くのだった。頻繁な小発作にこうしたより激しい発作が重なり、ヘンリーと家族にとって深刻な問題になっていた。

epilepsy（てんかん）とepileptic（てんかんの）という二語は、「捕らえる」または「襲う」を意味するギリシャ語のēpilambáneinに由来する。てんかんという病気には長い歴史があり、おそらく有史以前の人類にもあったものと思われる。最古の記録は中東のメソポタミア文明にさかのぼる。アッカド帝国（紀元前二三三四〜二一五四年）のある文書には、てんかん発作の記述があり、てんかん発作を起こした人は頭を左に向け、手足を硬直させ、口から泡を吹き、気を失ったという。てんかんの原因は身体的なものであり、食事や医薬品など理性的な手段で治療すべきだと信じる医師がいる一方で、てんかんは超自然的な力によって生じるもので、怒りを鎮めるために清めやまじないで治療すべきだと主張する呪術師や魔術師、にせ医者がいて、両者は何世紀にもわたって議論を闘わせた。[1]

一六世紀から一七世紀になると、学者たちはてんかん発作に先立つ突然の恐怖、興奮、ストレス、頭部損傷などの要因に目を向けるようになり、てんかんの医学的な理解が進んだ。てんかんを科学的に解釈する傾向は啓蒙時代に受け継がれ、学者はてんかん患者を観察する重要性を強調し、動物やヒトを対象にした実験によって、てんかん発作の生物学的要因を解明しようとした。[2]

一九世紀には、医師がてんかん患者と「狂人」を区別しはじめ、てんかんの研究に大きな進展が見られた。フランスでは、臨床医が grand mal（大発作）、petit mal（小発作）、absence de saisie（アブサンス発作）といった用語を導入し、それぞれに詳細な臨床的記述を与える一方で、精神科医は患者の記憶障害をはじめとする行動異常に興味を示した。

一九世紀末、イギリス神経学の父祖ジョン・ヒューリングス・ジャクソンの尽力で、てんかん研究は大きな転換期を迎えた。ジャクソンは多数の患者の治療歴を記録し、それらの患者には自身の患者、他の医師の患者、医学文献で触れられた患者の例も含まれた。彼はこうした医学的記録の詳細を調べ上げ、てんかん発作が脳内の一領域（訳注　焦点部などと呼ばれる）に始まり、他の領域に秩序正しく広がっていくという新説を豊富な情報にもとづいて提唱した。こうした驚嘆すべき発作パターンはジャクソン型てんかん（訳注　局在関連性てんかんまたは焦点性てんかんともいう）として知られるようになり、初期の外科治療は異常が一つの孤立した脳領域である患者に限られた[3]。

ジャクソンの発案で、ロンドンの先駆的な神経外科医ヴィクター・ホースリーが三人の患者に史上初のてんかん外科手術を施し、うち二つの症例を一八八六年に、三つめの症例を一九〇九年に公表した。いずれの患者も片方の腕が突然激しく動くてんかん発作に苦しんでいた。手術中、ホースリーは露出した脳に刺激を与え、発作を起こすほうの腕を表象する脳領域を探っていった。こうして探り当てた脳領域を除去することで発作を防ごうとした。一九〇九年、ドイツの神経外科医フョードル・クラウスはてんかん手術のより詳細な記述を発表した。クラウスによる外科手技の重要な部分は、大脳皮質を電気的に刺激し、ヒトの脳内の運動野、感覚野、言語野の地図を得ようとした点にある。これらの初期の成功例によって、局在関連てんかんは孤立した脳領域の損傷によって起きるというジャクソンの洞察がはじめて実証され、これは外科治療が安全で効果的であることを示唆していた[4]。

一九〇八年、アメリカのジョンズ・ホプキンス病院のハーヴェイ・クッシングが、五〇例を超えるてんかん手術において大脳皮質における機能の局在について調べ、ヒトの脳内のどの領域がどの機能を担うかについて多くを解明した。これらの刺激実験によって、外科医は患者の特定の異常行動と大脳皮質の特定領域を結びつけられるようになり、これはてんかん手術に不可欠な条件であった。特定の運動、感覚、認知過程を個々の脳回路と結びつける試みは、現在でも多数の研究室で引き続きなされている。

一九二〇年代、ドイツのブレスラウ在住のオトフリート・フェルステルが、脳腫瘍患者や、第一次世界大戦中に脳損傷を負ったてんかん患者に手術を施した。フェルステルは局所麻酔下で電気刺激を与えててんかん発作を再現し、発作を起こした脳領域を摘出することで発作を抑制しようとした。フェルステルは、モントリオール神経学研究所の創立者にして所長のワイルダー・ペンフィールドの師だった。一九二八年にフェルステルの病院で六カ月過ごしたのち、ペンフィールドはモントリオールに戻り、大脳皮質刺激とマッピング研究を大々的に行ない、てんかん患者の焦点部を特定し除去することを可能にした。一九三九年から彼は、側頭葉ロベクトミー――左右いずれかの側頭葉の一部除去――と呼ばれる外科手技を確立し、この手技は以降この脳領域から生じるてんかん発作抑制の目的で広く採用されるようになった(5)。

一九五〇年代にモントリオール神経学研究所で、のちにヘンリー・モレゾンと深いかかわりをもつことになる、重要な進展があった。ペンフィールドと研究仲間の神経生理学者ハーバート・ジャスパーは、ペンフィールド自身が刺激実験を実施した外科手術と、動物を使った刺激実験の結果を再検討した。二人が得た結論は、側頭葉てんかんは扁桃体と海馬という側頭葉内の深部構造に起因するというものだった。以降、ペンフィールドの研究所で行なわれる標準的な左または右側頭葉ロベクトミーでは、扁桃体と海馬の一部が除去されるようになった。ヘンリーの神経外科医ウィリアム・ビーチャー・スコヴィルは、扁桃体と海馬の除去によってペンフィールドが得た良好な結果を承知しており、ヘンリーの手術を正当化する証拠としてこの結果を挙げることになる。

現在の私たちは、てんかん発作が脳内の電気活動が過剰なために起きる行動変化であることを知っている。研究者がてんかんにかかわるこの事実をはじめて知ったのは、一九二〇年代末にハンス・ベルガーが発明したきわめて重大な技術のおかげだった。ドイツで精神科医の職にあったベルガーは、脳機能（心と脳の相互作用）モデルの開発にキャリアを捧げた。脳の血流と脳の温度を行動に結びつける試みが無残にも失敗すると、彼は脳の電気活動に興味を移した。初期の実験では、患者の頭皮の下にワイヤを挿入し、ヒトの脳の電気活動をはじめて記録した。ベルガーは自らの新手法を electro-encephalogram（脳波＝ＥＥＧ）と命名し、速い波や遅い波など異なるリズムを記録した。非侵襲的な頭皮電極の導入などの一連の技術改良を経て、ベルガーはてんかん、認知症、脳腫瘍など数種の脳疾患で見られる異常な電気活動の記録に成功した。ヒトの脳にかんするこの新しい知識は神経学のありようを変え、脳の生物学にかかわる手がかりを研究者に与えた。(6)

一九三四年、ベルガーによる画期的な発見の噂はハーヴァード大学医学部に伝わり、てんかん患者の脳の電気活動を研究するプロジェクトが始まった。翌一九三五年、ＭＩＴ出身の技術者アルバート・グラスが脳波計を三個製作し、この分野の草分けとなったグラス・インストルメント・カンパニーを創立した。神経学者のウィリアム・ゴードン・レノックスとフレデリック・ギブスと協力し、グラスは小発作てんかんの患者の脳波を紙に記録した。得られたデータはこれらの患者の脳波に特有のパターンがあることを示しており、その後大発作てんかんの患者の脳波を記録したところ、こちらの脳波には別の特有のパターンが見られた。

驚嘆すべき新ツールである脳波計によって、医師はてんかん発作の種類や脳内の焦点を識別できるようになり、これは診断と治療にとって大きな進展となった。初期のてんかん手術では、外科医は患者の発作パターンから発作を起こした脳部位を特定し、そうした異常な部位を除去した。ところが医師が実際に手術室で開頭すると、異常と考えられた領域は正常で、除去を見送ることもたびたび起きた。脳波は、てんかん患者の術前評価の正確性を高めるとともに、手術中に電気活動を見守る手段にもなった。一九三〇年代末から四〇年代にかけて、ハーバート・ジャスパーの研究室は手術中に患者の大脳皮質と深部構造の脳波パターンを記録し、発作が起きている箇所を同定する手法を提案した。スコヴィルらも、ヘンリーの手術中に同様の生理学的記録法によって発作が発生する位置を特定しようと試みたものの、はかばかしい結果は得られなかった。ともあれ、てんかん活動を記録する脳波計は、脳波から見て取れる脳の異常を抑制し、発作を防ぐための抗てんかん薬を用いる治療の基盤を確立した。薬物によるてんかん治療は少なくとも紀元前四世紀にさかのぼり、当時医療行為をした人びとは種々の怪しげな療法を用いた。これらの療法には魔法を装うものも観察にもとづくものもあり、ラクダの毛、アザラシの胆汁や胃壁、ワニの糞、野うさぎの心臓や生殖器、海ガメの血、シャクヤクの根の魔除けなどが用いられた。これらの療法は今日《こんにち》では迷信と考えられているが、多くの場合に効果的であるとされた。実験にもとづいて開発された抗けいれん薬を用いる治療は、一九一二年の「ルミナール」（フェノバルビタール）や一九三八年の「ダイランチン」（フェニトイン）の登場によって可能になった。たいていの患者の場合に発作を効果的に抑制したため、これらの薬物はてんかん治療の王道となった。ヘンリーの時代までには、治療薬にはその他の抗けいれん薬もあった。しかし、これらの薬物はてんかん発作を軽くすることはできても、眠気、吐き気、食欲減退、頭痛、いらいら、疲労感、便秘など、あまり望ましくない副作用をともなった。(7)

一九五〇年代はじめまでには、てんかん治療は発作焦点の特定、治療薬、外科手術の三点において改良を見ていた。大半の患者はそれぞれの症状に合わせた医薬品によっててんかん発作を抑えられるようになっていた。外科手術に頼らねばならない患者にしても、てんかん発作を起こした皮質部位を除去すると良好な結果が得られた。除去範囲はさまざまで、多くは脳の片側の前頭葉や側頭葉、頭頂葉の一部に限られていたとはいえ、ときには片側の大脳皮質全体ということもあった。世界中の神経外科では、研究者が手術前と手術後に脳波測定と認知検査を行ない、治療効果を記録して新たな治療の指針とした(8)。

学校では、ヘンリーはてんかんのために周囲となじめなかった。ウィリマンティック高校に入学を果たしたものの、他の少年にからかわれるのに耐え切れず数年間登校しなかった。一九四三年、一七歳のヘンリーはイースト・ハートフォード高校に一学年から入り直した。彼は背が高く、もの静かで、分厚いレンズの眼鏡をかけ、一人ぼっちだった。サイエンス・クラブにいた短いあいだを除けば、課外活動には一度も参加していない。高校の同級生で彼を知っている人はほとんどいなかったが、知っていた人によるととても優しかったという。

ヘンリーはてんかん持ちであることを引け目に感じ、学校では目立たないようにしていたのかもしれない。なんらかの活動に参加すれば、同級生が見ている前でてんかん発作を起こす可能性が高くなる。もしてんかんでなければヘンリーがどんな生徒だったか、彼の引っ込み思案がどこまで病気を恥じる気持ちではなく、生来の内気な性格によるのかは想像するしかない。当時の人びとはまだ恐怖と誤解に満ちた目でてんかんを見ており、ヘンリーは病気のために孤立していた。あるとき、教師がヘンリーのクラスの男子生徒を一人脇に呼んで、こう話した。「あなたは大きくて強いわね。このクラスには一つ注意しなければならないことがあります。同級生のヘンリーはてんかんなの。もし発作を起こしたら、私が看護教諭を呼ぶあいだヘンリーを押さえていてね」。幸いにも、その生徒は一度もそうせずにすんだ。

イースト・ハートフォード高校の同級生ルシール・テイラー・ブラスコは、はじめてヘンリーの存在に気づいたのは、彼が高校の廊下に倒れて体を震わせガクガクと動くのを見たときだったという。遠くから見た限りでは、彼は笑い転げているようだったそうだ。翌日、校長が生徒全員を集めてヘンリーの病気について説明した。校長としては生徒に理解を求めようとしたのだが、このことによってヘンリーは孤立を深め、彼の病気がさらに広く知れ渡ることになった。

ヘンリーの近所に住む二人の友人ジャック・キンランとダンカン・ジョンソンは、第二次世界大戦に従軍したが、そのときヘンリーはまだ高校生だった。ヘンリーは彼らと手紙を交わしており、二人のいかにも若者らしい文面はヘンリーの恋愛体験を垣間見せてくれる。ヘンリーはまぎれもなく女性に興味をもっており、デートもしていた。一九四六年、ヘンリーは年上の女性に片思いしているとキンランに告白したようだ。この告白に答えたらしく、キンランは中国の煙台《チーフー》からこう書き送っている。

「おい、ヘンリー！　おまえが精神病（psicopathic〔ママ〕）だなんて情けない。二八歳の女なんて、おまえみたいな男には手に負えないぞ。とくに、夫のいる優しい女はだめだ[9]」

ヘンリーにはほかにもいろいろ楽しみがあったようだ。自宅では、ラジオ番組に耳を傾けるのが好きだった。ロイ・ロジャース、デール・エヴァンス、ギャビー・ヘイズ、ファミリー・シットコム《陽気なネルソン》のファンだった。縦型のビクトローラで友達とレコードに耳を傾けることもあった。ヘンリーは甘いハーモニーが特徴の三人組マクガイア・シスターズ、一九三〇年代から四〇年代のビッグバンド、ポピュラー音楽――『マイ・ブルー・ヘブン』、『プリズナーズ・ソング』、『テネシーワルツ』、『オン・トップ・オブ・オールド・スモーキー』、『ヤング・アット・ハート』――を好んだ。

ヘンリーは銃にも心を惹かれた。父親の援助で狩猟用ライフルや銃を収集し、なかには一八世紀から一九世紀初期に人気のあった古いフリントロック・ピストルもあった。ヘンリーはこれらの銃を自分の寝室に保管し、人気《ひとけ》のない場所で射撃するのを趣味にしていた。全米ライフル協会のメンバーであることを誇りにしており、集めた銃を興味のある友人や親戚に見せるのが楽しみだった。

一九四七年、ヘンリーは二一歳でイースト・ハートフォード高校を卒業した。母親のモレゾン夫人によると、校長は「ひどいひきつけ」を起こしてはいけないからと、ヘンリーが卒業式に参列するのを認めなかった。その代わり、彼は両親と一緒にすわり、「悲しみに打ちひしがれていた」。一九六八年、ヘンリーにはこのときの記憶はまったくなかった。クラスメイトのうち六〇人以上が彼の卒業アルバムに署名しているが、彼が比較的孤立していたことを考えるなら、これは驚くべき数字だ。署名のときに、どのアルバムも生徒から生徒へ回され、各人が全員のアルバムに署名したということかもしれない。彼の友人のボブ・マレーは「周りを明るくするルームメイトへ」と、別の同級生は「愉快で楽しい友へ。愛と幸せを。ロリス」と書いた。ヘンリーは自分のアルバムのハンサムな写真に、シェイクスピアの『ジュリアス・シーザー』から「むきだしの素直な実意は細工を必要としない」（福田恆存訳、新潮文庫）という言葉を添えた。

高校では、ヘンリーは商業コースや進学コースではなく職業コースを選んだ。彼が取った授業は純粋な学問というより職能に焦点を合わせ、技術者になるための訓練を行なった。一六歳の夏休みには映画館の案内係をした。卒業後は、まずウィリマンティック郊外の廃品置場で電動モーターを修理する仕事についた。次に、やはりウィリマンティックにあるエース・エレクトリック・モーター社で、二人のオーナーの手助けをした。ヘンリーは几帳面な働き手で、自分の仕事について念入りなメモや図表を小さな黒い日記帳に書きとめた。メモには電気回路の電圧と電力を計算する方程式や、二個の抵抗の並列回路などが含まれていた。日記帳には鉄道模型の図面もあった。のちに彼はエース・エレクトリック・モーター社を辞め、ハートフォード市内のアンダーウッド・タイプライター社で組立工になった。

ヘンリーは毎日隣人の車で職場に通った。自身では運転できなかったためで、毎日頻繁に小発作に襲われるし、ときには大発作も起こしたからだ。発作のために仕事がおろそかになり、休むこともたびたびだった。抗てんかん薬を大量に服用していたにもかかわらず、発作が収まることはなかった。

このころまでには、彼は二四歳になり、ウィリアム・ビーチャー・スコヴィルが担当医になっていた。著名な医師のスコヴィルは一九三九年にハートフォード病院に神経外科を設立し、イェール大学医学部で教鞭を執ってもいた。イェール大学から学士号、ペンシルヴァニア大学から医学学位を取得

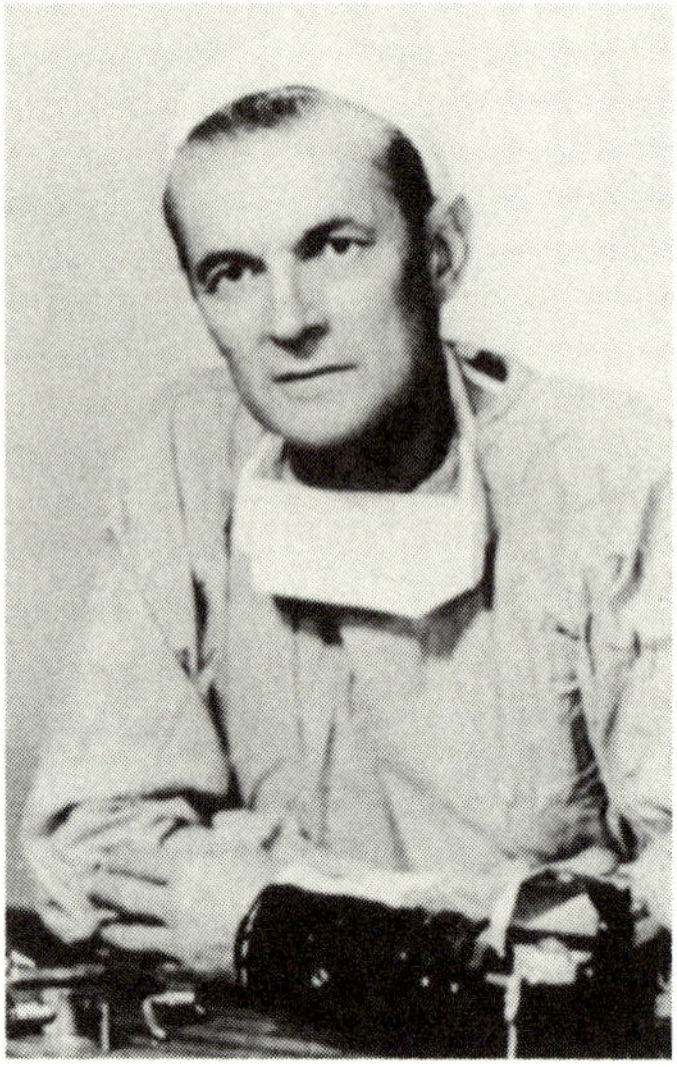

2. ウィリアム・ビーチャー・スコヴィル

し、ハートフォード病院に来るまでにアメリカでもトップレベルの医療機関数カ所――ニューヨーク市のニューヨーク・コーネル病院やベルビュー病院、ボストンのマサチューセッツ総合病院やラヘイ・クリニック――で研修を受け、この間《かん》、二〇世紀神経外科学の重鎮数人に指導を受けた。聡明でエネルギーと野望に満ちたスコヴィルは、ユーモアのセンスがありながらも、医師仲間の目には無口な人と映った。独立独歩で周りになびかないと見なされた彼は、オートバイにまたがり、クラシックカーを愛した。一九七五年、彼はこう書いている。「ぼくは思考より行動を好む。だから外科医をやっている。なにより結果が大事だ。ぼくは心情的には自動車修理工で機械の完全性に惚れ込んでいるので、神経外科学を選んだ[10]」

当時の医薬品ではヘンリーの症状を抑えられないことが明らかになると、一家の主治医ハーヴィー・バートン・ゴダードは、スコヴィルに診てもらってはどうかとヘンリーと両親に提案した。ヘンリーがスコヴィルの診察をはじめて受けたのはおそらく一九四三年の一七歳のときで、それから「ダイランチン」を服用しはじめ、大発作からいくらか解放された。

一九四二年から五三年のあいだのどこかの時点で、ヘンリーの両親はボストンの一流医療機関、ラヘイ・クリニックに彼を連れていき、ヘンリーもこのときのことを手術後も覚えていた。ただ診察の記録は残っていない。彼はスコヴィルの診療を受けつづけていたため、ラヘイの医師たちは自分たちにハートフォードで受けている以上の治療は提供できないと告げ、地元の医師に診察してもらう利便性を一家に説いたと思われる。スコヴィルは一九四六年九月までにヘンリーを三度にわたってハートフォード病院に入院させているが、これらの期間の医療データはスコヴィルの診察室には残っていない。

一九四六年九月三日、二〇歳のヘンリーは四度めの入院をし、てんかん発作の原因から脳腫瘍など他の原因を除外するために気脳撮影（脳のレントゲン撮影）を受けた。この検査は患者にとって不快で侵襲的だったが、当時の医師が開頭せずに脳組織を見るにはこれ以外に方法はなかった。医師がヘンリーの脊椎に注射針を刺し、脳脊髄液を一部吸い取って代わりに酸素を入れると、酸素は脊椎管をとおって脳にいたる。そこでレントゲン写真を撮ると、いつもは脳脊髄液が流れている脳内空間の位置と大きさがわかる。こうして得た写真から、ヘンリーの脳が病気がもとで萎縮したのか、あるいは腫瘍などの異常のために脳内構造がどちらか片側に偏ってしまったのかを判断することができる。患者たちはこの検査を毛嫌いしたものだが、それは激しい頭痛と吐き気をともなうからだった。こうした副作用に悩まされたとはいえ、ヘンリーは二日後にはうれしい知らせとともに退院した。彼の気脳図は正常で、身体検査と神経学的検査にも異常はなかったというのである。こうして精密検査によってヘンリーのてんかんの原因から脳腫瘍や脳卒中は除外できたものの、ヘンリーのてんかん発作がいったいどこで生じているのかは確認できなかった。一九四六年九月のハートフォード病院退院記録には、「今後、無期限に『ダイランチン』服用のこと」とある。ヘンリーは人生を正常にしてくれる医学の進歩をまだ待っていた。

一九五二年一二月二二日、ヘンリーが二六歳のとき、スコヴィルはヘンリーがこの一カ月に一度しかてんかん発作を起こしていないことに気づいた。彼はこう書きとめている。ヘンリーは「大量の医薬品を服用している。毎日『ダイランチン』を五回、『ルミナール』を二回、『トリディオン』を三回、『メサントイン』を三回のんでいる」。薬物が危険なレベルに達していないことを確認しようと、スコヴィルは念のために毎月ヘンリーの血液検査を行なうと決め、ハートフォード病院の別の医師ハワード・バックリィ・ヘイレットに彼の診察室でヘンリーを診察するよう依頼してもいる。スコヴィルの診察記録によれば、彼はヘンリーを三カ月後の一九五三年三月にも診察している。

てんかん発作が発生する脳部位を突き止めるため、ヘンリーは脳波検査も繰り返し受けている。てんかんの焦点が発見されたのであれば、医師たちは発作を軽減するためにその部位を外科手術によって除去することを提案したかもしれない。しかし、手術の八日前に当たる一九五三年八月一七日に行なわれた脳波検査では、広範囲に分散した微弱な活動しか見られなかった。ヘンリーは記録中に実際に発作に襲われ、これは焦点特定に役立つはずだったが、それでも脳波は特定の異常部位を示してはいなかった。二日後にふたたび気脳撮影をしたものの、まったく異常は見られなかった。視覚と聴覚にも問題はないと思われた。つまるところ、一九五三年の時点で行なえる検査では、ヘンリーの脳内の特定の部位に異常がある証拠は見つからなかったことになる。ヘンリーが大量の薬物服用を中止していた手術前日、てんかん焦点を探る目的でふたたび脳波が測定された。やはり異常な脳波は、ある特定の領域に限定されているというより全体に分散していた。手術に先立つ二週間のあいだに、彼は二度の大発作を起こし、毎日小発作を繰り返した。

ヘンリーがてんかん発作を起こすようになってすでに一〇年になることを知ったスコヴィルは、てんかん発作を抑えて、ヘンリーの生活の質を向上させると思われる実験的手術を提案した。彼はこの手術を、精神疾患の理解を深め、難治性脳疾患の治療法を提供する一連の研究目的の手術の一環としてとらえていた。手術では、ヘンリーの脳深部から一〇センチメートルほどの脳組織をまず片側から除去し、次に反対側からも除去する。スコヴィルはこれと同様の手術を過去に行なってはいたが、それはおもに統合失調症などの重い精神疾患の患者に限られた。手術結果はまちまちだった。病院のスタッフと家族の協力を得て、スコヴィルは各患者の術後の精神症状を、マイナス1（悪化）から4（顕著な改善と退院）のスケールでランクづけした。患者の一人がマイナス1、二人が4、残りはそのあいだと判断された。認知検査は実施されなかった。ヘンリーはおそらく、この手術を受ける最初の難治性てんかん患者だったと思われる。一九九一年、六五歳になったヘンリーが、ずっと前に書類に署名した記憶があるが、それがいつでどういう内容だったかは覚えていないと話すのを、ある介護者が耳にしている。「あれはぼくの頭の手術のためだったと思う」。両親がスコヴィルと会ったあと

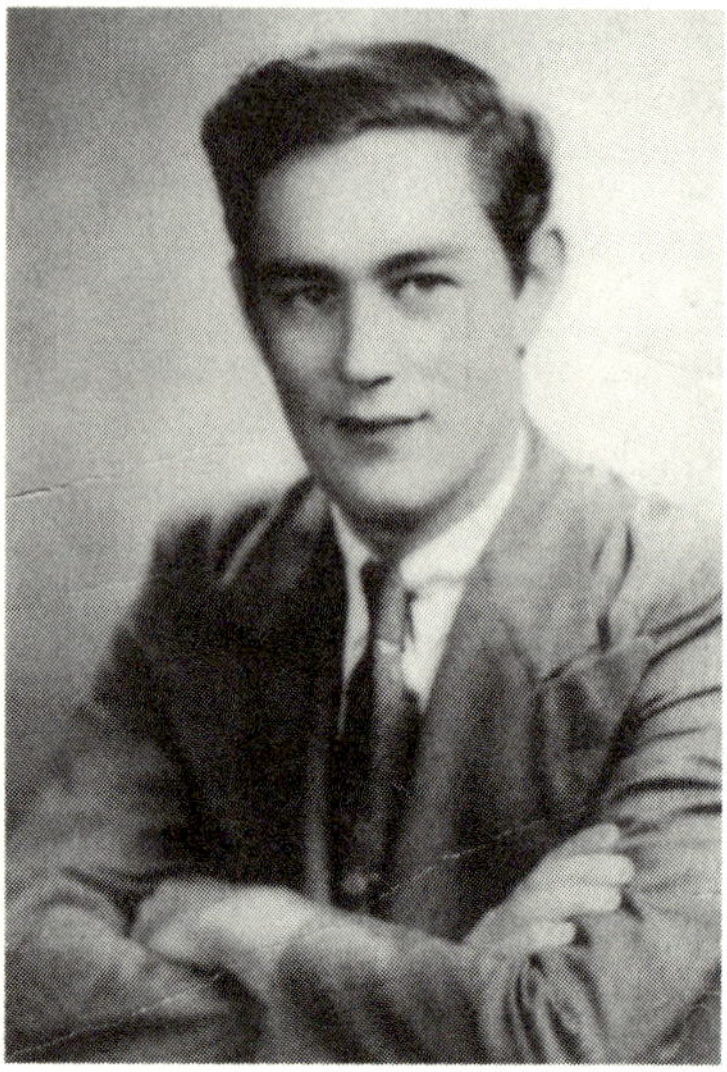

3. 手術前のヘンリー

にヘンリーとどのような会話を交わしたか記録は残っていないが、一〇年にもわたって治療が失敗していたため、誰もがヘンリーにとって手術が最良の選択だと考えていたのだろう[11]。

一九五三年八月二四日月曜、ヘンリーと両親はバーンサイド・アヴェニューの自宅をあとにし、イースト・ハートフォードからコネティカット川を渡り、張りつめた気持ちでハートフォード病院まで車を八キロメートル走らせた。入院手続きがすむと、ヘンリーは心理学者のリセロッテ・フィッシャーの検査を受けた。彼女は報告書にこう記している。「彼は手術を前にして『少し緊張している』と認めているが、これが終わって自分の、少なくとも周りの人たちにとっていい結果になればうれしいと語った。彼の態度は一貫して協力的で友好的であり、好感のもてるユーモアのセンスの持ち主だ[12]」

ヘンリーはその夜を病院で過ごした。翌日、病院のスタッフが彼の頭髪を剃り、車椅子で手術室に連れてきた。スコヴィルの手術記録にはこうある。

「精神運動てんかん治療のための最近の側頭葉手術に続く、海馬《かいば》鉤《こう》、扁桃体、海馬傍回を含む内側《ないそく》側頭葉表面の両側除去という新手術のためようやく入院」

この日はスコヴィルが待ちに待った一日であり、モレゾン一家にとっては控え目な希望を胸に抱いた一日だった。スコヴィルは他の外科医が発作抑制のために患者に施している手術を承知しており、自身の手技によって外科治療に新たな一歩を刻みたかった。ヘンリーはこの実験的手術初の事例だった。ヘンリーとその両親は、ヘンリーがいつてんかん発作に襲われるか怯えることなく、また普通の家族のように暮らせることを期待していた。誰もが脳組織の除去によってヘンリーのてんかんが治るだろうかと自問するにはした。彼が記憶を失う結果になるとは誰一人考えもしなかったが、彼は記憶を失ってしまい、彼の人生はもう二度と後戻りのできないものになってしまった。

第2章　「明らかに実験的な手術」

一九五三年八月二五日火曜、ウィリアム・ビーチャー・スコヴィルは手術台の上にかがみ込み、患者の頭皮に麻酔薬を注射した。ヘンリーは目覚めており、医師や看護師たちと話していた。脳には痛覚受容器がなく手術中も痛みを感じることはないため、全身麻酔は不要だったのだ。麻痺させる必要があるのは頭皮と硬膜（頭蓋骨と脳のあいだにある線維質の組織）のみだった。

麻酔が効いてから、スコヴィルがヘンリーの額をしわに沿って切開して頭皮をはがしていくと、赤い組織とその下の骨が見えた。スコヴィルはヘンリーの眉のすぐ上の頭蓋骨に直径四センチメートルほどの穿頭孔を二個、一三センチメートルほどの間隔で開けた。孔から円形の骨を外すと脇に置いた。この孔がヘンリーの脳への入り口となり、ここを通して外科医は器具を差し込むことができた。

次の段階へ進む前に、スコヴィルのチームは最終的な脳波（ＥＥＧ）測定を行ない、今回は電極をヘンリーの脳組織表面と内部に直接挿入した。ヘンリーの発作焦点を突き止める最後の試みだった。脳波計は脳の電気活動を示す「トレース」と呼ばれるギザギザの線を紙に記録し、それぞれのトレースが異なる脳領域に対応していた。てんかん活動を一個の脳領域に絞ることができれば、スコヴィルが提案した実験的手術は不要になり、てんかんを起こしている部位のみを除去すればすむ。だが脳波はやはり電気活動が広範囲に分散していることを示しており、一つの部位に絞り込むのは難しかった。スコヴィルは予定どおり手術を進めることにした。

スコヴィルが研修を受けた環境は精神外科の伝統が強く、本人もその傾向にあった。そのころの医師の多くがそうであったように、絶望的な患者の場合には、外科手術は過激であるとはいえ劇的改善が望める方法だと彼は信じていた。当時、統合失調症、うつ、不安神経症、強迫性障害などの多様な精神疾患については、脳組織の破壊が実験的だが有効な治療であると見なされていた。

脳内の深部まで調べ、異常を生じさせている領域を除去または電気刺激することによって、いずれ外科医は心理療法や薬物を用いることなく、直接問題を解決できるようになるとスコヴィルは信じていた。スコヴィルはいま、精神疾患ではなくてんかん治療のためヘンリーの手術に踏み切ろうとしていたが、ヘンリーに過激な手術を施すと決めたのは、こうした直接的な手法の可否を判断した上での結論だった。

精神外科と聞くと、たいていの人は前頭葉を脳の残りの部分から切断する前頭葉切截術（ロボトミー）を思い浮かべる。一九七五年にアカデミー賞を受賞した映画『カッコーの巣の上で』は、さまざまな映画やＴＶ番組のなかでもこの手技をもっとも鮮やかに描写している。原作はケン・ケンジーの小説で、精神異常を装って精神病院に逃れた受刑者Ｒ・Ｐ・マクマーフィーをめぐる物語である。マクマーフィーは尊大で嫌われ者の看護師長ラチェッドに反抗するよう患者仲間をけしかける。企てが失敗し、ある患者が自殺するにいたると、彼はラチェッドを責め、彼女の首を締めようとする。これに対する罰として、マクマーフィーはロボトミーを受けさせられる。手術によって彼は不憫にも脳に損傷を負い、別の患者が慈悲心から枕で彼を窒息死させる（図4）。

現実の世界で起きたロボトミーの悲劇と言えば、ジョセフ・ケネディの娘で、ジョン、ロバート、エドワード、ユーニスの妹ローズマリー・ケネディのケースがよく知られる。ローズマリーは他の兄弟姉妹より知能が劣るとされたが、美しい娘だった。一九四一年、ワシントンDCの修道院に入れられていたとき、修道女たちがローズマリーは不機嫌で、かんしゃくを起こしがちで、夜に修道院を抜け出すと訴えた。彼女が男性に会って面倒を起こすのを懸念したジョセフ・ケネディは、二三歳の娘にロボトミーを受けさせることを決意し、精神外科の第一人者として名高いウォルター・フリーマンのもとへ彼女を送り込んだ。フリーマンの同僚ジェイムズ・ワッツが、ローズマリーを激越性うつ病と診断し、ロボトミー手術が至当ということになった。結果は酷く惨憺たるものだった。ローズマリーは心身ともに障害を負い、その後六三年というもの家族から引き離されて施設で暮らした(1)。

現在、前頭葉ロボトミーは一部の国で禁止されており、有効ではなく時代遅れと見なされている。この手術の無残な結果を知れば、そもそもどのような経緯でそれが行なわれるようになったのか理解に苦しむほどだ。しかし一九三八年から五四年にかけて、ロボトミーを支持する人びとは、難治性患者の多くが施設に閉じ込められ悲惨な人生を送っており、この手技にともなうリスクはそうした患者が救済される可能性によって正当化されると主張した。この手術によって家族の元へ戻り、手術前よ

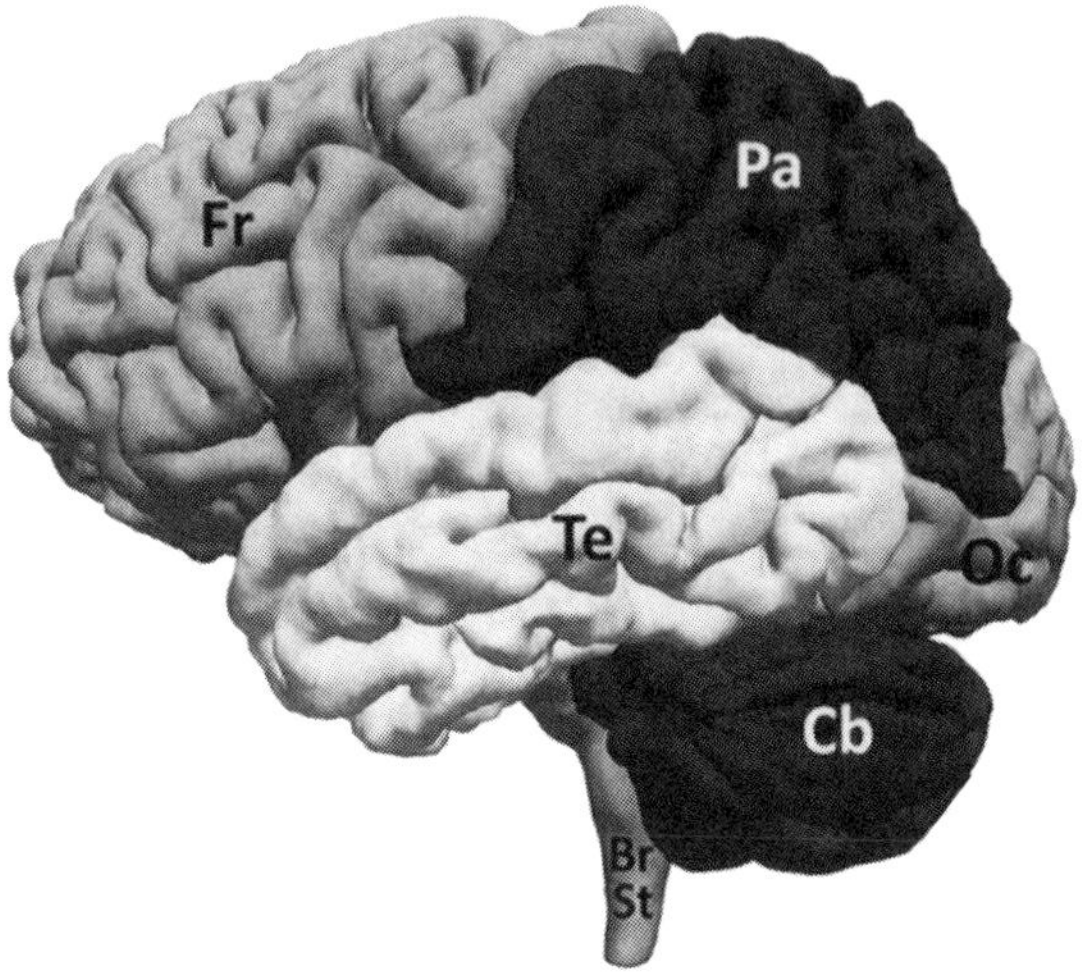

4.　大脳皮質の４葉。健康な41歳の男性の脳全体を左側から見たMRI画像で、大脳皮質の４葉を示している。前頭葉（Fr）は基本的な運動機能および認知制御過程（目標設定、意思決定、問題解決）を変調し、側頭葉（Te）は複雑な視覚や聴覚過程、記憶、言語、情動を変調し、頭頂葉（Pa）は触覚や痛覚などの身体感覚、空間能力、言語を変調し、後頭葉（Oc）は基本的な視覚過程を変調する。皮質の山が回で、谷が溝である。小脳（Cb）は平衡と運動協調に特化している。ヘンリーの脳では、この構造が「ダイランチン」の副作用でひどく萎縮していた。脳幹（BrSt）は脊髄を脳の残りの部位につなげる。それは各感覚情報が入ってくる経路であり、脳幹回路は心拍数、血圧、呼吸、意識レベルなど重要な身体機能を制御する。

り人間らしい生活を送れるようになる患者もなかにはいたのである。

スコヴィルがヘンリーの手術を勧めたのもまさにこの考え方にもとづいている。ヘンリーのてんかん発作はどんどん頻繁になって、彼の生命を危険にさらすまでになっていたし、すでに大量の薬物も効かなくなっていた。スコヴィルにとって、手術が最後で最良の選択肢に思えたであろうことは疑う余地がない。


外科医が目視しながら切除できる脳内の腫瘍や損傷とは違い、精神疾患は観察可能な脳構造上の変化や、明確な組織の病変から生じるわけではない。ということは、精神疾患を治療する目的で外科手術を行なう理論的根拠は、たとえ目で確認できなくとも、脳内の特定の回路が正常に機能していないというものなのだ。

科学者が動物やヒトの脳地図を作成するにつれ、精神外科は一般的になった。脳地図作成のための実験は一九世紀末に行なわれはじめ、科学者が精神機能の脳内局在を理解しはじめるとますます盛んになった。こうした研究の背後にあるアイデアは、特定の感覚、運動、認知機能（言語など）はそれぞれに特化した個々の脳領域に表象されるというものだった。こうして、一九世紀末から二〇世紀はじめにかけて明らかにされた脳と行動の結びつきは、精神疾患にかかわる脳領域を特定し、外科的に治療することが可能であるという希望につながった。

一八九一年、スイスの精神科医ゴットリープ・ブルクハルトが、幻覚症状を訴える六人の患者の大脳皮質——頭蓋骨の真下にある脳の最外層——の一部を除去する初の精神外科手術を行なったことを公表した。ブルクハルトがこの手術について長い報告をすると、同業の精神科医たちは手術が無謀で無責任であると主張し、彼を精神科医仲間から締め出した[2]。

二〇世紀はじめ、エストニアの神経外科医ルートヴィヒ・プーセップは別の方法を試した。プーセップが診た三人の患者は双極性障害、俗に言う躁うつ病に苦しんでおり、彼はこれらの障害は心因性だと考えた。脳組織を一部除去したブルクハルトとは違って、プーセップは前頭葉と頭頂葉をつなぐ線維――いわば「電話線」――を切断した。ところが、手術後も患者の障害は取り除かれなかったことから、プーセップは実験は失敗だったと考えた[3]。

一九三〇年代になると、精神外科手術が広く行なわれるようになった。この分野の先駆者であるポルトガルの神経学者アントニオ・エガス・モニスは、精神疾患の生物学的治療法を確立しようと試み、のちにノーベル賞を受賞した。モニスが着想を得たのは、意外なことにイェール大学医学部の比較心理学研究室で行なわれた実験だった。ここの研究員たちは脳の前頭葉――額のすぐ後ろにある大脳皮質部位――の機能を調べるためチンパンジー対象に各種の実験を行なった。

ある実験では、研究員たちは正常な前頭葉をもつ、ベッキーとルーシーという名のチンパンジーを対象に記憶実験をした。実験者は二個のカップのどちらかに食べ物を隠す。次に、チンパンジーとカップのあいだにスクリーンを下ろし、秒または分単位で時間を変えてその状態を維持する。スクリーンを上げたあと、チンパンジーはどちらかのカップを選び、選択が正しければ食べ物をもらえる。正しい選択をするなら、チンパンジーには食べ物がどこに隠されているかを覚えておく能力があることになる。ただ、ヒトと同じく、チンパンジーは個性や情動に個体差がある。ルーシーとは違って、べッキーは実験そのものを毛嫌いし、協力しようとしなかった。彼女はかんしゃくを起こしたり、床に寝転がって糞尿をまき散らしたり、記憶課題がうまくいかないと不機嫌になったりした。研究員たちは、ベッキーは実験神経症——実験室で動物にきわめて難しい認知課題をさせると起きる行動異常——であると結論づけた。つまるところ、ベッキーは神経衰弱だったのだ。ところが、ルーシーはそのような極端な反応は見せなかった[4]。

複雑な行動に前頭葉が果たす役割を調べる実験では、研究員たちはベッキーとルーシーの前頭葉を除去した。術後は、どちらのチンパンジーも待ち時間が数秒を過ぎると記憶実験で失敗し、食べ物のありかを記憶するには前頭葉が必要であることを示した。他の知的行動には変化がなかったため、研究員たちはチンパンジーたちの失敗がいわゆる認知能力の破綻のせいではないことを承知していた。ルーシーは手術前と同じく実験に協力的だったが、ベッキーの行動はすっかり変わった。まったく予想に反して、ベッキーは課題に手早く熱心に取り組み、以前のような不機嫌な態度は鳴りをひそめた。そこで研究員たちは、彼女のノイローゼは前頭葉除去によって「平癒した」と結論づけた。

この偶然の発見がモニスの目にとまった。ベッキーの例、および他の動物実験や数例の臨床報告は、ヒトの前頭葉組織破壊によって情動および行動異常を治療できるという十分な証拠になると彼は確信した。精神疾患患者が見せる異常な思考や行動は、前頭葉と他の脳領域を結ぶ配線の異常に端を発すると彼は考えた。そこで、これらの誤配線を切断すれば、ニューロンどうしが健全な連絡回路を形成し、患者は正常な状態に戻ると主張した。

こうした効果を上げるため、モニスは手術に必要となる白質切截器《ロイコトーム》という新しい器具を考案した。

この器具は、長さ一〇センチメートルあまり、直径六ミリメートルほどの金属管から成り、この管を患者の頭蓋骨にうがった二つの小さな孔から脳内に差し込む。当初、モニスの同僚アルメイダ・リマがすべての手術を行なった。リマは頭蓋骨に二つの孔をうがち、左右いずれかの孔からロイコトームを脳内の目標位置に挿入し、器具の下端から細い金属のワイヤを繰り出す。ワイヤはロイコトームから五センチメートルほど突き出たループをつくる。前頭葉の下にある連絡――白質――を切断するには、器具をゆっくり一回転させる。二度めの切断をするには、器具を少し手前に引いてから、もう一度回転させる。そこでワイヤをロイコトームに戻し、ロイコトームを脳から抜き去り、頭蓋骨に開けた孔に蓋をする。これが終わると、反対側で同じ作業をする。手技はリンゴの芯をくり抜く作業に似ており、結果は不可逆だった。モニスはこの手技を前頭葉白質切截術《ロイコトミー》(5)と命名した。

　モニスとリマが、ヒトのロイコトミーを始めたのは一九三五年だった。ヒトのロイコトミーにかかわる初の報告で、モニスは二七歳から六二歳までの二〇人の患者の症例を論じた。このうち一八人は精神病――不合理な思考、妄想、幻想があった――を患っており、残りの二人は不安障害をともなう神経症と診断されていた。モニスは初期の患者で得られた結果を一九三六年の小論文で発表し、精神疾患別に効果を評価した。それによると、結果は疾患によって異なった。不安症、心気症、憂鬱症の患者では改善が見られたものの、統合失調症やうつの患者では変化はなかったという。モニスは患者の術前と術後の写真を小論文に掲載し、それを見ると患者は手術後にやや正気を取り戻したかに見えた。だが個々の症例の記載を事細かく読めば、結果はじつは明確な線引きのできないものだったことがわかる。七人の患者が治癒したと見なされ、六人がやや改善するも、七人はまったく効果なしとされた(6)。

それでも、この予備実験で自信を得たモニスとリマは、さらに一八人の患者に施術した。最初の二〇人が手術で被った脳損傷の程度を評価する術《すべ》はなかったにもかかわらず、彼らは除去回数を増やすほうがいいと決め、今回は各側につき六回の除去を行なった。施術が広く受け入れられるにつれ、モニスは手術後の発作その他の注意すべき副作用の程度を軽く見積もるようになった。なかでも、自身が得た結果にもとづけば、前頭葉を脳の他の部位から切り離しても、患者の知能や記憶力に「深刻な影響」はないと結論づけた。モニスは長年にわたってほぼ一〇〇人に前頭葉ロイコトミーを施しつづけ、精神外科の創始者と目されるようになるが、やがて他の分野に興味を移し、一九四四年に引退した(7)。

モニスが成果を上げると、精神外科は人気を博すようになった。彼の施術は前頭葉切截術（ロボトミー）という新しい名称を与えられ、一九三〇年代末から四〇年代にかけて広く行なわれた。この手技がこれほど歓迎されたのは、おもにモニスの弟子で、若くて野心に満ちたアメリカの神経学者ウォルター・フリーマンのおかげだった。有能な神経外科のジェイムズ・W・ワッツと共同で、フリーマンはモニスが開発した手法を一九三六年九月にアメリカではじめて実施した。不安とうつに苦しんでいたある中年の女性患者は、手術後には症状が和らぎ、世話が楽になった。それからの三年というもの、フリーマンとワッツはますますその数を増していく症例を各種の科学会議で発表し、この術法はメイヨー・クリニック、マサチューセッツ総合病院、ラヘイ・クリニックなど権威ある医療機関でもしだいに定着していった。

フリーマンとワッツは施術の微調整を重ね、脳を持ち上げて目的の箇所にうまく到達するための新しい器具を作り、これをモニスのロイトコームに代えて使用した。このロイトコームの柄には彼らの名前が刻まれていたという。患者の症状次第では、前頭葉の対象領域に処置を行なうため、彼らはこめかみから器具を入れたりした。手術にはより過激なものもあった。経眼窩式ロボトミーと呼ばれる術式は、脳に入ってくる情報を伝える主要な部位である視床を破壊することによって、前頭葉の損傷を最小限度にとどめようとするものだった。こちらの術式では、フリーマンは台所で見つけたアイスピックを眼とその上の骨のあいだから脳まで差し入れた。この手法は一〇分もあればすみ、患者は歯医者の椅子にすわったままでいい。この手術の結果として、眼の周囲の黒あざ、頭痛、てんかん、出血、死亡、といった合併症が生じた。ワッツはこの「アイスピック」を使う手技に術法としては賛同しなかったため、長きにわたったフリーマンとワッツの協力関係は終わりを告げ、この手技を採用するのはフリーマンのみになった(8)。

フリーマンが医師であった期間に行なった手術数はすさまじい。彼は二三州で三〇〇〇人以上にロボトミーを施し、そのなかには成人の精神病患者のみならず、重罪人や統合失調症の児童もおり、うち一人はまだ四歳だった。フリーマンの患者の大半は女性で、なかでももっとも有名なのがローズマリー・ケネディである。ウェストヴァージニア州スペンサーで、彼が一日に二五人の女性にこの手術を施したという記録があるが、真否は疑わしい。ヒポクラテスの誓いを立てたはずのフリーマンだったが、彼の関心は自身の手技にあり患者にはなかった(9)。

手術を施した患者が膨大な数に上るにもかかわらず、フリーマンは手術後も彼らとの連絡を保った。

一九六七年、クラーク・コルテス・キャンピングカーを買い入れ、「ロボトモービル」と名づけた。彼はこれでアメリカ中を長年にわたって巡回し、医学関連の施設などでアイスピック術を披露したり、六〇〇人以上の元患者を訪ねて予後を観察したりした。一九六七年、あるロボトミー患者が脳内出血で死亡したことがもとで、フリーマンはカリフォルニア州バークレーにあるヘリック・メモリアル病院の手術室を使用する権利を失った。別の精神外科医H・トーマス・バランタインによれば、フリーマンはジョージタウン病院とジョージ・ワシントン病院でも手術室の使用権を失ったという。つまり、彼はこれらの施設ではもはや患者を入院させたり、治療したり、スタッフや設備を使用したりすることを許されなかったのだ。しかし、彼の危険な手技を禁止するのに医学界が講じた対策はここまでだった。恐るべきことに、フリーマンの晩年、ペンシルヴァニア大学は彼を名誉卒業生に認定している。一九七二年、彼は大腸がんがもとで七六歳で他界した[10]。

もちろん、ロボトミーに関心を抱いていたのはフリーマンに限らなかった。彼がそこそこの成功を収めたあと、多数の医師が精神外科の分野に参入した。モニスによる初の手術の公表から四〇年で、四万人から五万人がロボトミーを受け、その多くは自らの意思に反して施されたものだった。しかしフリーマンのロボトミー術がこれほど広まったのは、前頭葉と他の脳領域間の誤配線を切断するというモニスの理論を医師たちが信じたからではなかった。理由はもっと現実的で、ほかに適当な治療法がなかったからだった。ロボトミーの歴史に如実に見られるのは、医師と患者の家族双方の楽観主義と、懐疑主義の欠如である。さまざまな階層の無数の人びとが手術を受けたが、根拠が薄弱であることもたびたびで、治療効果や副作用の評価や記録も残されていないと言っていい。ロボトミーを受けた女性の数は男性の二倍におよんだ[11]。

精神外科の流行が問題を孕んでいたのは、モニスやフリーマンほかの医師が、自身の結果を第三者の検証をほとんど受けずに公表した点にあった。当然ながら、彼らは自分の手術を成功と見なし、好ましくない結果を無視する傾向にあった。脳手術の成否を正確に知るには、手技が認知能力に与える影響を術前と術後の認知検査によって確認することが最低条件となる。理想を言えば、患者の検査は結果に利害関係をもたない外部の心理学者に任せるべきであり、この方法なら患者の精神機能や認知機能を標準検査によって定量化することが可能になる。患者の疾患が時が経つにつれてどのような経過をたどるかを見届けるにはこうした検査がぜひとも必要だ。

精神外科の全盛期には、こうした科学的精査を受けた患者はいないに等しかった。たいていの場合、医師たちは一部の家族の話に自身の主観的な観察を交えて手術の成否を判断した。家族の多くは患者の行動が少しでも改善したように見えたなら大喜びし、記憶力や認知能力の低下など他の副作用は見過ごすか、回復の代償として受け入れる。こうした判断は正確とはとても言えないにもかかわらず、成功譚は医学界では容認――ときには称賛――され、科学雑誌に発表され、メディアに歓迎された。

それでも、一九五〇年代末までには、ロボトミーが有害であることが明らかになった。もっとも悲劇的な結末として、患者の死亡、自殺、てんかん発作、認知症発症が生じている。フリーマン自身も手術後に起きるロボトミー症候群の存在を認めた。手術によって脳内に瘢痕組織が生まれ、これによって創造性の喪失、環境変化に適切に反応する能力の欠如、失禁、緩慢な動作、てんかん発作などが起きるのだ。医学界や科学界で懸念が強まるにつれ、ロボトミーはしだいに下火になっていった[12]。

二〇世紀後半になると、精神外科に代わる治療として、「クロルプロマジン」のような新たな抗精神病薬や「トフラニール」のような抗うつ薬、そして精神療法が用いられるようになった。一九七〇年代には、〈生物医学および行動研究における被験者保護のための国家委員会〉が創設され、精神外科の効果にかかわるデータを収集、精査し、精神外科手術は完全に禁止すべきではないものの、患者の権利と安全が保護された一定の条件下においてのみ実施すべきであると結論づけた。かつて精神医学の花形だった精神外科医は、けっきょく用済みになってしまった。[13]

ヘンリーの手術が行なわれた当時、精神外科ブームはまだ続いていた。それでも、神経外科医の多くが前頭葉ロボトミー後になんらかの症状が出ることを承知しており、精神外科の他の手法を模索しはじめていた。神経衰弱の罹患・快復メカニズムを担う部位を前頭葉以外に見出そうとしたのである。多くの研究者は、脳内のより原始的な深部領域へと興味を移していった。前頭葉ロボトミーでは前頭葉の下にある連絡部を乱暴に切断してしまうが、新たな手技では対象となる脳領域は限られた。

スコヴィルは、こうした代替手技を開発していた神経外科医の一人だった。一九四〇年代に四三人の精神病患者に前頭葉ロボトミーを施したものの、スコヴィルは前頭葉が精神病の発生箇所あるいは治療に最適な標的ではないとうすうす感じていた。前頭葉ロボトミーを受けた精神病患者で良好な結果が得られたのは、精神病がほんとうに治癒したというよりは、不安感が減ったことによるのではないかと考えた。そこでスコヴィルは、より高い治療効果が期待できそうな内側《ないそく》側頭葉に焦点を合わせた。彼がこの辺縁系部位、すなわち、各大脳半球の下にある構造群に興味をもったのは、この部位が脳内における情動の座と目されていたからだった。

本人の弁によれば、スコヴィルは脳のこの部位に対する「直接外科攻撃プロジェクト」に取りかかり、内側側頭葉ロボトミーという新しい外科手技を開発した。一九四九年、彼は辺縁系に焦点を当てたロボトミーを始めた。彼はこの手法の異なるバージョンを何度か行なっており、患者の多くはコネティカット州の州立病院に入院中の女性に限られていた。患者の大半は精神を病んだ統合失調症患者だったが、精神病とてんかんのある精神薄弱の女性が二人いた。スコヴィルの手技は本来精神病のみを対象とするものだった。精神病とてんかんは明確に異なる疾患であって、脳内の異なる異常によって生じるため、この二人の女性が両方の疾患を抱えていたのは偶然とも言えた。手術後、この二人のてんかんは頻度が減って症状も和らいだ。一方の女性は精神病の症状がやや和らいだ程度だったが、もう一方の女性は目覚ましい快復を見せた。てんかん発作が運良く快復した例を目の当《ま》たりにしたスコヴィルは、側頭葉手術がてんかんの治療になりうるか否かを突き止めようと考えた。一九五三年、彼はこの二人の女性（さらに一七人）の手術結果を発表し、同年のうちにヘンリーの手術を行なった。[14]

側頭葉とてんかんのあいだに関連を見出したのはスコヴィルだけではなかった。初期の研究によれば、側頭葉構造に電気刺激を与えると動物にてんかんに似た症状が起きることが知られており、てんかん患者が脳手術の最中にこれらの領域に電気刺激を受けると同様のことが起きた。一九五〇年代はじめ、モントリオール神経学研究所の著名な神経外科医ワイルダー・ペンフィールドが、てんかん発作を起こす患者の右または左の側頭葉を除去する手術を始めている。[15]

スコヴィルがヘンリーに内側側頭葉ロボトミーを勧めたのは、このような状況下でのことである。

ヘンリーのてんかんは重く、大量の薬物をもってしても抑制するのが困難であるため、スコヴィルはヘンリーこそスコヴィル自身がのちに「明らかに実験的な手術」と評した治療に適していると考えた。内側側頭葉の大半を取り除けば、ついにヘンリーのてんかん発作を抑えることができると期待したのである[16]。

脳を横から眺めると、額の奥にある前頭葉の出っ張りが曲線を描いて下へ延び、脳の下方にある出っ張りにつながる。スコヴィルがターゲットとしたのが、この下方の出っ張りの内側にある側頭葉だった。ヘンリーの頭蓋骨にあけた二つの孔の一方から脳に進入して硬膜を切開した。露出した脳表面は、入り組んだしわが刻まれ、真っ赤な血管に覆われて、ぬめぬめと光っている。脳はヘンリーの呼吸と心臓の搏動に合わせてわずかに脈打つ。スコヴィルは、眼窩——それぞれの眼から出た神経束が交差して脳の反対側に延びる場所——付近から脳へ分け入った。細長い脳ヘラを一方の前頭葉の下に差し込んでそれを押し上げ、脳表面を包むように延びる太い血管を両側に分けた。助手が、出血した血液や脳脊髄液を排出する吸引器と、出血を起こした血管を焼く焼灼器をスコヴィルに手渡した。スコヴィルが前頭葉を脳の下側から押し上げ、脳脊髄液が硬膜外へ漏れ出すと、脳が頭蓋骨内に沈んで作業空間ができた。海馬の前端に海馬鉤《かいばこう》が見える。海馬鉤の「鉤」には「フック」という意味があるが、この器官は手首を曲げて拳を握ったかたちに似ている。意識のある患者のこの部位に電気刺激

5b.（次ページ）　海馬、嗅内皮質、嗅周皮質。図 5a と同じ脳を前側から見た図。灰白質は大脳皮質全体にわたって脳回に沿って延び、白質は灰白質の下にある。海馬、嗅内皮質、嗅周皮質は、画像の右下に示す内側側頭葉内にある。海馬を白線、嗅内皮質を横斜線、嗅周皮質を縦斜線で示す。ヘンリーの手術では脳の両側からこれら 3 つの構造をすべて除去した。

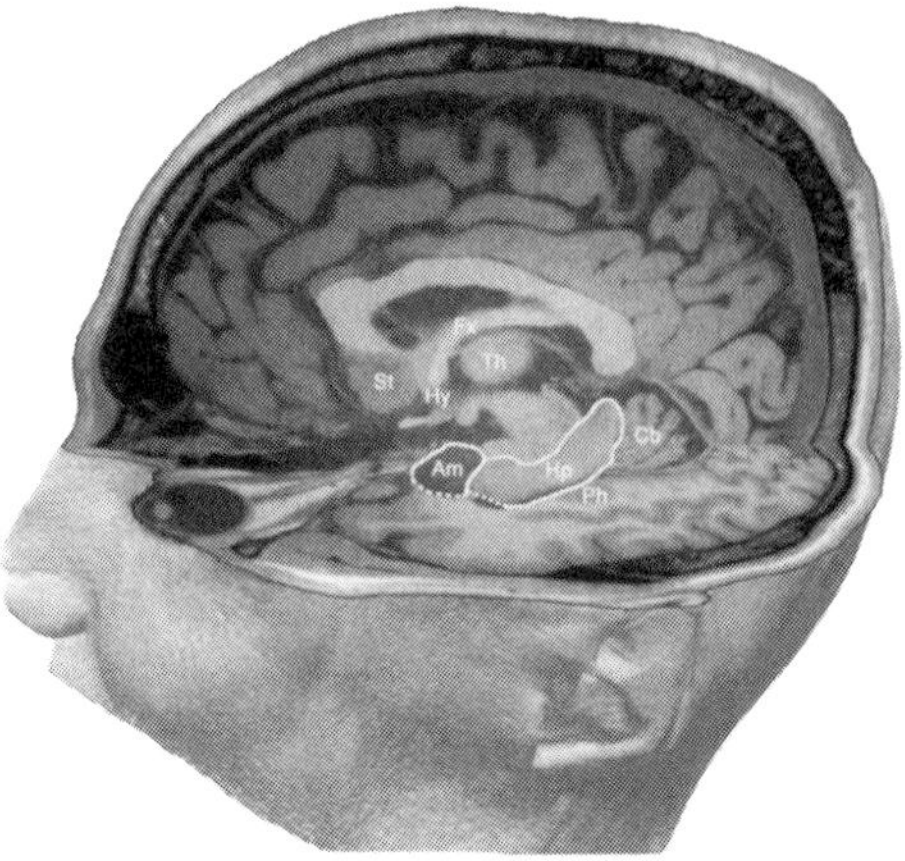

5a

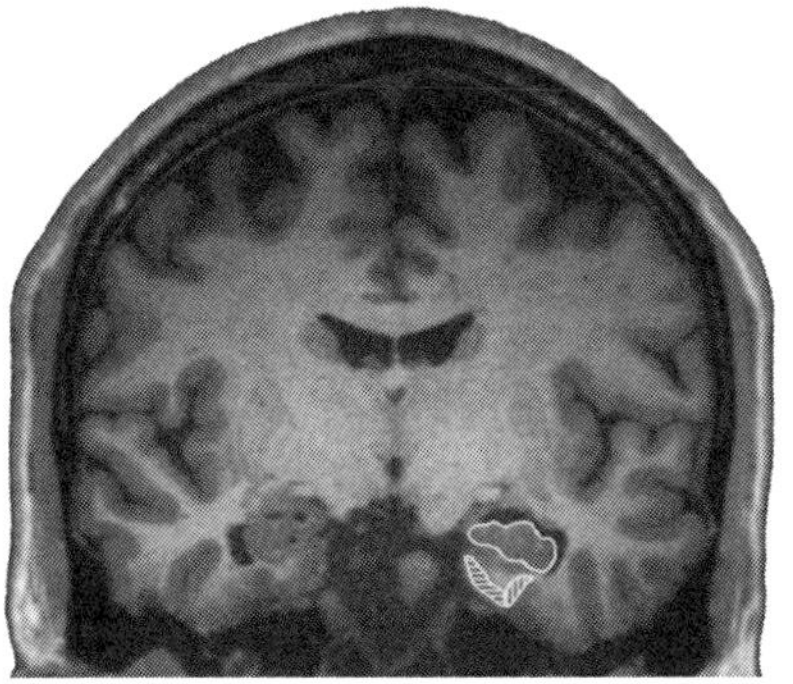

5b

5a. 内側側頭葉構造。図４と同じ健常者の脳内の内側側頭葉構造（ヘンリーの脳から除去された部分）を示す図。扁桃体（Am：白で縁取られた濃灰色の部分）と、海馬（Hp：白で縁取られた薄灰色の部分）の頭部（head）および体部（body）も示す。海馬の尾部（tail）は便宜上省くが、通常は上方に延びて脳弓（Fx）を形成する。脳弓は前方に湾曲して視床下部（Hy）の乳頭体にいたる。ヘンリーの脳では、手術後も海馬傍皮質（Ph）の後部は残されていたが、前部は除去されていた。その他、小脳（Cb）、運動制御と運動学習にかかわる線条体（St）、眼、耳、皮膚からの入力情報を皮質に伝える経路に中継する視床（Th）を示す。

を与えると、微弱な刺激であってもてんかん発作が起きることをスコヴィルはすでに突き止めていた。これが、てんかんの治療のためにこの部位を除去する根拠であった[17]（図5a、図5b）。スコヴィルは摘出に穿刺吸引《せんしきゅういん》と呼ばれる手法を用いた。ヘンリーの頭蓋骨に開けた孔から内側側頭葉に小さな器具を差し入れる。そこで軽く吸引すると、ただそれだけでヘンリーの脳の一部が吸引器に少しずつ溜まっていく。スコヴィルは海馬鉤、海馬の前半分、周辺の大脳皮質も一部（嗅内《きゅうない》皮質など）吸引した。海馬に覆い被さっており、情動を感じたり他人に伝えたりするのに欠かせない扁桃体もほぼ全体を除去した。ヘンリーの片側の治療を終えると、スコヴィルは反対の側で同じ手順を繰り返した[18]。

ヘンリーの頭蓋骨に孔が開いているおかげで、スコヴィルは自分の手の動きを目で確認することができたが、それでも組織がどの程度摘出されたか正確に知ることは不可能だった。後日行なわれたＭＲＩ検査によって、彼は摘出範囲を過大に見積もっていたことがわかった。彼は両側とも八センチメートルほど摘出したと考えていたが、ヘンリーの脳から実際に失われた部位はその半分強だった[19]。この手術でスコヴィルは、側頭極の内側部、扁桃体の大半、後方二センチメートルほどを除く海馬体、後方二センチメートルほどを除く海馬傍回（嗅内皮質、嗅周皮質、海馬傍皮質）を除去した。脳には左右の側頭葉の奥深く、耳の上にあたる位置に、右海馬と左海馬がそれぞれある。脳中央を右から左へ、また左から右へ延びる連絡路が、この二つの海馬をつなぐ。ヘンリーのおかげで、私たちは脳の両側にある海馬の損傷が健忘症を招くことを現在では知っている。けれども一九五三年の時点では、科学者はこの特定領域に記憶の形成能力があることを理解していなかった。この知識不足がヘンリーの悲劇につながったわけだが、彼の症例を研究することによってこの知識の穴は埋められた。

一九三〇年代以前には、解剖学者は海馬のおもな機能は嗅覚にかかわると考えており、ここに記憶回路網があるとは誰一人知らなかった。しかし、科学者が内側側頭葉構造の情動に果たす役割について書いた文献は、当時すでに存在した。ジェイムズ・パペッツは一九三七年の論文「情動のメカニズムについて」において、のちにパペッツ回路と呼ばれることになる神経回路について触れている。この神経回路は海馬を含む環状の構造群から成り、これらの構造群が解剖学的につながって、情動を感じたり他人に伝えたりするメカニズムを提供しているというのである。一九五二年、ポール・マクリーンが扁桃体を含む辺縁系の概念を導入し、これを情動脳と呼んだ。内側側頭葉ロボトミーを行なったとき、スコヴィルと彼の同僚が、内側側頭葉構造が情動に果たす大きな役割について知らなかったとは考え難い[20]。

ヘンリーにとって、海馬の一部除去がおよぼした影響は海馬全体の吸引と大差なかった。残された二センチメートル分の組織は外部からの情報を得られず、機能していなかったのだ。情報が海馬に伝わるおもな経路は嗅内皮質であり、スコヴィルはこの部位も除去していた。したがって、視覚系、聴覚系、触覚系、嗅覚系から入ってくる新しい情報は、残された海馬に到達できなかったのである。

手術中、麻酔医はずっとヘンリーの様子を注意深く見守っていた。こうした手術では、脳外科医は運動や言語など重要な機能に支障が出ないよう配慮する。ヘンリーに手を握るよう指示することで、麻酔医はヘンリーが言葉を理解するか否か、手を動かせるか否かを確かめることができた。ヘンリーは手術中意識があったが、不安を感じないように鎮静剤を与えられていただろう。

スコヴィルが除去を終えると、麻酔医はヘンリーに全身麻酔薬を投与し、スコヴィルが手術を終えるまで痛みを感じないようにした。スコヴィルはヘンリーの脳を包む硬膜の切開部を縫合し、脇に取っておいた円形の骨で頭蓋骨の孔をふさぎ、頭皮を縫い合わせた。

手術後、ヘンリーは回復室に移され、出血など生死にかかわる問題が起きないよう医師や看護師たちが注意深く見守った。ヘンリーが麻酔から目覚め、間違いなく危険を脱したとわかるまで、看護師たちは一五分ごとに彼の生体情報を確認した。ヘンリーが目覚めると、両親の待つ病室に戻した。

その後、ヘンリーはぼんやりしてはいたものの、それを除けば大手術から順調に快復しているように見えた。しかし、なにかとても良くないことが起きているとわかるのに時はかからなかった。脳手術を受けた患者は混乱を来《きた》すものだが、ヘンリーの場合はそんな生易しいものではなかった。彼は毎日病室に来る介護者が誰だかわからなかったし、彼らとの会話の内容を覚えておらず、病院での日課も思い出せなかった。ヘンリーが何度も行ったことのあるトイレの場所をわからなかったとき、エリザベス・モレゾンはなにか悲劇が起きたことを悟りはじめた。

家族や病院スタッフに尋ねられると、ヘンリーは手術直前に起きた細かな出来事を思い出すことはできたものの、入院後のことはなにも覚えていない様子だった。三年前におじが亡くなったことなど人生の大切な出来事を思い出せなかった。二週間半後に退院するまでには、ヘンリーが重い障害——健忘症——を負ったことは明白になった。(21)

しかしながら、スコヴィルが手術で得ようとした効果は得られている。だがヘンリーのてんかん発作は激減したとはいえ、その代償はあまりに大きかった。発作を起こすヘンリーの面倒をずっと見てきたエリザベスとガスは、今度は、今日が何日か、朝食に自分がなにを食べたか、数分前に両親がなにを言ったかを思い出せない息子を背負ったのだ。ヘンリーは亡くなるまで永遠の現在に閉じ込められたのである。

第3章　ペンフィールドとミルナー

両親の献身的な介護に支えられ、手術後のヘンリーは困難だが静かな暮らしに戻った。しかし彼の物語は、ヒトの脳にかんする知識に飢えた科学界からたちまち注目された。ある目的に特化した、脳内の多数の回路で記憶が形成され、固定され、検索されるとき、私たちの脳がおびただしい量の種々の計算をこなしていることを私たちは彼の悲劇から学んだ。

てんかんを治療するために脳手術を受けた結果、重度の長期記憶障害を負ったのはヘンリーがはじめてではなかった。ヘンリーとほぼ同時期に、F・CとP・Bという二人の男性が同じような不運に見舞われている。どちらの男性も、マギル大学のモントリオール神経研究所の創立者にして所長のワイルダー・ペンフィールドによる手術を受けたものの健忘症になっていた。てんかん発作を軽減する目的で、ペンフィールドが二人の左側頭葉を一部除去した結果だった。(1)

ペンフィールドは当時マギル大学の院生だったブレンダ・ミルナーとともに、F・CとP・Bの症例を詳細に研究した。ミルナーはのちにヘンリーも研究対象にしている。彼らの研究は、記憶や認知などの複雑な精神的能力を、脳内の特定の解剖学的構造と関連づけようとする、当時の科学界における潮流の一環だった。これら三人――F・C、P・B、H・M――の驚嘆すべき症例は、神経科学が大躍進を遂げる契機となり、現代の記憶研究の礎《いしずえ》となった。

ヘンリーの事例は、ペンフィールドの非凡な人生や研究所と複雑に絡み合っている。一八九一年、ペンフィールドはワシントン州スポケーンで生まれた。父親と祖父は内科医で、彼もまた同じ道を歩もうとした。私立の男子高校を卒業すると、プリンストン大学に学び、ニューヨークのコロンビア大学カレッジ・オブ・フィジシャンズ＆サージャンズ（コロンビア大学医学部）で医学の道を志した。ところが、ペンフィールドの計画は六週間後には変わっていた。学業成績、運動能力、巧みな対人関係を買われてローズ奨学金を射止め、一九一四年に二四歳でイギリスのオックスフォード大学マートンカレッジに入学したのだ。

ここにご紹介するペンフィールドの略歴は、多くを彼の自伝に拠《よ》っている。彼は科学と医学の両方を学び、おかげでこれらの二分野を統合したいという情熱を生涯もちつづけた。学問を修めはじめた当初から、彼は両分野における巨星の指導を受けた。オックスフォード大学での最初の二年間、彼の指導教官はニューロン機能の発見により一九三二年にノーベル医学生理学賞を受賞したサー・チャールズ・スコット・シェリントン、そして臨床教育と研修医制度の生みの親、サー・ウィリアム・オスラーだった(2)。

オックスフォード大学でフェローシップ・プログラムを終えたあと、ペンフィールドはアメリカに帰国し、ジョンズ・ホプキンス大学で医学部最後の年を修了した。ボストンのピーター・ベント・ブリガム病院（訳注　現在のブリガム・アンド・ウィメンズ病院）で、有名な神経外科医ハーヴェイ・ウィリアムス・クッシングのもと外科研修に励んだ。その後、二年間の大学院課程のためにイギリスに戻り、オックスフォード大学で神経生理学を、ロンドンのクイーンスクエアにある有名なナショナル・ホスピタルで神経学を修めた。

一九二一年、ペンフィールドは帰国し、この上ない学歴を誇る三〇歳の彼は、ニューヨークのプレスビテリアン病院（訳注　一九九八年にニューヨーク病院と統合してニューヨーク・プレスビテリアン病院になった）で神経外科の研修指導教官となった。ここで彼は神経外科医としての第一歩を踏み出した。最初の患者は膿瘍（膿が溜まったもの）のある男性で、二番めの患者は脳腫瘍のある女性だった。どちらの患者も搬送時にはすでに昏睡状態にあり、ペンフィールドはなんとか二人を救おうと手術室で奮闘したものの、どちらも死亡した。この失敗に力を落としたペンフィールドだったが、彼は自分が生きているうちに脳手術は飛躍的な進歩を遂げるだろうと信じていた。

ペンフィールドの指導と研究は、手術で患者の脳から摘出した組織の検査に焦点を合わせていた。顕微鏡をとおして、てんかんの原因につながる手がかりが得られることを期待していたのである。得られた結果は思わしくなかったが、それは彼の観察法では細胞内を十分詳しく観察することは不可能だったからだった。ちょうどそのころ、彼は幸運にもあるスペインの雑誌の論文で、脳細胞各部を鮮明に描いた挿絵を目にする機会を得た。論文の執筆者はマドリードにあるカハル研究所のスペイン人研究者、ピオ・デル・リオ＝オルテガであり、ペンフィールドは彼の研究室を訪ねたいと思った。一九二四年、彼はリオ゠オルテガの研究室を訪ねる目的でスペインに六カ月滞在する許可をもらった。スペインで彼は、生物学者が直面する基本的な課題、すなわち、さまざまな種類の細胞をどう同定するかという問題に取り組んだ。

顕微鏡で脳組織を観察すると、そこには複雑で神秘的な構造群が見える。脳には多くの異なる種類のニューロンがあり、それぞれ異なる機能に特化している。しかし、ニューロンが重要であるとはいえ、それを数ではるかに上回るのがグリア細胞だ。グリア（glia）細胞――ギリシャ語の糊（glue）に由来する――はニューロン構造を支持するもので、ペンフィールドの時代には、神経インパルスの伝達にはかかわっていないと考えられていた。しかし現在では、グリア細胞はニューロンの活発なパートナーであり、これら二種の細胞間の反応がシナプス（ニューロンどうしが信号を受け渡す間隙）のはたらきに欠かせないらしいことがわかっている。

ニューロンやグリア細胞を研究するにあたり、研究者は特定の種類の細胞にのみ吸収される染色剤を加え、周囲の細胞と容易に見分けられるようにすることが多い。マドリードでは、リオ゠オルテガが神経細胞とその連絡路を観察するツールとして脳組織のための優れた染色法を開発しており、ペンフィールドはこの技術をさらに改良するために彼に手を貸した。リオ゠オルテガの指導のもと、ペンフィールドはオリゴデンドログリアという種類のグリア細胞のために初の優良な染色剤を開発し、これらの細胞について一九二四年の論文で述べている。この種の細胞は脳に疾患または損傷があるとできるため、これらの細胞を同定できれば、神経病理学者は異常な脳組織を調べられるようになる。(3)

ペンフィールドは、一部の患者で出生時に起きる脳損傷または頭部外傷によって生じる傷跡（瘢《はん》痕《こん》）がてんかんにつながる理由にとりわけ興味があった。スペイン訪問から四年後、彼はこの問題に取り組む機会を得た。てんかんに対する関心は次なるヨーロッパ旅行につながり、彼はドイツのブレスラウ大学にあるオトフリート・フェルステルの研究室に六カ月間滞在した。フェルステルはてんかん患者に手術を施してきており、発作の原因である脳内の瘢痕組織を摘出していた。この手技こそペンフィールドが行ないたいと考えていたものであり、彼はフェルステルが行なう手術の一部始終を余すところなく見届けたかった。

それは一九二八年のことだが、フェルステルが一六年前に脳に銃創を受けた患者の傷跡を摘出する手術を行なうことになり、ペンフィールドを見学に誘ったのだった。ペンフィールドは、スペインの新染色法を使用できる設備の整った小さな研究室に瘢痕組織を持ち込むことができた。そこで彼は自ら探しつづけていたグリア細胞を見つけた。他の脳損傷患者の脳でグリア細胞を見たことはあったが、今回はより詳細に観察することができ、複雑な枝分かれまですべてはっきりと見分けられた。この心躍る発見はペンフィールドにとって人生の山場の一つだった。彼はいま発作の原因となる細胞異常を目《ま》の当たりにしていた。脳疾患や脳損傷、治癒瘢痕の形成がどのようにしててんかんにつながるのかを理解するための基礎となる発見だった。原因を理解することは治療法発見のカギとなる。

ペンフィールドの発見に感銘を覚えたフェルステルは、彼自身が過去に執刀し、いずれも患者が快方に向かった同じ種類の手術一二例を、自分と共同で発表しないかとペンフィールドにもちかけた。フェルステルは、成功に終わったてんかん患者の手術で摘出した脳標本を、ペンフィールドに顕微鏡観察してもらうことを望んだ。これらの組織はてんかんの原因を示す証拠を秘めていたのである。(4)

ブレスラウ滞在の残りの期間、ペンフィールドは論文執筆に専念し、手術後最長で五年にわたっててんかん発作が抑制された、一二人の患者から摘出された脳組織内の微小な異常について論じた。こうして論文の共同執筆者となったペンフィールドとフェルステルは、手術の良好な結果を異常な脳組織と結びつけることによって、てんかんの原因と治療を関連づけた。フェルステルの手術が難治性てんかん患者の発作を抑制する有望な方法であるように思われ、このことがペンフィールドの将来にとってなにより重要なツールとなった。いまや彼も、フェルステルのように局部麻酔下で異常組織を除去する科学的根拠を手にしたのである。手術中に患者に意識があって協力を得られるなら、脳に刺激を与えて運動野や言語野の地図をつくり、それらの領域は残したままで異常な領域のみ同定・摘出することが可能になる。てんかんを治療するため、ペンフィールドは大勢の患者にこの手法を使用することになるだろうと考えた。この直観が彼のキャリアを決定的に方向づけた。

これも一九二八年のこと、ペンフィールドはモントリオールに移り住み、マギル大学に特別な神経学研究所を創立するという長年の夢を叶えようとした。彼の計画――生涯変わらぬ使命となった――とは、総合教育病院の近くに独立した研究所を建設するというものだった。患者と研究者双方のための設備を同じビル内に収容した、地域の中心的存在となる神経学研究所の実現を夢見たのだ。この野心的構想の核となる人材は、ペンフィールドのはじめての教え子にしてニューヨークでの共同研究者であり、彼とともにモントリオールに引っ越してきた神経外科医のウィリアム・V・コーンだった。ペンフィールドのコーン評は「優秀な外科医で技巧家」――患者の治療、手術法の改良、病理のイノベーション発見に心身を捧げる学者——であった。ペンフィールドは、自分たち二人を「研究仲間」と見なし、コーンとの共同作業で「研究が二倍はかどる」と述べている。

ペンフィールドは協力関係を結ぶ才に長け、彼の初期の成功には、毎週ケベック市内のほうぼうの病院から神経内科医を集め、不可解な症例や珍しい症例について意見を交わしたことが挙げられる。こうした意見交換によってイギリス系カナダ人神経内科医とフランス系カナダ人神経内科医のあいだに新しい絆が生まれた。ペンフィールドが神経学研究所建設に託した夢は、こうした協力関係をより大きな規模で実現しようというものだった。しかし、これほどの計画が一カ所からの資金提供で実現できるわけもなく、ロックフェラー財団に当初助成金の提供を断られたあと、ペンフィールドは降って湧いたような二つの資金提供を受けた。

最初の資金は一六歳の少年の母親からのものだった。出生時に鉗子によって受けたと思われる脳損傷のため、少年は激しい大発作に苦しんでいた。息子を診てくれた感謝の印にと、少年の母親はてんかん研究発展を願って一万ドルの白地小切手を書いた。この少年の手術を行なうにあたり、ペンフィールドはこの資金を使って何人かの先輩医師に手術法にかんする助言を求めている。彼は自ら「明らかに実験的な手術」と評した手術を敢行し、少年の脳内の左側の動脈を発作の原因と見なして切除した。手術は成功し、少年の発作は収まった。一八カ月後、少年の母親はがんで死亡し、ペンフィールドに五万ドルの研究資金を残した。

二つめの資金は、全般てんかん（訳注　左右の大脳半球の広範な領域に過剰な興奮が起こるもの）に悩む青年の父親から贈られたものだった。ペンフィールドは、青年の頭部動脈につながる神経を切除するという思い切った手術をした。手術前、彼は同じ手術をサルに行なって問題は起きなかったと青年の両親に告げている。「仮に完治しなかったにしても青年の容態は大幅に改善した」とペンフィールドはのちに述べている。青年の父親はロックフェラー財団の理事であり、手術後、ロックフェラー財団医学教育部門の新理事アラン・グレッグにペンフィールドの功績について話した。

一九三一年三月、ペンフィールドはロウアー・マンハッタンにあるグレッグのオフィスで彼と面会した。二七階のオフィスからは、ハドソン川、イースト川、ロング・アイランド湾が見渡せた。この心地よい場所で、二人はヨーロッパの神経学、神経外科、研究について長時間親しく会話を交わした。慎重なペンフィールドは神経学研究所建設の夢にひと言も触れなかったし、グレッグにしてもロックフェラー財団の資金提供をおくびにも出さなかった。モントリオールに戻ると、ペンフィールドは当方にもお出かけくださるようにと、丁重な招待状をグレッグに送った。

七カ月後、グレッグはペンフィールドの自宅を訪れ、ブリーフケースからペンフィールドが以前書いた助成金申請書を取り出してコーヒーテーブルの上に置き、こう述べてペンフィールドの度肝を抜いた。「これはロックフェラー財団がずっと探し求めてきた研究です……あなたがなさりたいことは承知しているつもりです……私どもに感謝する必要はありません。感謝すべきはむしろ私たちのほうです。あなたの仕事は私どもに対する貢献なのですから」。ペンフィールドは財団から一二三万二〇〇〇ドルの助成金を受けた。

モントリオール神経学研究所（L'Institute Neurologique de Montréal）は一九三四年に完成を見た。俗に〈ザ・ニューロ〉と呼ばれた研究所は、科学、教育、患者治療を進展させるための知恵の集

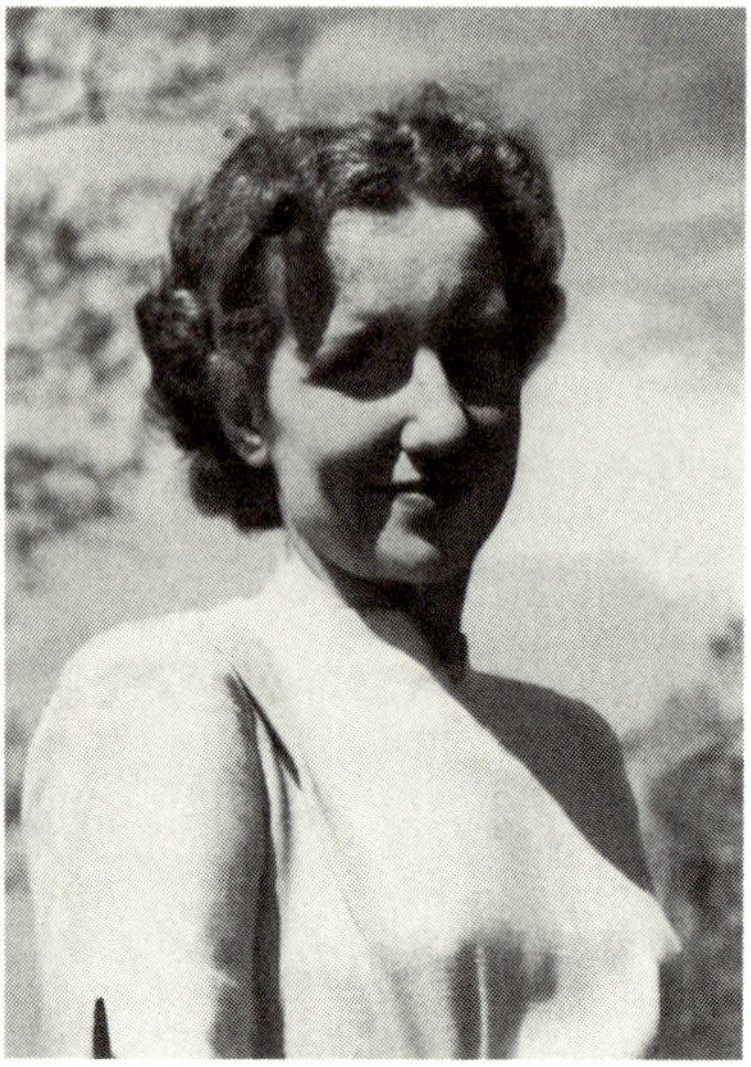

6. ブレンダ・ミルナー
(1957年)

合体だった。研究所周辺では、ペンフィールドは「ザ・チーフ」として知られるようになった。彼は優秀で独創的な神経外科医であるとともに強力なリーダーでもあった。患者が覚醒して意識のある状態で手術することで、てんかん発作の原因である異常な組織を特定できる手術法をブレスラウで見学した彼は、これにさらに改良を加え、この手技はモントリオール術式として知られるようになった。この手術法によって、ヒトの脳内の機能局在にかかわる新たな科学的発見の可能性が生まれた。(5)

記憶の科学の進歩に重要な役割を果たしたブレンダ・ミルナーは、ペンフィールドとともに研究を始めたときマギル大学の院生だった。一九一八年にイギリスのマンチェスターに生まれたミルナーは、ケンブリッジ大学の学部生のときに実験心理学を学んだ。指導教官は著名な実験心理学者で記憶理論の専門家、サー・フレデリック・バートレットだった。彼女の研究指導官で、やはり実験心理学者のオリヴァー・ザングウィルは神経疾患患者研究のパイオニアで、記憶障害に並々ならぬ関心を抱いていた[6]。

ミルナーは一九四四年にモントリオールに移り住み、二年後にはマギル大学でドナルド・O・ヘッブが開いた最初のセミナーに参加するという優秀な学生だった。ヘッブは学習と記憶の科学分野で当時もっとも影響力のある生理心理学者である。三年後、ミルナーはヘッブの研究室の院生となった。ペンフィールドがヘッブに研究室の誰かを自分の研究に参加させないかと声をかけたとき、ミルナーはこの千載一遇の機会に飛びついた。彼女に与えられた課題は、てんかん患者の認知研究計画を立案・実施し、術前と術後で患者の認知能力を判定する検査を作成して、手術が脳に与える結果を記録するというものだった。こうして、科学史に残る偉大な協力関係が生まれた。

一九五〇年代はじめ、ミルナーとペンフィールドはきわめて異例な病歴をもつ二人の患者を対象に詳細な研究を行なった。これらの患者F・CとP・Bの症例が注目に値するのは、彼らが各側頭葉の内側にある構造群——スコヴィルがヘンリーの脳から除去することになるものと同じ構造群——がもつ機能にかんする新しいデータを提供してくれたからだった[7]。

ペンフィールドはてんかん発作を抑制するためにきわめて多くの患者に手術を施し、そのなかにF・CとP・Bもいた。手術前、この二人は他の患者と比べて変わったことはなにもなかった。しかし手術後、二人とも誰一人として予期しなかったような合併症を起こした。新しい経験を記憶する能力を永遠に喪失していたのである。なぜ、このような異常が起きたのだろうか。

この問いに答えるには、ペンフィールドはこれら二人の脳損傷が彼が診た他の患者の脳損傷とどう違うのかを理解する必要があった。二人はどちらも部分的左側頭葉ロベクトミーという同じ手術を受けていた。この手術では、ペンフィールドは外側《がいそく》側頭葉の皮質――最外層――とともに、側頭葉深部にある扁桃体、海馬、周辺皮質を異なる範囲で除去していた。どちらの患者の場合も、手術中特別なことはなにもしなかったし、なにも気づかなかった。

F・Cが麻酔から覚めると、彼が新しい記憶を形成できないのはただちに明らかになった。P・Bの場合は少し違い、彼が健忘症になったのは二度めの手術後だった。P・Bの手術は五年の間隔をあけて二度行なわれ、彼は二度めの手術後に健忘症になったのである。P・Bの最初の手術はF・Cの場合と似ていたとはいえ、除去された組織は少なかった。ペンフィールドが海馬その他の側頭葉深部構造群は除去しなかったからだ。ところがP・Bは退院後もてんかん発作を起こしたため、ペンフィールドは五年後にふたたびメスを握り、このときは海馬とその周辺組織も除去した。麻酔から覚めると、P・Bも健忘症になっていた。

重い記憶喪失は海馬と周辺組織の除去によって引き起こされたと思われたものの、この二人の男性が同じ左側頭葉ロベクトミーを受けた他の患者と異なる障害を負ったことが、ペンフィールドには解せなかった。F・CとP・Bのような場合は、たいてい左側の海馬を一部切除する。では、なぜこの二人は健忘症に陥り、同様の手術を受けた何十人という患者はそうならなかったのだろう？

ペンフィールドとミルナーは、F・CとP・Bの二人には、右側の海馬の対応箇所に未発見の異常があったのではないかと考えた。手術中に左側頭葉に見つかった異常はおそらく出産時のものであり、右内側《ないそく》側頭葉にも同じ異常があったと推測できた。〈ザ・ニューロ〉の著名な神経学者ハーバート・ジャスパーは、F・CとP・Bのどちらの患者の場合も、脳波（EEG）を何度も記録し、この仮説が正しかったことを最終的に証明した。二人の手術を受けていないほうの海馬に損傷があった明確な痕跡を認めたのだ。この異常はてんかんの原因であったにもかかわらず、手術前には明確ではなかったものの、術後の脳波では明らかだった。(8)

一九六四年、研究者はP・Bについてさらなる事実を発見した。P・Bが心臓発作で亡くなると、彼の妻は夫の脳を研究室で調べ、健忘症の原因を突き止める承認をペンフィールドに与えた。〈ザ・ニューロ〉の神経生理学者ゴードン・マティスンが脳を検査したところ、右側の海馬は萎縮しており、機能していたとおぼしきニューロンはほんのわずかだった。この大規模な破壊は出生時損傷に由来すると思われた。(9)

ペンフィールドの他の患者では一方の側頭葉は正常だったが、これら二人の側頭葉は両方——手術で除去された側頭葉と、除去されずに残った側頭葉——とも異常だったのだ。二人と他の患者を分けたのはこの二重の異常だったのである。二人の例は、健忘症の解剖学的基盤が両方の海馬における機能喪失にあることを示している。けれども、左右の海馬のうち片方のみに異常がある場合には、それほど悲惨な結果にはならない。その後何百人という患者を対象に研究した結果、片方の海馬除去は他方の海馬が正常である限りにおいて安全で、ごく軽い記憶障害ですむことがわかった。残った海馬は、除去された海馬の機能の大半を補うらしく、このことは二つの海馬がどちらも一般的な記憶形成能力をもっていることを示唆する。左右の海馬がいかにして互いの機能を担いあうことができるのか、それを知るには脳の詳細な解剖学にあたる必要がある。すなわち、左側頭葉が言語情報処理に特化し、右側頭葉が視空間情報処理に特化していることはわかっている。しかし脳の両側を相互につなぐ構造上の連絡路をとおして、それぞれの側頭葉は他方の側頭葉に特有の情報にアクセスすることができる。そこで片方の海馬がなくなっても、残った海馬が言語・非言語を問わず多種多様な知識を処理することで、正常な学習と記憶を可能にするのだ[10]。

ミルナーは、F・CとP・Bの全般的な知能と記憶の指標にもとづき、二人の左側頭葉ロベクトミー以前と以後の認知能力を評価した。術前と術後の検査結果を比較して、左側頭葉ロベクトミーによって認知機能にどのような変化があったか、あるいはなかったかを調べた。その上で、見つかった機能不全を損傷を受けた脳構造と結びつけた。ミルナーの綿密な分析によれば、二人の健忘症がことさらに異彩を放つのは、彼ら二人がいずれも正常な知能の持ち主だったからである。手術前、F・Cの知能指数は平均的で、P・Bの場合は平均を上回っていた。どちらも手術後になっても知能指数に変化は見られなかった。言い換えれば、二人とも有能で知的な男性のままだった。両者とも数個の数を順唱または逆唱できたし、簡単な暗算もできた。だが認知能力に変化がないとはいえ、どちらの男性も新しい情報を覚えることができなかった。彼らの長期記憶能力は失われており、二度と回復することはないのだった[11]。

F・CとP・Bの認知機能検査の結果によれば、二人の記憶喪失は特定の種類の情報に限られておらず、公私を問わず、あらゆる検査項目や一般的知識におよんでいた。F・CとP・Bは全健忘症だった。こうした場合の例にもれず、両者ともに検査刺激や日常の出来事の想起や再認は、その直後のほうが数分か数時間後より成績が良く、時の経過にともなって記憶は消えた。とはいえ、両者の健忘症は完全ではなかった。ヘンリーとは違って、日常生活を送るのに支障のないほどの長期記憶能力は残っていた。F・Cは手袋の生地裁断の仕事に、P・Bは製図工の仕事に戻ることができた。

一九五四年、シカゴで開催されたアメリカ神経学会年次総会で、ミルナーはF・CとP・Bの心理学的検査の結果を発表した。総会前にスコヴィルは、ミルナーの講演の長い梗概を読んでペンフィールドに電話し、自分にもH・MとD・Cという似通った健忘症の患者が二人いると知らせた。ペンフィールドはすでに記憶のメカニズムに興味を抱いており、スコヴィルの患者の症例が記憶の神経基盤局在にかかわる自身の考えに合致することから、これに注目した。そこでペンフィールドはミルナーにスコヴィルの患者の検査をする気はないかと打診し、彼女は喜んでこれに応じた。総会が開かれたときにはすでにこの協力関係が進行中であったため、スコヴィルはミルナーの講演後の公式討論で議長役を務めるよう依頼された。彼は三〇人の患者に対する自身の術法と結果について述べた。三〇人の内訳は二九人が統合失調症で、残りの一人は難治性てんかんだった。全員が内側側頭葉構造を除去されていたが、うち二人がより広範囲の除去手術を受けていた。そのうちの一人がてんかん患者のヘンリーだった。[12]

もう一人はD・Cというイニシャルの四七歳になる内科医で、偏執性統合失調症を患っていた。D・Cはしだいに粗暴で攻撃的になり、妻を殺そうとするまでになった。彼は施設に収容されて荒療治——昏睡状態を起こすインスリンショック療法や、てんかん発作を生じさせる電気けいれん療法——

を受けたものの効果はなかった。窮余の一策として、スコヴィルは一九五四年にイリノイ州にあるマンテノ州立病院に出向き、ヴァージニア州リッチモンドの神経外科医ジョン・F・ケンドリック・ジュニアの助力を得て、D・Cの内側側頭葉を両側とも除去する手術を行なった。この手術が行なわれたのはヘンリーの手術の約九カ月後で、D・Cの脳からは海馬と扁桃体が両側とも除去された。手術後、D・Cの攻撃的行動は影をひそめ、相変わらず妄想に苦しんだとはいえ、人当たりは良く、扱いやすくなった。ヘンリーと同じく、手術後の彼は重い記憶障害の兆候を見せ、病院内の自分のベッドの場所がわからなかったり、病院職員の顔を覚えられなかったりした(13)。

アメリカ神経学会の講演でスコヴィルは、人格の変化や知能低下をともなわない、近時記憶のほぼ完璧な喪失という注目すべき変化が二人の患者に認められたことを報告した。ヘンリーとD・Cにかんするスコヴィルの臨床的説明には説得力があったとはいえ、それは詳細で系統だった研究と言えるほどの厳密さには欠けていた。二人の男性の認知能力を研究機関の正式な実験で個別に調べることが先決だった。認知障害はとかく発見しづらく、患者の行動を数値化し、健全な人の結果と比較しなければ見逃されてしまう。スコヴィルによって内側側頭葉を片側または両側とも除去された三〇人のうち、安定していて検査を受けられる九人の症例を再検討するため、ペンフィールドはミルナーをスコヴィルの研究室に送り出した。その九人のうちの一人がヘンリーだった。

スコヴィルの患者に対してミルナーが実施した心理学的評価は、スコヴィルとミルナーによる「両側海馬摘出後の近時記憶喪失（Loss of Recent Memory after Bilateral Hippocampal Lesions）」と題する論文に結実し、この論文は《ジャーナル・オブ・ニューロロジー・ニューロサージャリー・アンド・サイキアトリー》誌に掲載されて当分野のベンチマークとなった。頻繁に引用されるこの論文は、知能は変わらなかったが記憶を喪失したヘンリーとD・Cにかかわるスコヴィルの当初の臨床評価に科学的根拠を与えた。この論文が神経科学文献の権威となった理由はいくつかある。いちばん重要なのは、内側側頭葉構造を脳の両側とも破壊すると健忘症になるため、これを避けるべきだと神経外科医に知らしめた点にある。さらにこの論文は、脳内の特定領域——海馬とその周辺部位——が長期記憶の形成に必須であることをはじめて立証した。またスコヴィルとミルナーの論文は、その後数十年続いた、ヘンリーその他の健忘症患者の実験的研究の時代に道筋をつけ、記憶の生物学にかかわる豊富な情報を与えてくれた健忘症の動物モデル誕生のきっかけともなった(14)。

ミルナーがヘンリーをはじめて検査したのは、手術から二〇カ月後の一九五五年四月だった。彼女がヘンリーにありとあらゆる認知検査を受けさせて得た結果は、記憶の科学の新時代を切り拓いた。彼女が行なった正式な検査によれば、ヘンリーの知能は総合すると平均を上回っており、知覚、抽象的思考、推論にかかわる能力は正常だった。ところが記憶を保持する能力——長期記憶——を探ると、本人はとても意欲的で協力的であるにもかかわらず、ヘンリーが障害を負っているのは明白だった。F・CとP・Bと同じ記憶検査を受けてもらったところ、結果は二人より劣っていた。短い物語や幾何学的図形を思い出す検査では、結果は平均をかなり下回り、ゼロの場合すらあった。さまざまな検査を行なっている期間をとおしてミルナーが衝撃を受けたのは、ヘンリーは新しい検査を始めると、その前の検査を思い出せず、同じ検査を繰り返してもそれと認識できないことだった。わずかな邪魔が入って気をそらされるだけでも、彼には大混乱のもとになった(15)。

ヘンリーの健忘症がF・CやP・Bより重いのは、内側側頭葉構造に受けた損傷が大きかったためと思われ、彼はしだいに他の健忘症患者の評価をするための標準となっていった。科学文献では、患者の障害が「H・Mと同等に重い」あるいは「H・Mほど重くはない」などと評された。ヘンリーの健忘症は精神疾患をともなわないため、彼の症例はD・Cより単純だった。またヘンリーの手術では健忘症以外の認知障害は起きなかったので、彼の記憶検査の結果は純粋に彼の記憶力のみを示していた。こうしてヘンリーは健忘症研究の試金石となった。

スコヴィルとミルナーは、海馬とその隣の海馬傍回が新しい情報を覚えるための神経基盤である、と述べて先の有名な論文を結んだ。一〇人すべての症例で、記憶喪失の度合いは海馬の除去範囲と関連していた。除去範囲が大きければ大きいほど、記憶障害も重かったのである。アルツハイマー病や頭部損傷など他の原因で健忘症になった人とヘンリーを分けたのは、ヘンリーの記憶障害が驚くほど特異性をもっていた点にあった。障害が他の疾患をともなわなかったことで、彼はヒトの脳がもつ記憶のメカニズムを研究するための完璧な患者となった(16)。

ミルナーが記憶喪失、とりわけヘンリーの記憶喪失の研究に打ち込む一方、スコヴィルは別の研究に興味を移していった。神経外科医として活躍し、医学雑誌に五〇篇を超える論文を寄稿したが、ヘンリーを診察することはなくなった。しかしスコヴィルがまだヘンリーのその後に興味を失っていなかったことを私は個人的に知っている。一九七〇年代末、私がスコヴィルの向かいに住んでいた両親を訪ねたとき、彼は私を自宅に招いて、ヘンリーの様子と彼にかんする私たちの研究について知りたがったのだ。

著作や講演でも、スコヴィルは医療関係者相手にヘンリーやＤ・Ｃの悲劇についてその科学的価値を論じたものだった。医学の発展のためにと、彼は脳の海馬を両側とも傷つけてはならないと神経外科医に忠告し、神経外科医たちもまたこの忠告を肝に銘じた。一九七四年の講演で彼は、ヘンリーの手術を「悲劇的な誤り」と呼んだ。氏の夫人によれば、スコヴィルは自分がヘンリーにしたことを「ひどく悔やんでいた」という。二〇一〇年、スコヴィルの孫にあたるルーク・ディットリッヒが《エスクァイア》誌に記事を寄せ、その中で祖父の人生とキャリアを鮮やかに描いている。[17]

一九六一年、マギル大学の院生だった私は、〈ザ・ニューロ〉内にあるミルナーの研究室の一員となった。この研究所は、ペンフィールドがてんかん患者のために開発した手術法による治療を提供することで有名だった。ミルナーの研究室では、これらの患者が研究の中心となっていた。ミルナーの得意技は、異なる認知課題——感覚の知覚、推論、記憶、問題解決——を手術前と手術後に行なって患者ごとに結果をまとめ、手術によって脳機能に生じた変化を発見するための検査を作成することだった。私たちは外科医と緊密に連絡を取りあい、手術のたびに患者のどの部位が、どの程度除去されたかを把握していった。[18]

手術前と手術後の検査に加え、私は患者の手術を見学する機会にも恵まれた。中央外科手術室と見学室を仕切るガラス窓をとおして、患者のむき出しになった脳が外科医の肩越しに眺められ、術者が組織を切断する前に脳に刺激を与えて諸領域を確認していく様子を見守ることができた。言語や運動を司《つかさど》る領域に損傷を与えないようにするため、術者は患者が覚醒している状態で脳の外層を電気的に刺激して、これらの領域を同定した。刺激によって患者の話し方に影響が出たり、無意識な運動が起きたり、患者が特定の物や顔、音声、接触を感じたりすれば、術者はその脳領域に小さな文字片を置く。手術台の隣にすわっている速記者が、文字片に対応する行動を記録する。脳の写真にはこうした文字片が写っており、のちに大脳皮質の機能局在にかかわる手がかりを与えてくれた。この電気刺激によって、てんかん発作を起こしている部位が同定され、この部位が除去される。私はどの脳領域が除去されたかを確認できたし、それぞれの切除部位の大きさは後日作成された報告書に収められた。報告書には写真と、術者自身による除去部位の位置と範囲を示す図が添付された。

この文書は、私たちの研究室で得られた行動検査の結果を理解するために欠かせなかった。検査結果と医師の報告を突き合わせれば、患者の認知障害を失われた脳領域と結びつけることで、正常な結果を残された脳領域と結びつけることができるのだ。この共同作業により、ミルナーと同僚たちは、特定の認知過程に必要な脳部位の情報にもとづいて、ヒトの左右の大脳半球の構造にかかわる重要な発見をした(19)。

私の学位論文は、てんかんを治療するための手術が体性感覚系——おもに触覚——に与える影響を探ろうとするものだった。この目的を果たすべく、私は患者が視覚や聴覚ではなく触覚に頼らねばならないような記憶検査を作成した。その上で、右側か左側の前頭葉、側頭葉、頭頂葉を除去された患者多数にこの検査を受けてもらった。なかでもこの検査を受けてもらいたかったのは、海馬を両側とも除去された三人の健忘症患者——ミルナーがペンフィールドとスコヴィルと共同執筆した論文で触れた患者たち――すなわち、F・C、P・B、ヘンリーだった。てんかん手術では普通は健忘症に陥ることはなく、この三人の例は稀と言えた[20]。

私がはじめてヘンリーに会ったのは一九六二年五月で、ヘンリーが〈ザ・ニューロ〉で検査を受けるようミルナーが手配したときだった。彼がモントリオールを訪れたのは後にも先にもこのとき一回限りで、これは彼にとって大事件だった。ヘンリーと母親は列車でやって来たのだが、二人は長距離の移動にはいつも列車を使った。モレゾン夫人は飛行機が苦手だったし、列車のほうが安くつくからだ。研究所近くのアパートに宿を取った二人は、滞在した一週間は毎朝〈ザ・ニューロ〉にやって来て、神経学の待合室に現われた。

この一週間、私と同僚たちは交代してヘンリーの検査を担当した。毎日、私は待合室にヘンリーを迎えにいっては検査室に案内し、検査後にはまた待合室まで送っていった。彼は生涯をとおしてそうであったように研究に協力的で、私たちは計画していた課題を一つ残らず完了した。当時すでに、私はF・CやP・B、ヘンリー――他に例を見ない三人の健忘症患者――とともに研究できる幸せを感じてはいた。けれども一九六二年の時点では、ヘンリーがその後どれほど有名になるか想像もできなかった。

モントリオールに来たとき、ヘンリーは三〇代と人生の真っ盛りにあったが、完全に母親に頼り切っていた。四六時中ヘンリーの世話を焼いているモレゾン夫人は、気立てがよく優しい、普通の家庭の主婦だった。滞在期間をとおして、研究員が息子をほうぼうの検査室に連れていっても、彼女は陰鬱な部屋で辛抱強く待っていた。人びとが自分にはわからないフランス語を話す大都会を怖がっており、一人で町に出ていくよりは〈ザ・ニューロ〉の中で時を過ごすことを選んだ。

〈ザ・ニューロ〉でのヘンリーの一週間は忙しかった。彼の記憶機能その他の認知機能をさまざまな側面から測定するため、私たちは相当数の検査を用意していた。私たちは当時知る由もなかったのだが、私たちの研究結果によって彼の健忘症の範囲と限界が解明され、このことが記憶がヒトの脳の中でどう組織化されるのかを知る新たな方法につながったのである。当人の日常生活に悲惨な影響を与えたとはいえ、ヘンリーの記憶喪失は学習と記憶の神経基盤の究明にかけがえのない進歩をもたらしたのだった。

第4章　三〇秒

ヘンリーの記憶喪失がもつ最大の特徴は、当初からその著しい特異性にあった。彼は一九五三年の手術後の経験は一つ残らず忘れていたが、それ以前に見知ったことはおおむね覚えていたのだ。両親や親戚を認識し、学校で学んだ歴史上の出来事は思い出せたし、語彙も豊かで、歯磨き、ひげ剃り、食事など日常の細々としたことはこなせた。彼に残された能力の研究は、失われた能力の研究に負けず劣らず興味深かった。科学者がヘンリーのような選択的な記憶喪失の人から学んだある重要な教訓は、記憶とは一つの過程ではなく、多くの異なる過程の集合体であるということだった。私たちの脳は種々雑多な宿泊客が滞在しているホテルのようなもので、異なる種類の記憶がそれぞれのスイートルームに泊まっているのだ。

ヘンリーの事例は、短期記憶と長期記憶が異なる種類の記憶か否かという、長きにわたった論争に決着をつけた。この論争はせんじつめれば、少ない情報を一時的に保持する短期記憶の過程が、大量の情報を数分、数日、数カ月、数年にわたって保持する長期記憶の過程と異なるか否かという問いにほかならない。

じつは、私たちがふだん用いている短期記憶という用語は、誤った用法だ。記憶の研究者が短期記憶というとき、それは昨日や今朝、二〇分前の出来事を思い出すことではない。その種の回想は近時の長期記憶に入る。短期記憶とはいまこの現在にかかわるもので、いまこの瞬間に意識に上っている情報であり、場合によっていくらか異なるとはいえ約三〇秒以内に消えてしまう。その持続性には限界があり、何度も復唱したり長期記憶に変換したりしない限り、すみやかに失せてしまう。私が友人に自分の電話番号を伝えるとき、各桁の数字は友人の短期記憶に短いあいだ残るけれども、頭の中で処理したり紙などに書きとめたりしない限り、すぐに忘れられる。短期貯蔵庫は脳内の倉庫のようなものではなく、私の電話番号といった細かな情報を短時間だけ保持する一連の過程なのである。一方で長期記憶は数十秒後にまだ覚えていることすべてを指している。

長期記憶と短期記憶の形成は同一過程だろうか、あるいは完全に異なる過程なのだろうか。記憶の二重過程理論の支持者は、長期記憶の検査結果は劣っていても短期記憶では秀でている患者と、これとまったく逆の患者がいるという説得力ある証拠を求めた。これらの結果を総合すれば、この二種の記憶は独立しているということになる。脳に選択的な損傷を負った患者の研究によって、記憶が単一過程か二重過程かという論争はその激しさを増し、ヘンリーがこの研究で中心的な役割を果たした。

研究参加者としてのヘンリーの役割は一九五三年、手術の直前に始まる。このとき、手術後の変化を測定するために手術前の基準値を決める目的で、スコヴィルが総合的な心理学的評価を指示したのだった。手術の前日、臨床心理学者のリセロッテ・Ｋ・フィッシャーがハートフォード病院でヘンリーと一緒にすわり、彼の人格と心理学的状態を知るためのＩＱ検査、記憶検査、その他数種の検査を行なった。そのうちのある検査は短期記憶の一般的指標に用いられる数唱で、この課題では研究者はしだいに数が増えていく数字を復唱するよう患者に指示する。たとえば、研究者が「３、６、９、８」と言うと、患者はすぐさま「３、６、９、８」とそのまま繰り返す。次に研究者が数字の数を五、六、七、八と増やしていき、患者が八個の数字は復唱できたが、九個で復唱に失敗したとすると、この患者の数唱能力は八となる。フィッシャーはこの検査をヘンリーに施したあとで、数個の数字を逆の順で復唱するというより難しい課題も指示した。この場合、彼女が「３、６、９」と言うと、正しい答えは「９、６、３」となる。両方の検査をまとめると、ヘンリーの成績は六で、正常範囲をかなり下回った。

手術から二年後にミルナーが同じような検査をしたところ、ヘンリーの数唱能力は上がっており、正常範囲に入った。けれども、記憶できる数字の数が術後に増えたにしても、これは手術によって記憶力が良くなったことを意味していない。手術前の低い成績には多数の要因がかかわっている可能性がある。手術前の検査中、フィッシャーはヘンリーが何度か小発作を起こすのに気づいたが、手術に備えて服薬を中止していることを考えるならこれも意外ではない。さらに言えば、ヘンリーがもうすぐ始まる予定の手術に不安を感じたため、脳内でストレス性の現象が起きて検査結果に影響を与え、真の能力が測れなかったのかもしれない。手術という一大イベントを前にしたヘンリーの低成績は、発作と不安が重なった結果と思われる。

私や同僚たちがヘンリーを研究した数十年にわたって、ヘンリーは数唱課題では正常範囲の成績を維持した。結果として明らかになったのは、ヘンリーは重い記憶喪失に見舞われながらも、短いあいだなら数個の数字を記憶して復唱できるという、くっきりとした対比だ。このことからは、ヘンリーの短期記憶は損なわれておらず、彼の障害は短期記憶を長期記憶に変換する過程にあるらしく思われた。一五分間の会話でモレゾン家の出自について同じ話を三度しても、彼は自分が何度も同じ話を繰り返していることには気づかない。ヘンリーの脳内では、情報をホテルのロビーに導くことはできるが、部屋にチェックインすることができないのである。

この二種の記憶をはじめて区別したのは、有能な心理学者にして哲学者のウィリアム・ジェイムズだった。一八九〇年、彼は頻繁に引用される二巻の傑作『心理学の諸原理』を著わし、その中で一次記憶と二次記憶について述べた。ジェイムズによれば、一次記憶は私たちに「いま起きたばかりのこと」を思い起こさせる。一次記憶の内容はまだ意識の中にあり、「いま現在」と考えられる時間範囲に入る。この文章を読んでいるとき、私たちは頭の中ですべての言葉をその瞬間瞬間に取り入れているだけで、積極的に過去から掘り起こしているわけではない。

これに対して、ジェイムズが唱える二次記憶は、「そのとき考えてはいなかった出来事や事実の知識であり、過去にそれについて考えるか体験したという意識が付随している」という。こちらの記憶は「貯蔵庫に保存された無数の他の項目に埋もれて視界に入らない状態から、蘇生され、想起され、探り出される」。二次記憶では、情報はすでにホテルのロビーをうろつかずに客室で休んでいるため、発見して取り出さねばならない。

驚くことに、ジェイムズの記憶分類は彼自身の内観によって生まれたらしい。彼は実験を行なった心理学者と話をしたかもしれないが、彼自身は自分や他人に実験を行なってはいない。ところが彼がこの記憶分類を提唱すると、科学者たちはこれらの記憶過程を区別しようと研究室で行動実験を実施した。その結果、現在は短期記憶——ジェイムズの一次記憶——と、長期記憶——ジェイムズの二次記憶——と呼ばれる概念が生まれた。

仮に短期記憶と長期記憶が二つの異なる認知処理を指すのであれば、それらの生物学的基盤もまた異なるはずである。この点を明らかにするため、科学者は、別々の神経回路が短期記憶と長期記憶を司《つかさど》るのか、そして、私たちは記憶の保存に寄与する神経回路中の構造変化を同定できるか、という二つの問いを提示した。これらの根本的な問題に答えるにあたり、研究者は広く理論的分析、細胞レベルの分析、分子レベルの分析にもとづく洞察に目を向けた。

記憶の二重過程理論にかかわる研究における初期の進展は、ペンフィールドの同僚だった神経科学者のドナルド・ヘッブによってなされた。脳機能——記憶、思考、身体運動の制御——は、ニューロンという神経細胞間の連絡に依存していると科学者が知って久しかった。ニューロンのおもな機能は、ニューロン間の微小な間隙であるシナプスを通じて、他のニューロンに電気化学的な情報を送ることにある。記憶のような複雑な過程をニューロンの測定可能な活動とどう結びつけるかは難しい問題であったし、いまだに難しいままだ。

一九四九年、ヘッブは二種の記憶を分けるおもな違いは、長期記憶がニューロン間の結合の物理的変化をともなうのに対し、短期記憶はそうでない点にあると仮定した。ヘッブは人びとが輪になって会話するように、特定の回路どうしが閉ループ内で連絡しあうことで短期記憶が可能になる、と提唱した。これに対して、長期記憶はニューロンのシナプスが新たに成長することで生まれる。短期記憶が会話のようなものであるとすれば、長期記憶は自由に取り出して読み返すことのできる過去の通信記録のようなものと言える(1)。

この理論を確立するにあたってヘッブが影響を受けたのは、顕微鏡をとおして神経細胞を観察することに生涯を捧げた、スペインの有名な解剖学者サンティアゴ・ラモン・イ・カハルであろうと思われる。一九世紀末、ラモン・イ・カハルは学習が神経細胞のシナプスの物理的成長とかかわっていると主張した。ヘッブもまた、学習が進むにつれ、二個のニューロン間の結合構造が物理的に変化し強固になると信じた。構造的に変化するというシナプスの能力によって、後日使用するために情報を永久に記録することが可能になるというのだった(2)。

ヘッブのモデルは絶大な影響力をもっていた。それは心理学と生物学を隔てる深い溝を埋め、捉えがたい記憶の過程を目に見える脳内変化と結びつけたのである。またさらなる実験を考案し、記憶研究における大きな発見の舞台を整える術《すべ》を科学者に与えた。ヘッブの仮説は現在でも学問の世界に生きている。神経科学の学生なら誰でも、「同時に発火した細胞は結合を強める」というヘッブの法則を諳んじることができるのだから(3)。

数年後、ヘンリーの事例に感化されたことも手伝ってか、神経生物学者のエリック・R・カンデルが、短期記憶と長期記憶の神経細胞生物学を研究テーマに取り上げた。一九六〇年代末、カンデルと同僚たちは単純な神経系をもつ無脊椎動物のアメフラシ（ウミウシ）が、短期記憶を長期記憶に変換する方法を調べはじめた。カンデルらは潜在学習の単純な二つの形態に注目した。感知できるが重要ではない刺激に何度もさらされると反応しなくなる馴化と、ひとたび強力な刺激を与えられると、その後は本来弱い反応しか生じさせないような刺激にも大きな反応を示すようになる感作である。日常生活において、これらの無意識なメカニズムが知らず知らずのうちに私たちを守り、集中力を高めてくれている。馴化の場合には、隣のアパートで大音量の音楽がかかっていてもさほど気にならなくなる。感作の場合には、隣家の犬に噛まれると怖くなり、その後は犬が吠えただけでも緊張してしまう。

こうした単純な学習形態を研究するため、カンデルと同僚たちは、アメフラシがエラを引っ込めて呼吸器官を保護しようとする反射に注目した。アメフラシのエラはふだんは弛緩している。けれども体内から水を吐き出す水管になにかが触れると、アメフラシは水管とエラを穴から体内に引っ込める。カンデルらはこの単純な反応を訓練して、馴化と感作を実証した。ある実験では、水管に繰り返し軽く触れる。するとアメフラシはしだいにこの感触に慣れ、エラを引っ込める反射が弱くなった。別の実験では、エラに同じように触れたが、同時に尾部に電気刺激を与えた。この場合、アメフラシは刺激に過敏になり、水管に軽く触れただけで、尾部に刺激を与えなくともより強い引っ込め反射を起こした。訓練プロトコルの内容しだいで、馴化と感作は一日ないし数週間続いた。

アメフラシの中枢神経系は単純なので、カンデルらはエラ引っ込め反射を担う神経回路の地図を作成し、この回路内の細胞どうしをつなぐシナプス結合を同定することができた。そこで電極を差し込み、個々の感覚ニューロンと運動ニューロンの活動を記録した。この実験が可能だったのは、アメフラシの細胞が細胞体の直径で最大一ミリメートルと比較的大きかったからだった。この電気生理学的記録によって、水管に触れたときに活性化する感覚ニューロンと、反射を起こした運動ニューロンを同定することができた。この手法によってカンデルは、学習がシナプスの電気結合強度の上昇と関連しており、そのおかげで細胞どうしがより効果的に情報を受け渡しできることを示した。この重要な研究は、ニューロンの信号伝達特性、すなわち、学習がニューロン結合に与える影響を細胞生物学と分子生物学によって解明した初の研究と言える[4]。

驚いたことに、同じ一連の実験で、カンデルらは短期記憶と長期記憶を担うメカニズムが相互に異なることを実証した。短期記憶は構造変化ではなく、シナプス機能の変化と関連している。学習過程で既存の結合強度が変化しても、観察可能な構造上の変化は起きない。一方で、長期記憶はシナプスの物理的変化をともなう。長期記憶は蛋白質の生成を必要とするが、短期記憶は必要としない。カンデルの実験は、二つの異なる記憶過程が同時に存在するというヘッブの洞察を裏付け補強した。

ヘッブは、学習時に繰り返し刺激されたニューロン群はその結合が強化され、持続性をもつ記憶を形成すると提唱してシナプス可塑性の概念を生み出した。二〇年後、カンデルはアメフラシの単一ニューロンの反復活動を特定の種類の学習と結びつけ、ヘッブの理論に強力な根拠を与えた。短期記憶と長期記憶に異なる種類の蛋白質が必要であるという彼の発見は、記憶を分子レベルで解明しようとする試みの重要な一歩となった。ヘッブやカンデルの伝統に則り、現代の神経科学者は、細胞が情報をやり取りして学習する過程のカギとなる蛋白質や遺伝子の同定に力を注いでいる[5]。

短期記憶と長期記憶を司る分子機構の発見は、ヘンリーの健忘症の原因を探るためにきわめて重大であった。同様に、彼の健忘症を行動研究によって調べることは、研究者にとって二種の記憶がヒトの脳内でどのような仕組みをもつのかを探るまたとない好機でもあった。単一過程理論が正しいのだとすれば、ヘンリーの短期記憶もまた障害を負っていなければならなかった。ところが実際には、彼の長期記憶は消えても、短期記憶はそのまま維持されていた。このことは、二つの過程が別個であるのみならず、脳内の異なる領域に依存していることをも示唆していた。

ヘッブのもとで研究したミルナーは、彼の二重過程理論に影響を受けた。ヘンリーが単一過程理論と二重過程理論にまつわる論争に実験的証拠を提供できると考えた。ヘンリーが一九六二年にミルナーの研究室を訪れていたとき、院生のリリ・プリスコが彼の短期記憶のデータを集めた。彼女は、短い間隔をあけて提示される二つの簡単な非言語刺激を比較するようヘンリーに指示した。ヘンリーにとって問題は、二つの検査項目が「同じ」か「違う」か答えられるほど長く最初の項目を覚えていられるか否かだった。プリスコは数種の検査項目を選び、複数の実験を行なってヘンリーのデータを集めた。一度の実験や課題にもとづいて結論を出すのは早計であるため、補足的な課題も行なってヘンリーの短期記憶を評価した。クリック音とトーン音のような音や、閃光、色、非幾何的で無意味な図形などの視覚的イメージを使った。また言語では表現しづらい刺激も意図的に選んだ。色の記憶検査では、赤、オレンジ、黄、緑、青、紫などのパッチを検査刺激には使えなかったが、それは刺激と刺激のあいだに色の名前を頭の中で反芻すれば検査の裏をかけるからだ。そこでプリスコは五種の赤の濃淡を刺激に選び、言葉による反復学習《リハーサル》の可能性を排除した。[6]

ヘンリーは、中央実験室の静かで暗い部分で担架に横たわり、プリスコとは衝立てで隔てられていた。部屋にいたのは二人のみだった。彼女が「第一試行」と言って実験の始まりを宣言した。この試行の刺激はストロボ閃光列で、一秒に三回の速さで光った。短い時間を置いて、別の閃光列が始まり、今度は一秒あたり約八回と速かった。ヘンリーは二つの刺激が違うと感じたら「違う」と答えることを求められた。他の試行では、二つの閃光列は同じ速さで光り、彼はこのときは「同じ」と答えねばならなかった。

ヘンリーにとってこの実験は難しく、とくに最初はそうだった。彼は静かに寝そべっていないで無駄話をしたり、促さなければ答えなかったり、二番めの刺激まで待たずに最初の刺激で答えたりした。プリスコは数分ごとに指示を繰り返し、ヘンリーがなにをすべきかを理解できるようにした。実験を完了するまでに、彼女は何度も失敗を重ねた。

最初の実験は、情報を知覚して保持するヘンリーの能力を理解するための重要な基準となった。刺激がほとんど切れ目なく続く場合には、彼は課題を容易に正しく行なうことができ、一二試行で一度間違っただけだった。彼が指示や検査刺激を問題なく理解しているのは明らかで、間隔が短ければ刺激の違いを完璧に見分けられた。このことを念頭に入れると、刺激の間隔が長い試行でヘンリーが失敗するのは、ひとえに記憶力の低下にあるとプリスコは推測した。

次にプリスコは、同じ閃光列でヘンリーに検査をしたが、今度は閃光列の間隔を一五秒、三〇秒、六〇秒とした。誰でも刺激間隔が長くなって、短期記憶が薄れていくにつれて刺激を見分けづらくなる。けれどもヘンリーの場合、その差は極端だった。一五秒間隔の場合、ヘンリーの成績はまだ良好で、失敗は一二試行中二回のみだった。間隔が三〇秒になると、間違いが四回に増えた。六〇秒では、不正解は一二試行中六回になった。一二回中六回というのはコイントスと同じで、まぐれ当たりにすぎないとみなさざるを得ない。これに比して一般の対照群では、プリスコが注意をそらしても、刺激の間隔が六〇秒では一二試行につき一回の不正解が平均だった。

ヘンリーの成績が六〇秒の間隔でぐんと落ちたのは、彼の短期記憶がこの時間より長くは持続しないことを意味していた。三〇秒と六〇秒のあいだのどこかで、彼が見聞きしたことの記憶は消えてしまうのだ。これより刺激間隔が短いと、彼の成績はまぐれ当たりのレベルを上回っていた。つまり、彼が検査刺激を記憶しているのは、刺激間隔が短い限りにおいてなのだ。ヘンリーの実験結果は、直後に実験を行なったF・CやP・Bの場合といずれも合致した。二人はヘンリーより間違いは少なかったものの、二つの刺激の間隔が長引くにつれて失敗が増え、最初の刺激の記憶が消えていくというヘンリーと同じパターンを示した。

プリスコにとって意外だったのは、ヘンリーがある種の情報なら保持する能力をある程度示したことだった。閃光の実験後、彼女はヘンリーにしばらく休んでもらい、改めてクリック音を使った次の課題に移った。するとヘンリーは、さきほどより被験者の役割に慣れていた。まだ無駄話をしたとはいえ、最初の刺激のあとで答えることがなくなったのである。一時間の休憩後、色を用いた実験を始めようとした。休憩から戻ってきたとき、ヘンリーは彼女が誰なのかは完全に忘れていた。ところが、実験の指示を与えると、実験内容を以前よりよく理解している様子で、無駄話が減り、指示に正しく従った。翌日、もう一度検査すると、検査内容が変わるたびに指示を一度与えればそれですんだ。結果はやはり芳しくなく、同じ検査を過去に受けた記憶はなかったが、どういうわけかヘンリーは自分がなにを求められているかを理解した。

ヘンリーが正しい検査手順――「どのように検査を進めるか」――を学習できたにもかかわらず、特定の検査刺激を数秒以上覚えていられなかったのはなぜだろうか。一九六二年の時点では、誰一人としてこの不思議な違いを説明することはできなかったが、ミルナーの研究室にいる人はみな記憶や学習についてヘンリーから学べることは多いに違いないと感じた。

プリスコが得た検査結果は、記憶が単一の過程であるという考えにとって打撃となった。ちょうどこのころ、単一過程理論にとってやはり不利な事例が出現しようとしていた。K・Fのイニシャルをもつイギリス人が、オートバイ事故で頭と脳の左側に大きな損傷を受けた。彼は一〇週間にわたって意識不明となり、その後数年かけて少しずつ快復したとはいえてんかん発作を起こすようになった。ヘンリー同様、K・Fは重い記憶障害を負ったが、パターンがヘンリーと正反対だった。驚くべきことに、彼は短期記憶を保持できないにもかかわらず、新しい長期記憶を形成することができた。彼の数唱能力はたったの二で、正しく復唱できる数字、文字、単語の数はわずか一つという有様だった。彼の検査する人が単語のペアを一秒につき一単語の速さで話すと、彼が正確に両方の単語を復唱できるのは全体のわずかに五〇%だった。彼の短期記憶容量はきわめて少なかったと言わねばならない。ところが、K・Fは四種の異なる長期記憶検査では正常な成績を収めており、ということは、彼の情報を保存する長期記憶には問題がないと考えられる。(7)

ヘンリーとK・Fにかかわる知見をまとめると、短期記憶と長期記憶のために二つの独立した記憶回路が存在することがわかり、このことは二重過程理論を強く支持している。この二つの回路は解剖学的に異なる場所に位置する。すなわち、大脳皮質の過程が短期記憶を経由し、内側《ないそく》側頭葉構造の過程が長期記憶を変調するのだ。[8]

K・Fの症例は、短期記憶の過程が脳の外層にある大脳皮質で起きることを示唆していた。スコヴィルはヘンリーの脳のこの部分には手を触れなかったため、彼の皮質機能はすべて維持され、情報を短いあいだならオンラインで保持する短期記憶が無傷で残ったのだ。さらなる研究によって、短期記憶はそれが担う情報の種類によって、大脳皮質の異なる部位に分散していることがわかっている。脳の異なる領域が顔、体、場所、言葉などの記憶を一時的に保存することを示す証拠は増える一方だ。これらの記憶はでたらめに分布しているわけではなく、同種の知覚情報が互いに近い領域に保存されるのである。たとえば、右頭頂葉は空間能力を担うので、空間知識にかかわる短期記憶はこの領域に保存される。また脳の左側は言語を担うため、短期の言語記憶はおもに大脳皮質の左側に集中している。短期記憶を独立した過程としてより良く理解すれば、この短い時間に起きていることを深く理解できるようになる。現在、私たちは短期記憶の内容、能力、限界について多くを知っている。[9]

情報が短期貯蔵庫にとどまるのは一分に満たないが、私たちは頭の中でリハーサルすることによって情報を半永久的に保持することができる。リハーサルは短期痕跡を効果的に回復させ、新鮮に保つのである。これが統制的処理過程の好例だ。統制的処理過程は、目的達成のために思考を管理する能力の基礎となる。私たちは日常生活においてたえずこの過程を活用しており、おかげで目の前の仕事に集中したり、ある仕事から別の仕事へ転換したり、不要な妨害を排除したりできる[10]。

あるビジネスマンがボストンからサンフランシスコまで飛び、そこでホノルル便に乗り継ごうとしていると想像してほしい。サンフランシスコに着陸すると、キャビンアテンダントがさまざまな都市への乗り継ぎ便のゲート番号を案内する。ビジネスマンは新しい都市の案内があるたびに耳をすますが、いったん行き先の「ホノルル」とそのゲート番号を聞いたあとは、それを頭の中で諳んじはじめ、飛行機を降りて人の波をかき分けて目指すゲートにたどりつくまで何度でも繰り返す。その間《かん》、自分が目指す場所を忘れないように、気が散りそうなものは自ら無視する。目指す飛行機便に搭乗したとたん、ゲート番号は頭の中から消えるだろう。彼はゲート番号が必要なあいだだけ短期記憶に保存しておいたのである。私たちは常日頃このような複雑なプロセスを活用して情報を記憶し、自分の行動を導くことで目的を達成する。

ヘンリーには短期記憶しか残されていなかったので、彼は記憶障害を補うために認知の統制的処理過程を利用した。覚えるように指示された情報を頭の中で反芻することで、覚えた内容を尋ねられるまで消さないようにできる場合もあったのだ。ミルナーがヘンリーのこの能力に気づいたのは、一九五五年に彼がスコヴィルの研究室を訪れ、はじめて彼の検査をしたときだった。彼女はヘンリーに、「5、8、4という数字を覚えていてね」といい残した。その後研究室を出て、スコヴィルの秘書とコーヒーを飲んだ。二〇分後に戻ってヘンリーに訊いた。「数字はなにでしたか」「5、8、4」と彼は答えた。ミルナーは舌を巻いた。ヘンリーの記憶は思ったよりいいようだ。

「あら、すごいわ。いったい、どうやって覚えたの？」

「それはですね、5、8、4を足すと17になります」とヘンリーは答える。「二つに分けると9と8です。8を覚えます。次に、5——9は5と4に分けられるので——5、8、4です。簡単なもんです」

「なるほど、感心しました。私の名前を覚えていますか」

「いえ、すみません。ぼくは物覚えが悪くて」

「私はミルナー博士で、モントリオールから来ました」

「ああ、カナダのモントリオールですね？」とヘンリーは言った。「ぼくは一度カナダに行ったことがある。トロントです」

「そうですか。まだ数字は覚えていますか」

「数字？　数字ってなんの話ですか」

　数字を覚えるためにヘンリーが考え出した複雑な計算は、彼の頭の中から消え去っていた。注意を別の話題に向けたとたんに失われたのだ。数字を諳んじていたことを忘れているのは異常であるとはいえ、脳に障害のない人でも気が散ると情報を忘れてしまう。空港の例をもう一度考えてみよう。ゲートに向かっている途中で、テレビ画面に映っているニュースに気を取られたとすると、ビジネスマンはおそらく短期記憶に保持していたゲート番号を忘れるだろう。別のことに気を取られてもゲート番号を覚えていたとすれば、それは長期記憶の機能——ヘンリーに欠けている能力——を利用したから[11]だ。

ヘンリーは短期記憶と統制的処理過程の組み合わせに頼っていた。会話では尋ねられたばかりのことに答えられるので、彼は正常に見える。見るからに軽やかなやり取りを続け、なにかに注意を奪われない限り問題は起きない。名前や単語、数字を数秒なら覚えて、この情報を繰り返すことができるけれども、それは情報量が少なく、なにか別のことがこの情報を消し去ってしまわない場合に限られている。もし私がヘンリーと話している最中に、別の人が話しかけると、彼は私が言ったばかりの内容を忘れるのみならず、私が彼と話していたという事実も忘れてしまう。

一九七七年にMITに自分の研究室を開いてから、私と同僚たちは注意をそらすことの効果を、ヘンリーと別の四人の健忘症患者を対象に調べた。ヘンリー以外の四人の健忘症はヘンリーとは原因が違っていたが、いずれも長期記憶に重い障害があり、短期記憶にのみ頼っていた。私たちは彼らに、一九五八年にイギリスの心理学者、ジョン・ブラウンがはじめて導入した課題を実施した。すなわち、被験者が覚えたばかりの情報をどれくらい早く忘れるかを探るものだ。ヘンリーたちは、観察窓から子音ペアとそれに続く数字ペアを四分の三秒ほど見る。たとえば、VGとSZのあとに83と27が見える。ヘンリーたちは子音と数字を読むが、子音のみ覚えているよう指示される。だが数字を読むのに気を取られ、彼らは子音を頭の中で反復できない。この課題では、こうしてリハーサルを妨げることで、子音を思い出す指示があるまでの約五秒の遅延時間で、被験者がどれほどの量の情報を、どれほど早く忘れるかを測定する。ブラウンが当時に得た結果は、健常者が正しく覚えていられるのは子音のペア一つのみである、ということだった。リハーサルできない状況では、被験者は五秒以内に残りの情報――二番めの数字ペアを忘れてしまうのだ。[12]

一九五九年、心理学者のマーガレットとロイド・ピーターソンがブラウンの実験を改良し、遅延時間を変えて正答率の変化を調べた。彼らのブラウン実験では、検査者はＭＸＣのような三つの子音と、973のような三桁の数を提示した。実験の参加者は973, 970, 967, 964のように最初の数からどんどん3を引いていき（逆唱）、合図があったら三つの子音ＭＸＣを答えるよう指示された。合図は異なる時間――三秒、六秒、九秒、一二秒、一五秒、一八秒――ののちに与えられた。ピーターソンたちによれば、数字の逆唱で注意をそがれる時間が長引けば長引くほど、思い出せる子音の数は減った。一五秒と一八秒にわたって逆唱したあとでは、子音はほとんど一個も思い出せなかった。この研究によってわかったのは、なんらかの妨害があると、短期記憶は一五秒ももたない、ということである。[13]

一九八〇年代はじめ、わが研究室ではブラウン＝ピーターソン課題に変更を加え、ヘンリーの短期記憶がどれほど長く保持されるかを調べた。この実験は、陳述記憶――事象（出来事）や事実の長期記憶を保持する機構――を構成する過程を探り当てようとする、より大規模な研究の一環だった。ヘンリーと他の四人の健忘症患者が私たちのブラウン実験を行なったとき、彼らの成績は三秒、六秒、九秒の遅延時間では対照群の記憶障害のない健常者と比べて遜色はなかった。ところが、一五秒と三〇秒では、短期記憶が満杯になり、彼らの成績は対照群のそれを大きく下回った。この実験では、健常者はおよそ一五秒以上保持せねばならない情報を長期記憶から取り出せたが、健忘症の人にはそれはできない相談だった。[14] この研究は短期記憶がもつ限界の究明に役立った。

私たちが日常生活で記憶をどう使うかを研究するにつれ、短期記憶の理解もまたその複雑さの度合いを増していった。外界からの情報を取り入れるとき、私たちは多数の複雑な過程を脳内で行なっている。68×73を暗算するとき、私たちは計算し、答えを保存し、数字を組み合わせ、正確さを確認している。この作業は短期記憶に保存されている項目をただ反復するより労力を要する。つまり、それは頭脳労働なのである。「数字」や「掛け算」という抽象概念を利用し、その知識にもとづいて目前の問題に挑む。この種の過程は作動記憶（ワーキング・メモリー）と呼ばれる——短期記憶の作業拡張版、いわば認知行動が起きる脳内作業領域である。

作動記憶は短期記憶あるいは即時記憶とどう違うのだろうか。短期記憶は単純で、作動記憶は複雑だと考えるといい。作動記憶とは作業が活発に進行中の短期記憶なのだ。いずれも一時的であるが、短期の即時記憶は、短い遅延時間か遅延時間なしで少数の項目を再現する能力（たとえば、3、6、9と言う）であるのに対し、作動記憶は少量の情報を保存する一方でその情報を用いて複雑な作業をする（たとえば3×6×9の暗算をする）。私たちは短期記憶を使うときにはただ一定量の情報を反復しているだけだが、作動記憶を使うときにはその情報を確認しつつ必要な操作を行なうことができる。作動記憶は短期目標——長文解釈、問題解決、映画のあらすじを追う、会話を交わす、野球の試合運びを覚える——を果たすために必要な認知過程や神経過程を組織化する。

作動記憶の概念がはじめて導入されたのは一九六〇年だが、作動記憶にかんする論文が神経心理学の文献に掲載されるようになったのは一九八〇年代だった。しかしミルナーは一九六二年にヘンリーを対象に問題解決検査を行なっており、この検査が彼の問題解決能力だけでなく、作動記憶容量をも測定していたことに私たちはあとになって気づいた。ミルナーは四枚のカードをテーブルの上に横に並べ、ヘンリーに言った。「これがあなたのキーカードです」。一枚めのカードには赤の三角形が一つ、二枚めのカードには緑の星形が二つ、三枚めのカードには黄色の十字形が三つ、四枚めのカードには青の円が四つ描かれていた。そこでヘンリーに一二八枚のカードを手に取り、それぞれのカードをこれらのキーカードのどれでも好きなものの前に置くように指示した。ヘンリーがカードを一枚置くたびに、ミルナーは「正解」または「不正解」と言い、彼はその情報を利用して可能な限り多くの正しい選択をするよう求められた。彼がカードを分類しはじめ、ミルナーは最初は彼がカードを色で分類すると「正解」、形か数で分類すると「不正解」と言った。一〇回正解したら、彼女は分類法を変えたが、ヘンリーにはそのことを知らせなかった。今度はヘンリーがカードを形で分類すると「正解」と言った。彼女はさらに分類基準を数に変えた。ヘンリーの成績は良好で、ほとんど間違いをしなかった。彼は作動記憶を活用していたのだ。カードをテーブルの上に置き、ミルナーの答えを聞き、それに応じて次のカードをどこに置くかを決めるにあたって、彼は正しい分類法に注意を向けねばならなかった。けれども優秀な成績を収めたとはいえ、彼は自分が分類戦略——ミルナーが与えてくれた手がかりに応じて、まず色を一致させ、次に形を一致させ、最後に数を一致させた——を変えていたことを検査後に記憶してはいなかった[15]。

このカード分類課題によって、ヘンリーにできること、できないことがさらに明確になった。ミルナーが「正解」と答える限りそのときの分類法を続け、「不正解」と答えたら別の分類法に切り換えたヘンリーの能力は、彼が長い検査をとおして注意を傾け、異なる形や色を判別し、柔軟に考えて答える能力の持ち主であることを実証している。こうした計算はすべて長期記憶に頼ることなくオンラインで行なわれたのだ。検査終了後、ヘンリーがいま終えたばかりの検査全体を振り返ったとき、彼にはなにが起きたのかわからなかった。それを思い出すのに不可欠な長期記憶痕跡はどこにも見つからなかったからである。

ちょうどそのころ、ミルナーはある患者を対象にこのカード分類課題を行なう機会を得た。てんかんを抑制するため、ペンフィールドがこの患者の前頭葉の前部三分の一を両側とも除去していた。この男性は、ミルナーがいくら「不正解」と繰り返しても、一二八枚のカードをみな形を基準に分類した。何度でも同じことを繰り返す固執行動の極端な例である。この男性と左右いずれかの前頭葉を除去された大勢の他の患者を検査した結果、ミルナーは分類作業に欠かせない柔軟な計画立案と思考には前頭葉の正常な機能が前提になることを明確に示した。これらの発見にもとづき、私たちはヘンリーの前頭葉機能はきわめて優れていると自信をもって言うことができる。(16)

一九九〇年代、わが研究室ではヘンリーの作動記憶の評価に力を注いだ。彼は正常な短期貯蔵庫に保存された項目を確認し操作できることから、彼の作動記憶容量は正常であろうと予測していた。ところが、作動記憶検査は二つの点においてヘンリーにとって難しかった。ある課題では、彼は検査の速度に合わせて手早く答えることを要求された結果、ときには正しい答えにたどり着いて答えるのが間に合わなかった。もう一つ別の課題では、確認して操作すべき刺激の数が彼の即時記憶の容量を超えてしまい、彼にはすでに使えない長期記憶が必要となった。

時間に制約のある課題としては、刺激としてコンピュータ画面に二秒に一つ提示される色パッチ

(たとえば、赤、緑、青)を用いる、N‐バック検査がある。私たちは一つ前の色と同じ色が現われたらあるボタンを押し、違う色だったら別のボタンを押すようヘンリーに指示した。このような試行を多数終えたあとで、課題はより難しくなる。今度は、二つ前(あいだに別の刺激が挿入された)と同じ色が現われたらボタンを押し、違っていたら別のボタンを押さねばならない。

色を用いるN‐バック検査では、ヘンリーの検査結果は良好で、三つの主要な認知過程——情報の保持(画面に現われた色をオンラインで覚えなければならない)、情報の更新(オンラインで覚える色を次々と変えねばならない)、応答阻害(色の一致は不一致より起きる頻度が少ないので、つい機械的に不一致のボタンを押しそうになるのをこらえねばならない)に問題がないことを示していた。刺激が色の場合は、二秒という時間の制約は彼にとって不利にはたらかなかった。

その後、色に代わって六個の空間的な位置と六個の無意味な形を用いて、同じような二種のN‐バック検査を行なった。これらの新しい刺激では、ヘンリーの成績は当て推量の域を出なかった。彼にとって空間的な位置と無意味な形を作動記憶に保持するのはことのほか難しく、おそらくそれは二秒という短い時間で刺激を言葉に変え、正しい答えを告げなければならなかったためと思われる。言語で表現しづらい刺激と、早く答えねばならないという時間的制約の課題では、ヘンリーは優秀な成績を収められなかった。

自己順序付け選択という別の検査では、自分の一連の答えを計画し記憶するヘンリーの能力が測定された。コンピュータ画面に六個のデザイン画像を、上欄に三個、下欄に三個、格子状に並べて表示する。ヘンリーにはそのうち一つを選ぶよう指示する。その後、画面に六個の同じデザイン画像を表示するが、今回はさっきと位置を変える。今度は、彼は前回と違うデザイン画像を選ばねばならない。四回続いた試行で、六個のデザイン画像が毎回位置を変えて表示され、ヘンリーは毎回それまで選んでいないデザイン画像を選ぶことを求められた。ヘンリーはこの検査を三回連続して受け、結果は対照者と同程度だった。次の検査でデザイン画像数を八と一二に増やすと、ヘンリーは対照者より間違いを頻繁に犯した。彼の間違いはあとのほうの試行で起きたことから、彼はそれまでの試行経験をたえず頭の中で振り返るという妨害に苦しんでいたのかもしれない。さらに、八個と一二個の項目を覚えることで即時記憶の疲弊を招いたにもかかわらず、頼るべき長期陳述記憶ももたなかった。

作動記録課題ではヘンリーはかならずしも芳しくはない成績を示したとはいえ、このことから、作動記録にヘンリーの失った正常な海馬が必要だという結論は得られない。彼は素早く答えることが必要だったり、長期記憶を要求したりする検査に足元をすくわれただけなのだ。刺激項目の数や複雑さをオンラインで保持するのに即時記憶の容量が足りなくとも、陳述記憶とその機能を担う内側側頭葉回路が高成績を可能にしてくれる。しかし、ヘンリーその他の健忘症患者ではこれらの回路が機能せず、彼らは高度な作動記憶検査に高成績を出すことができない。二〇一二年、カリフォルニア大学サンディエゴ校の記憶研究者たちが、神経科学の文献に掲載されたこのテーマにかんする九〇篇の論文を検討し、同様の結論に達している。課題の要求が作動記憶の容量を超える場合には、長期の陳述記憶によって良好な成績が維持されるというのである[17]。

作動記憶研究は多岐にわたる研究分野となり、このテーマにかかわる科学論文は二万七〇〇〇篇にもおよんでいる。あまたの研究室で現在進行中の研究は、作動記憶過程とその神経回路を詳細に分析し、動物とヒトにおける脳と行動の相関を確立しようとしている。作動記憶は多数の認知過程――注意、衝動抑制、保存、監視、順序付け、情報操作――に依存するため、多数の脳回路を同時に使う。したがって、作動記憶は神経条件の影響をいたって受けやすく、注意障害・多動症、自閉症、アルツハイマー病、パーキンソン病、後天性免疫不全症候群（ＨＩＶ）、脳卒中などの患者、あるいは健常な高齢者にすら作動記憶障害がよく見られる。こうした人びとはときおり作動記憶がはたらかなくなって目的を果たせなくなるが、それは高度な精神労働が健全な脳を必要とするからであり、ほんのわずかな異常ですら機能低下につながるからである。

作動記憶の概念は、神経科学の研究室ではなく、応用数学の分野で産声を上げた。一九四八年、当時もっとも優れたアメリカ人数学者との呼び声の高かったノーバート・ウィーナーは、脳は計算する機械に似ていると主張した。この洞察にもとづき、彼は人間と機械における制御過程を研究するサイバネティックスという新分野を確立した。[18]

人間の脳を情報処理装置に見立てる考え方は、神経科学分野に多大な影響をおよぼした。一例を挙げれば、スタンフォード大学高等行動科学センター所属の、数学に造詣の深い三人の科学者、ジョージ・Ａ・ミラー、ユージーン・ギャランター、カール・Ｈ・プリブラムに影響を与え、この三人は一九六〇年の共著『プランと行動の構造――心理サイバネティックス序説』においてサイバネティックスと心理学の融合を図った。この先駆的な著書で彼らは、行動は包括的な「計画《プラン》」に従うと主張した。彼らは脳をコンピュータに、心をコンピュータプログラム、つまり、計画になぞらえることができるという画期的な主張をした[19]。

『プランと行動の構造』が作動記憶という用語を導入すると、この概念はたちまち認知科学や認知神経科学における活発な研究分野となった。複雑な目的を達成する能力が私たちに備わっていると主張したことから、この広範な研究分野が取り扱う内容は記憶形成の範囲を越えた。彼らは次のように述べた。「コンピュータプログラムのような『特定の目標を掲げた計画』がどこかに保存されており、そこから取り出されて実行される。その特定の場所は紙の上かもしれない。あるいは脳の前頭葉かもしれない（誰にもわからない）。したがって、特定の機構を具体的に挙げることはしないが、私たちが計画実行のために利用する記憶を高速アクセス可能な『作動記憶』と呼ぼうと思う」。ミルナーがヘンリーを対象に行なったカード分類研究によって示したように、三人の著者が指摘した作動記憶の特性も、それが脳の前頭葉にあるという彼らの推測も正しかった。ヘンリーがカード分類課題を行なったときのように計画を構築し実行するために、頭の中に多くの情報を保持する前頭前野が欠かせないことを現在の私たちは知っている。

その後の一〇年間で、心理学者や神経科学者が関連の認知過程や神経過程の探究に励み、作動記憶にかかわる研究は急増した。一九六八年、心理学者のリチャード・アトキンソンとリチャード・シフリンが、共著『人間の記憶――システム案とその制御過程（*Human Memory: A Proposed System and Its Control Processes*）』において人間の記憶の詳細なモデルを記述しているが、この本は人間の記憶にかかわる文献ではいまだにもっとも引用されることの多い一冊である。彼らは記憶というシステムが感覚登録器、短期貯蔵庫、長期貯蔵庫の三段構えになっていると考えた。感覚登録器は、五感からの情報が最初に入ってくる場所である。情報はそこで一秒足らずとどまり、その後消えてしまう。アトキンソンとシフリンが採用する単一過程モデルでは、短期貯蔵庫が作動記憶であり、感覚登録器から入ってくる情報と、長期記憶に保存された情報を受け取る。情報は、短期記憶から長期記憶（どちらかと言えば永続的な貯蔵庫）へと連続して移行する。[20]

　アトキンソン＝シフリンの単一過程モデルは影響力があったとはいえ、長期記憶の形成メカニズムを十分に説明することはできなかった。仮にこのモデルが正しいのなら、ヘンリーが健忘症にかかっているはずがなかった。短期記憶の情報は長期記憶に自動的に移行するからである。しかし、そうならなかったのは明白だった――ヘンリーの脳は短期処理メカニズムから長期処理メカニズムへと情報を変換することができなかった。とはいえ、短期貯蔵庫を統制的処理過程の起きる作動記憶と定義した点において、アトキンソンとシフリンのモデルは注目に値した。統制的処理過程は人によって異なる。私たちはそれぞれに注目する対象を決め、情報を短期貯蔵庫にとどめようと反復し、音楽専攻の学生なら高音部の音符――ＥＧＢＤＦを覚えるために *Every Good Boy Deserves Fudge*（良い子にファッジ）と記憶する。アトキンソン＝シフリン・モデルは、作動記憶にある情報の処理形態を理解しようという試みにつながった。

　一九七四年には心理学者のアラン・バデリーと同僚のグラハム・Ｊ・ヒッチが、作動記憶は単一過程ではないと主張した。彼らは作動記憶が三つのサブシステム、すなわち、全体を統制する中央実行系と、実際の作業をこなす二つのスレーブシステム（一方が視覚情報に、他方が言語情報に特化する）から成ると提唱した。このモデル誕生をきっかけに、各サブシステムの作動原理、移行過程と長期記憶の相互作用、作動記憶課題の実行を担う脳領域などを探る実験が爆発的に増えた。科学者はあらゆる年齢の健常者、双子、バイリンガルの人、閉経期の女性、先天的に目の不自由な人、喫煙者、不眠症の人、ストレス下にある人、その他さまざまな神経疾患や精神疾患をもつ人などを対象に作動記憶の実験を行なった。こうした実験は広範な影響力をもち、教育、治療評価、トレーニング・プログラムとその有用性、精神疾患の評価などに多大な影響を与えた。(21)

しかしながら、専用の保存領域――視覚用、聴覚用、特定の事象用――に依存するバデリーのモデルは、最近になってより動的なシステムの概念に取って代わられた。現在では、作動記憶過程は長期貯蔵庫と相互に作用すると考えられている。この見方によれば、作動記憶の情報は側頭葉、頭頂葉、後頭葉内の複数領域――その情報を最初に知覚した脳領域と同じ――における活発な処理によって保存される。ということは、私たちが名前を聞いたり、顔を見たり、風景を楽しんだりしたときに機能する回路は、私たちがあとでその名前や顔、風景を思い出すときに活性化する回路と同じであるということになる。ある特定の時点における作動記憶過程を担うネットワークは、私たちの作動記憶の内容と、私たちが達成しようとする目的に依存するのだ。

二一世紀の作動記憶モデルは、短期記憶と長期記憶のあいだの相互作用を強調する。認知神経科学者のブラッドリー・ポストル、マーク・デスポジト、ジョン・ジョニデスは、異なる時点における特定の情報――脳に入ってきたばかりの情景、音、匂い、味、皮膚や身体感覚、そしてこれらの入力に関連した長期記憶の内容――を、作動記憶が統合するとそれぞれ主張した。たとえば、作動記憶を必要とする36×36の暗算をするには、私たちは数や掛け算にかんする保存知識にアクセスしなければならない。この三人の研究者は、作動記憶は多数の脳領域が提携することで生まれる創発現象だと考えている。脳はある課題から別の課題にきわめて柔軟に切り替えながら、マルチタスキングによって異なる種類の情報を同時に処理することができるのだ[22]。

レストランで、「本日のスペシャル」のリストを説明するウェイターに耳を傾ける女性を考えてみよう。リストを作動記憶に置いたまま、彼女は長期記憶に保存された知識を参考にして、メニューを検討している。メニューをあれこれ変えながら、〝太刀魚は水銀を含むからだめだし、フライドチキンは脂肪が多いわね。でもベジタリアン・パスタは以前私が好きだったパスタに似ている〟と考える。彼女はパスタを注文する。この決断は素早く下されたものの、それは彼女が異なる種類の情報を確認し操作できるように、ネットワークをなす脳内の各領域が互いに提携した結果だ。

脳はこの驚くほど複雑な作業をどのようにして達成するのだろう。二〇〇一年、神経科学者のアール・K・ミラーとジョナサン・コーエンは、前頭前野が思考と行動の協調を図ることで、私たちは夕食の注文などの内的目標を達成できると主張した。作動記憶を機能させる前頭前野内神経回路のはたらきで、先のレストランの女性は聞いたばかりの言葉を保持し、食べ物の見た目や味を経験し、最近の食事の記憶を思い起こし、食べ物にかかわる自分の知識と意見を検討することができる。つまるところ、彼女が下した決断は自分の経験を意思決定に利用したトップダウン処理だったのだ[23]。

私たちは、多種多様な感覚情報の影響をトップダウン過程によって変調する。この計算には、一連の行動、目標管理、反射行動的な過程（台所でネズミに出くわしたときの反応など）の調整と確認、強力な習慣的行動の抑制、選択的な注意、不要な感覚入力の抑制などが含まれており、そのおかげで私たちは目標とその達成法の内部表象を生成することができる。脳の前方にある前頭前野は、脳の後方の経路や大脳皮質下の領域（これらの経路や領域は問題解決や意思決定に不可欠である）における情報の流れを司る。前頭前野の満たすべき要件があるとすれば、その一つが柔軟性――体の内外の環境変化に適応して新たな目標とその手続きを考え出すこと――にほかならない[24]。

ヘンリーの作動記憶は、ビンゴをしたり、文章を話したり、簡単な暗算をしたりするには十分役に立った。けれども、オンライン思考をほんの少し前の記憶と統合することはできなかった。レストランで料理を注文するとき、彼は手術前の自分の好みに応じて選択できたが、前日なにを食べたか、体重管理のために低カロリーのメニューを選ばなければならないか、塩分摂取を調整する必要があるか否かを考慮することができなかった。ヘンリーはそうした情報処理をはじめとする、多くの面で介護者に頼っていた。彼の日常生活には多くの制限がつきまとったが、それは人として生きるのに必要な長期記憶容量が彼にはなかったからだ。

では、短期記憶のみで生きていくのはどんな感じなのだろう。ヘンリーの経験が悲劇であることを否定する人はいないだろうが、彼はつらそうに振る舞うことはほとんどなく、いつまでも途方に暮れたり怖がったりもしなかった――むしろまったく逆だった。彼はつねにその一瞬一瞬を生き、日常の出来事を満喫した。手術後にはじめて会った人は永久に見知らぬ人だったが、どの人に対しても寛容と信頼の精神で接した。彼は温厚で愛想がよく、高校のクラスメイトが知る、礼儀正しく物静かな人物のままだった。ヘンリーは私たちの質問に辛抱強く答え、怒ったり、なんでそんなことを訊くのかと訊き返したりすることは稀だった。彼は自分が他人に頼らねば生きていけないことを知っており、誰の手助けでも喜んで受け入れた。一九六六年、四〇歳のとき、ヘンリーはＭＩＴ臨床研究センターをはじめて訪れた。荷物をまとめてくれたのは誰かと尋ねると、彼はこう答えたきりだった。「母だと思います。こういうことはいつも母がしてくれるから」

私たちは時間というものに縛られて生きており、ときたまそれが重荷になることもあるが、ヘンリーはそうしたものとは無縁だった。私たちの生存には長期記憶が欠かせないが、それはまた妨げにもなる。恥ずかしい思いをした瞬間、失った恋人を思うときの心の痛み、失敗、トラウマ、問題を忘れさせてくれないのだ。記憶の痕跡は重い鎖にも似て、私たちを自らつくり上げた殻に閉じ込めてしまう。

さらに、私たちは記憶に埋もれて生きるあまり、ときに現在に生きることを忘れてしまう。仏教や、あるいは他の哲学思想によれば、私たちが経験する苦しみの多くは自分でつくり出したものであり、とりわけ過去や未来に生きることから生じる。私たちは過去の瞬間や出来事を再現し、未来を思い描いたりして、自分で思い描いた未来の情動や不安にどっぷりと浸かっている。私たちの思考や感情は、現在の現実とはまったくかかわりのないこともしばしばだ。瞑想するとき、私たちは自分の呼吸や特定の身体部位に注目したり、マントラ――いまこの瞬間にとどまることを可能にし、雑念や想念に捕らわれないようにしてくれるものは、なんであれマントラだ――を唱えたりする。瞑想は時間と新たな関係を築き、現在のことだけを考え、記憶の重荷から解放されるための手段である。熱心な瞑想者は現在に生きる――これこそヘンリーの置かれた状況なのだ――修練を長年にわたって積む。

日常生活で直面する不安や苦しみの多くが、長期記憶や、未来の心配や予期から生じるものであることを考えると、ヘンリーが人生の大半をほとんどストレスに煩わされずに生きた理由も見えてくる。彼は過去の思い出にも、未来への思い入れにも邪魔されずに生きた。長期記憶をもたずに生きるのは恐怖以外の何者でもないが、つねにいま現在を見据え、三〇秒という短く単純な世界に生きることがいかに開放感に満ちているか、私たちは心のどこかで知っている。

第5章　思い出はかくのごとく

私たちはヘンリー研究を、焦点を二つに絞って行なっていた。一方の研究は脳イメージングのツールを用いて彼の手術痕を探り、除去された領域、残存する領域を見きわめようとするものだった。神経科学者が画然と分かれた脳領域の機能を特定の行動に関連づけようとする場合、こうしたレベルの詳細な情報がぜひとも必要になる。他方の研究は、ヘンリーの記憶その他の知的機能を認知検査によって評価しようとするものだ。ミルナーが一九五五年に行なった検査によって、彼の知能指数が平均を上回ることはわかっていた。それでも私たちは、複雑な思考がもつ他の側面を把握しておきたいと考えた。また、彼の知覚能力を評価することは、彼が外界から正しい情報を受け取っているか否かを知るために不可欠だった。

記憶形成というプロセスは私たちの感覚器官の中に、さまざまな要素がからみあうかたちの根っこをおろしている。いまこの瞬間の環境に注目すると、私たちは眼や耳、鼻、口、皮膚をとおして異なる情報を同時に受け取っている。光景や音、匂い、味、触感などを知覚しているのだ。これらの多様な情報は無意識的に異なる経路を伝って大脳皮質にたどり着き、そこでそれぞれの感覚様相《モダリティ》に特化した部位によって処理される。情報はさらに海馬にも伝わり、ここで種々の感覚が組み合わされて記憶形成が始まる。記憶を形成するうえでは、海馬と大脳皮質全体に分散した諸領域（感覚情報を最初に知覚した領域）とのあいだで相互に連絡を取りあう必要がある。この相互作用において、海馬はさまざまな皮質部位から受け取った成分を組織化し、これらの成分がばらばらではなく全体的な記憶として取り出せるようにする。こうして、これらの痕跡が私たちの経験の豊かな表象となる。

記憶の形成は感覚器官から入ってくる情報がいかに正確であるかに大きく依存しているため、ヘンリーの感覚機能が正常であることを知る必要があった。もし顔写真を正常に知覚できないのだとしたら、どうしてそれを覚えていられるだろうか。他の感覚にしても同様だった。したがって私たちは、ヘンリーの感覚能力を評価することが第一と考え、一九六〇年代から八〇年代にかけてときおり実験した。得られた証拠を眺めてみると、彼の物覚えの悪さが視覚、聴覚、触覚の知覚障害の副作用とはとても思えなかった。

ヘンリーの記憶は消えた一方で知能は正常なままであるということは、新しい記憶を形成する能力が全体的な知能と別物であることを示している。彼の明敏さが少しも損なわれていないことを異論の余地なく示すため、私たちは問題解決、空間識、推論などヘンリーの高次の知的機能を調べる実験を多数行なった。なによりありがたかったのは、ヘンリーが検査を楽しんでくれたことであり、彼がとても注意深く協力的な実験参加者であることだった。長期にわたった研究が実証した彼の認知能力の強みと弱みは、彼の健忘症と、残された能力との範囲を確定する一助となった。悲劇的な記憶障害を可能な限り補おうと、ヘンリーは多くの異なる能力を利用していた。

ヘンリーの研究を始めたとき、私と同僚たちはヘンリーの脳がスコヴィルの手術によって受けた損傷の度合いを正確には知らなかった。情報源は摘出部分についてのスコヴィルの説明のみであり、それもただの臆測にすぎなかった。それからの五〇年、新しいテクノロジーがしだいに出現し、ヘンリーの脳損傷をどんどん仔細に調べることが可能になっていった。[1]

手術以前にヘンリーの脳に異常はなかったことを、私たちは一九四六年の気脳図から知っていた。けれども、手術後の脳の正確な画像を得るには半世紀近くかかった。脳イメージング技術は一九七〇年代に長足の進歩を遂げたが、これはX線と高速コンピュータを用いて脳の横断面（スライス）の画像を取得するコンピュータ断層撮影法（ＣＴ）が発明されたおかげだった。ＣＴを使用すれば、医師や研究者は周辺構造からの干渉を排しつつ、脳構造の断面を一つずつ調べることができる。

一九七七年八月、私はマサチューセッツ総合病院神経外科の同僚にヘンリーの脳のＣＴ検査を依頼した。この放射線技師はヘンリーの脳の左右両側の側頭葉に手術用クリップが残されているのを確認した。クリップは出血予防のために意図的に残されたものだった。どちらの側頭葉にもわずかながら萎縮が見られ、シルヴィウス槽——側頭葉と前頭葉のあいだにある空間であり、脳脊髄液が満たされている——が両側ともわずかに膨張していて、これも萎縮の兆候だった。ヘンリーの小脳にもやはり萎縮が見られた。画像からは、脳腫瘍その他の異常は認められなかった。ＣＴ検査で確認できたのは、左右両側頭葉の深部組織が除去されていることのみで、どの構造がどの程度除去されたかは正確にはつかめなかった。

一九七〇年代なかばまでには、動物やヒトの検査で得られた大量の証拠によって、短期記憶から長期記憶への変換に海馬が不可欠であると科学者は確信していた。それでも私たちは、ヘンリーの健忘症の直接の原因が海馬であるという証拠を必要としていた。一九八四年に再度行なわれたCT検査は、一九七七年の結果を追認しただけだった。これらの検査は彼の脳内空隙を示すのみで、除去されずに残っている構造を見せてはくれなかったため、私たちはより優秀なツールをどうしても必要としていた。

一九九〇年代はじめ、一九七〇年に発明された核磁気共鳴画像法（MRI）の発達のおかげで、私たちはようやくヘンリーの脳が被った損傷の全容を知ることができた。一九八〇年代はじめには商用スキャナが登場し、八〇年代末までにはMRIはイメージング手法の主流となっていた。MRIは、それぞれの脳領域を周辺領域と区別できる点においてCTより優れている。またCTと同じように横断面の画像を取得するが、放射線の代わりに電波と強力な磁石を使って組織の精細な画像を得る。磁場によって水素原子がある一定の方向に整列し、電波が体内の水素陽子に反射されて信号が得られる。異なる種類の組織からは異なる信号が得られ、コンピュータがそれからモノクロ画像を生成する。(2)

MRI検査を使えば、ヘンリーの頭皮と頭蓋骨をとおして彼の脳を眺めることができる。この新手法によって、私たちは細かな脳構造を識別することができ、CT検査より損傷を正確に把握することができた。MRIが登場する前なら、脳内構造を詳細に見るには外科手術か解剖時に直接観察するほかに方法はなかった。一九九二年、ヘンリーの最初のMRI検査がボストンのブリガム・アンド・ウイメンズ病院で行なわれたが、これは彼の脳を何十年にわたって研究してきた私たちすべてにとって

心躍る瞬間だった。私たちは、世界中でおそらくもっとも研究されている脳の鮮明な画像を目にしていたのである。(3)

ヘンリーの脳は六六歳の男性のものとしてはほぼ正常に見えたが、例外は運動制御を司《つかさど》る小脳——脳幹近くにある溝付きの球状構造——だった。一九六〇年代なら、私たちはこの損傷を神経科学検査でわかった異常から推測するしかなかったが、MRI画像ではしぼんだ小脳を囲む通常より容積の大きな空間に脳脊髄液がたまっているのが見えた。私たちはヘンリーの小脳が異常であることは知っていたものの、萎縮のひどさに衝撃を受けた。この損傷は薬物による神経細胞死が招いた結果だった。ヘンリーはてんかん発作を抑えるために長年「ダイランチン」を服用しており、これはこの薬によって耳鳴りが起きるまで続いた。一九八四年、彼の主治医たちはダイランチンを別の抗てんかん薬に変えたものの、耳鳴りは治らなかった。ダイランチンは、ほかにも永続的な障害——四肢の感覚消失、体のバランスや運動の問題——を引き起こしていた。ヘンリーはある場所から別の場所にゆっくりと不安定な足取りで移動した。歩くとき両足の間隔が開きすぎて、安定した歩き方ができない——彼のMRI画像に見られた衝撃的な小脳の萎縮が引き起こした症状だった。

側頭葉内部のスキャンでは、四〇年前の手術によって取り返しのつかない欠失が生じた——ヘンリーの脳の中央に二つのほぼ対称的な間隙があった——が生じたことがわかった。各海馬の前半分、そして海馬との連絡領域である嗅内皮質《きゆうない》、嗅周皮質、海馬傍皮質は影も形も見えなかった。さらに情動を司る、アーモンド形の扁桃体も大半が除去されていた。それでもヘンリーの除去された脳組織は、全体でも前方から後方に向けて五センチメートルをほんのわずかに超えた程度で、スコヴィルが推測

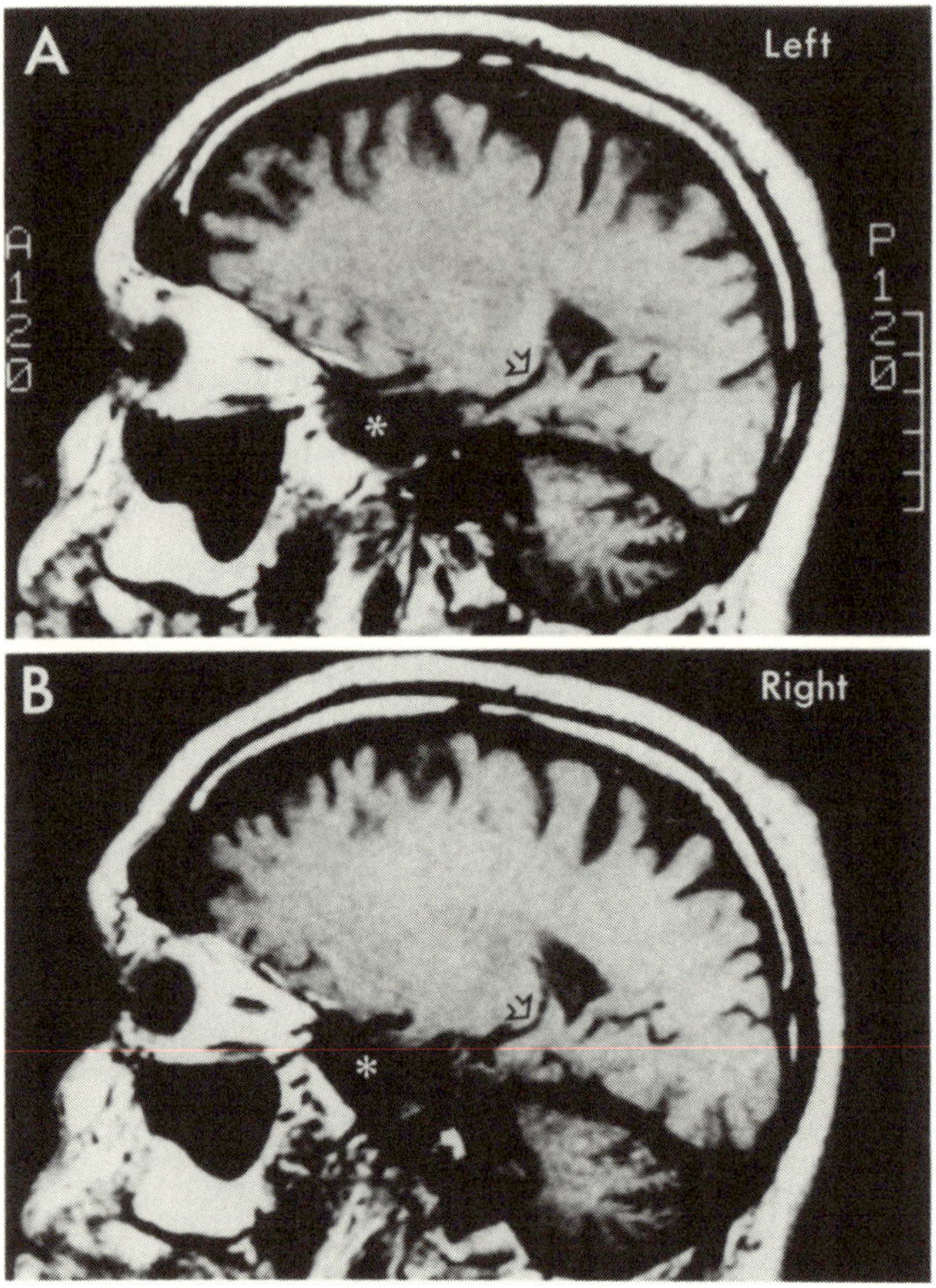

左

右

7. ヘンリーの頭部MRI画像。1992年に得られたこれらのMRI画像は、彼の脳の両側における損傷を示している。内側側頭葉構造が除去されたあとの空隙をアステリスクで、海馬体の残された部分を白抜き矢印で示す。各側で海馬体がおよそ2センチメートル残っているのがわかる。小脳の各葉のあいだに広がる大きな空間は、小脳変性がかなり進行している証拠である。

した八センチメートルよりかなり小規模だった。左右の脳半球の中に、海馬はいずれも二センチメートル程度残っていたものの、この残った組織は役に立たなかった。そこに情報を伝える経路が破壊されていたからである（図７）。

ＭＲＩ検査セッションでは、ヘンリーはいつものように穏やかな被験者でいてくれた。スキャナの中で閉所恐怖症になることもなく、私たちは終了後にサンドウィッチと紅茶、そして彼の好物のプリンかパイのランチを振る舞った。ヘンリーは健啖家で、年を取るにつれて腹がでっぷりと突き出てきたため、ＭＲＩのトンネルのような円筒形のスキャナに入れるかどうか心配なほどだった。ヘンリーがスキャナから出てくると、イメージングセンターの同僚たちはいつでも彼と話したがるので、周りにちょっとしたヘンリー・ファンの人だかりができることもしばしばだった。けれども、彼はなぜ自分の周りに人が集まるのか聞こうともせず、まるでなにも心配していないかのようだった。

一九九三年と二〇〇二年から二〇〇四年にかけて、私たちはヘンリーのさらなるＭＲＩ解析を行なった。そのころまでには、ＭＲＩ解析技術は向上し、除去された組織、残存する組織の量をより正確に測定できるようになっていた。ヘンリーの脳損傷の詳細を明確に確定できたなら、彼の障害を損傷領域と結びつけ、彼の良好な成績を除去されなかった領域と結びつけるという胸躍る機会に恵まれる。ＭＲＩ検査で得られた証拠は、ヘンリーの脳から除去された内側側頭葉構造《ないそく》が、長期陳述記憶、すなわち、事実や出来事の意識的な検索に必須であることを強く示唆していた。ヘンリーの記憶は重い障害を負っていて、それは検査の方式（自由再生検査、手がかり再生検査、yes-no 再認検査、多肢選択再認検査、学習成果が定められた基準をクリアするかどうかなど）、刺激項目（単語、数字、段落、疑似語、顔、形、クリック音、トーン音、楽曲、音声、迷路、公的事象、私的事象）、情報を提示する感覚様相（視覚、聴覚、体性感覚、嗅覚）によって変わることはなかった。彼の障害は重いばかりか、広範囲におよんでもいた。術後の彼の暮らしを特徴づけた前向性健忘症とは、要するに、エピソード知識（ある時点と場所で起きた出来事の記憶）と意味知識（外界にかんする一般的知識で新しい単語の意味を含む）を獲得できない状態である。

ＭＲＩ検査では、海馬以外にも、両側の内側側頭葉組織の一部――海馬傍回の後部（嗅周皮質と海馬傍皮質）――が除去されずに残されているという重要な知見が得られた。この切除されずに残った皮質は、サルの研究によって記憶に重要な役割を果たすことが知られており、ヘンリーが本来覚えているはずのないことを意識的に覚えて、ときたま私たちを驚かすことがあったのは、この部位のはたらきのおかげではないかと私たちは考えた。彼は手術後に引っ越した家の間取り図を描き、一度見た《コンプレックス・マガジン》誌のカラー写真を最長で六カ月後にそれと再認し、手術後に有名になった何人かのセレブにかんする細かな事実を指摘したことがある。嗅周皮質と海馬傍皮質が他の皮質領域から情報を受け取って保存するのであって、この情報がこれらの記憶をつくるのに使われたようだった。動物とヒトの実験で得られた証拠によれば、個々の内側側頭葉構造は独立してはたらき、特定の皮質処理ストリームとのやり取りによって活動を柔軟に調整することができる。これらの皮質メカニズムのおかげで、ヘンリーは日常生活において外界にかかわる保存情報をときおりわずかながら取り出すことができたのだった。

ＭＲＩ画像によれば、ヘンリーの脳の大脳皮質が両側とも広範囲にわたって正常であることもわかった。このため、彼の皮質機能――短期記憶、言語能力、知覚能力、推論――は無傷で残ったのである。さらに、ヘンリーの健全な大脳皮質回路と皮質下領域は、技能や習慣など、無意識に学習される数種の非陳述記憶を司るものだった。ヘンリーの症例は、これらの能力が海馬とかかわりがないことを示していた。

マギル大学で博士課程を修了した私は、一九六四年にＭＩＴにやって来た。私はそのころ心理学部と呼ばれた学部の博士研究員《リサーチ・サイエンティスト》となった。成長著しいこの学部は、神経解剖学から心理言語学まで広範な分野の科学者たちが集う、活気に満ちた場所であり、刺激的で自由な雰囲気をもっていた。学部長のハンス＝ルーカス・トイバーはドイツ系移民で、脳研究の大家と目されていた。ＭＩＴにおける私の仕事は、神経疾患患者のための研究室新設だった。当時の患者には、第二次世界大戦や朝鮮戦争に出征して頭部に損傷を負った退役軍人や、マサチューセッツ総合病院で精神外科手術を受けた患者などがいた。これらの患者を研究するにあたり、彼らの認知および運動機能を幅広く検討した結果、私の専門知識は触覚に焦点を当てた博士号研究の範囲に収まり切らなくなった。つねづね記憶に格別な興味を抱いていた私は、一九七〇年代末にはアルツハイマー病その他の神経変性疾患の患者を対象とした研究に着手した。一九八〇年代になると、私と同僚たちは老化研究の対象を健常な男女の脳内変化と関連する行動にまで広げた。その間《かん》、自前の研究室をもつに至っていた私は他のタイプの患者と平行してヘンリーも徹底的に研究しつづけた。

これらすべての検査を統括したＭＩＴ臨床研究センターは、ヒトの疾患にかかわる学術的研究を目的とし、連邦政府の資金提供を受ける研究機関を立ち上げる試みの一環として、一九六四年に設立された。ジョン・F・ケネディ政権とリンドン・B・ジョンソン政権の時代に、医療に果たす連邦政府の役割が拡大した結果、生物医学研究がその恩恵に与《あずか》った。アメリカ国立衛生研究所（NIH）による資金提供を受け、各地に同様の臨床研究センターが設立され、これらのセンターが疾患の臨床研究における科学技術応用に一役買った。私たちのMIT臨床研究センターはベッド数が一〇という小規模なもので、MITキャンパス内の地味な煉瓦造りの建物の一フロアにあった。患者用の宿泊施設も整備され、患者が同じフロアにある検査室に楽に移動できるよう配慮されていた。

MIT臨床研究センターはヘンリーにとって第二の家となった。私たちの研究室を訪れるセンターのスタッフや多くの研究員は彼の家族同然となった。ヘンリーは一九六六年から二〇〇〇年のあいだに五五回にわたってセンターに滞在した。トレーニングに連続して数日かかるような学習課題を多数行なう場合には、ヘンリーは三週間あるいは一カ月滞在することもあった。

ヘンリーは自宅とセンター間を自動車で往復し、私かMITの研究員が運転した。運転者以外にもう一人かならず付き添い、ヘンリーがてんかん発作を起こしたり、不測の事態が起きたりしたときに備えた。この二時間の移動中、彼はいつも車窓に映る風景を眺めて時を過ごし、ときにはビルボードの写真を見て独り言をつぶやくこともあったが、同じところで同じものを見て、同じ独り言が毎回口にされたのだった。

ウェルズリー・カレッジの共同研究者ハワード・アイケンバウムが記憶している、一九八〇年にヘンリーを〈ビックフォード・ヘルス・ケア・センター〉という療養施設まで迎えにいき、MIT臨床研究センターに連れてきたときのこんな出来事がある。アイケンバウムは往路でランチにマクドナルドに寄り、コーヒーカップをもって車に戻った。〈ビックフォード〉に着いて中に入り、スタッフと話してから、ヘンリーを外に連れ出して車まで案内した。ヘンリーが後部座席に落ち着いたのを見届けて、ボストンに出発した。数分後、ヘンリーがダッシュボードに置いてあるコーヒーカップに目をとめた。「ねえ、ぼくは子どものころにジョン・マクドナルドという名の子を知っていましたよ！」。さらにヘンリーがその友人との冒険話を披露し、アイケンバウムはいくつか質問して、ヘンリーの子ども時代の詳細な記憶に感心した。やがて話し終えると、ヘンリーはまた車窓を眺めはじめる。数分後、ダッシュボードを見て、彼はこう言った。「ねえ、ぼくは子どものころにジョン・マクドナルドという名の子を知っていましたよ！」。そして、さっきとほぼ同じ冒険話を繰り返した。アイケンバウムは会話を続けるために質問し、ヘンリーの話がさっきと同じかどうか確かめようとした。ヘンリーは同じ話をほとんど一言一句違わずに繰り返していることに気づいていなかった。話は数分で終わり、ヘンリーはまた外の景色を眺めた。ほんの数分後、ヘンリーはまたダッシュボードに目をやって叫んだ。「ねえ、ぼくは子どものころにジョン・マクドナルドという名の子を知っていましたよ！」。アイケンバウムはヘンリーがもう一度同じ話をするに任せ、急いでカップを座席の下に隠した。(4)

ＭＩＴ臨床研究センターの研究スタッフや調理室スタッフは、みなヘンリーのファンだった。彼にはトイレのついた専用の部屋があてがわれ、毎朝看護師が彼を起こして朝食をとるための身支度を手伝う。九時ごろ、廊下の突き当たりにある設備の整った検査室で検査が始まる。センターではたいてい多数の研究が平行して行なわれ、異なる研究員が代わる代わる異なる検査をした。ヘンリーが疲れないように、休み時間を頻繁にはさみ、午後にはクッキーと紅茶の時間をたびたび設けた。センターの栄養士と彼女のスタッフは手作りの食事を提供し、フレンチトーストやケーキなど彼の好物を用意した。彼が唯一嫌いな食べ物はレバーだった。時がたつにつれ、もともと肉付きのよかったヘンリーはでっぷりと肥え太り、栄養士はカロリー制限を課したが、デザートを出さないことはなかった。ランチのあとや夜間には、ヘンリーはラウンジに行って他の被験者と話したり、パズルをしたり、映画を見たりした。

この理想的な研究環境で、私と同僚たちはヘンリーの知的能力の強みと弱みを調べるまたとない機会を得た。さしあたっての興味は知覚能力にあった。私たちが視覚、聴覚、触覚、嗅覚、味覚をとおして得る知覚情報が記憶の元になるという意味において、知覚と記憶は互いに結びついている。あらゆる感覚様相が記憶の形成に寄与するため、私たちはヘンリーの記憶障害の原因から基本的な知覚問題を除外しておきたかった。一九六六年にヘンリーがＭＩＴ臨床研究センターにはじめて滞在したとき、私たちは彼の視覚および聴覚検査をそれまでの臨床神経学検査より高精度で行なおうと考えた。ブレンダ・ミルナーがモントリオールからＭＩＴに合流し、私の同僚のピーター・シラーの助力を得て、私たちは一七日間にわたるヘンリーの滞在期間中にさまざまな検査を行なった。

まず、ヘンリーが視野全体——真正面、上、下、左右——でものを見られるか否か確認するため、彼にあご当てにあごを載せ、ボウルのような計器の真正面を見てもらった。視線を一点に固定したまま、ボウルのいろいろな場所に小さな光が見えたらボタンを押すのが彼に課せられた仕事だった。こ

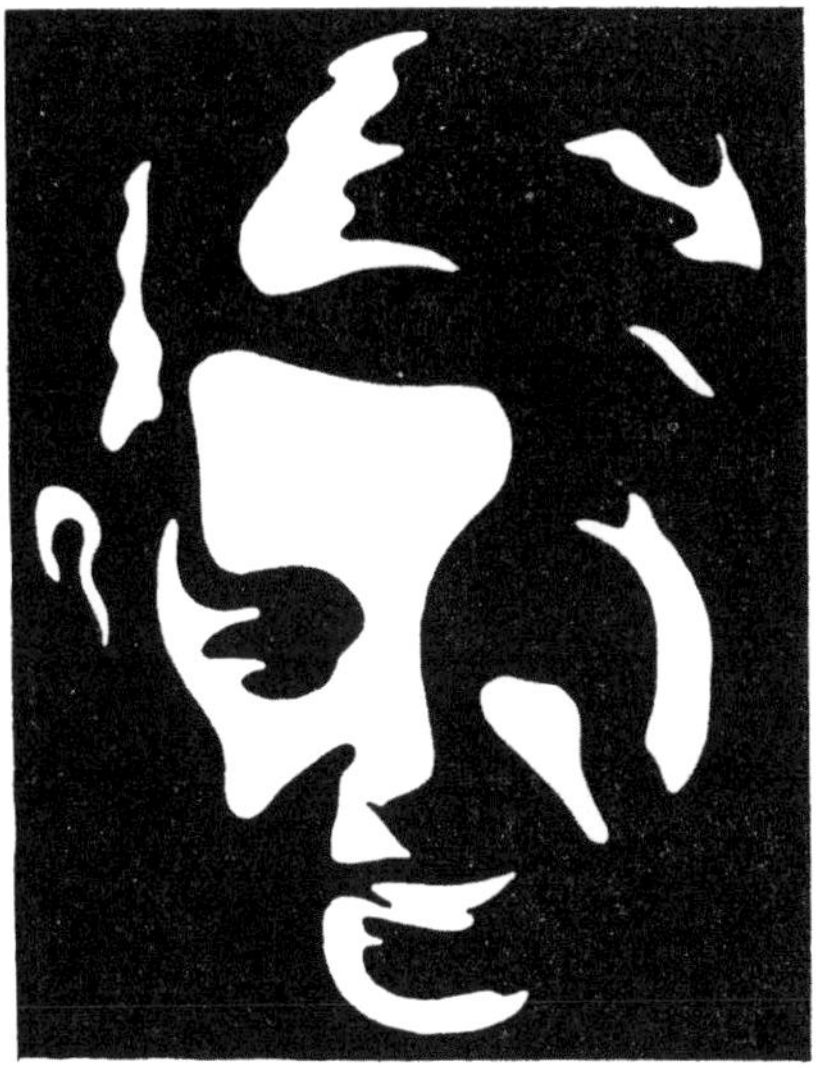

8.　ムーニーフェイス知覚検査。検査の画像例。ヘンリーが40歳のとき、このような検査刺激に描かれた人物の性別とおおよその年齢を尋ねた。彼の成績は対照者より高く、このことは彼の視知覚に問題がないことを示している。

の方法によって、ヘンリーの視野はすべての方向で正常と判明した。

　マスキングと呼ばれる視知覚検査では、画面に大きな文字を提示し、直後にその文字を覆い隠すことで、ヘンリーの視覚回路で進行中の文字処理を停止させた。この課題で重要な指標は、文字認識に要する時間だった。次の課題のメタコントラストでは、黒い環《わ》を一〇ミリ秒提示し、続いてこれより大きい黒いドーナツを一〇ミリ秒提示した。ドーナツと環は、ドーナツの内周が環の外周とぴったり接する大きさのものである。環とドーナツを同時に一瞬提示すると、ヘンリーは二つの刺激が合体した黒い大きな丸を見た。ところが、両方を一〇分の一秒の間隔を開けて一瞬提示すると、黒丸は消え、ヘンリーにはドーナツしか見えなかった。環とドーナツの提示間隔を一秒に増やすと、ヘンリーには環とドーナツが別々に見えた。この課題で重要な指標は、環とドーナツが別々に見える提示間隔だった。視知覚にかかわるマスキングとメタコントラストにおける指標の双方で、ヘンリーの成績はやはり対照群の被験者と大差なかった。(5)

次に、顔や物体などの複雑な刺激に対するヘンリーの知覚能力を調べた。使用されたのは四四人の顔を示す白黒パターンだった。各人の性別とおよその年齢を尋ねられると、ヘンリーは即座に正しく答えた。別の課題で物体のおおざっぱな線描を二〇個提示すると、彼はそれがなんであるか難なく答えた(6)(図8)。

聴覚の評価では、ヘンリーは防音室内でヘッドフォンをつけ、左右の耳で別々に音を聞いた。ボタンのついた装置を手に握り、音が聞こえたらボタンを押し、聞こえなくなったらボタンから手を離すよう指示された。ヘンリーの前にこの指示のメモを置いておき、彼が検査の内容を忘れてしまうことがないようにした。音は最初は聞き取れないほど小さく、だんだん大きくなった。ヘンリーは音が聞こえるとすぐさまボタンを押した。次に、音はしだいに小さくなっていき、ヘンリーはそれが聞こえなくなったらボタンから手を離した。この手順をいくつかの音声周波数で繰り返したところ、ヘンリーの聴力は低周波域から高周波域まで正常であることが確認された。

触覚検査にはいささか工夫が必要だった。ヘンリーは長年ダイランチンを服用したために末梢神経障害を起こしており、手袋や靴下などで覆われた身体部位の感覚を失っていたからだった。正式な検査では、これらの部位の感覚は微弱だったものの、手で触れれば物体のだいたいの形を感じ取ることは可能で、ブロックを使ってその形を再現することができた。

ヘンリーが失っている唯一の感覚は嗅覚だった。世界中どこへ行っても焼きたてのパンの香りは好まれるものだが、手術後のヘンリーはこの香ばしい匂いを楽しんだり、記憶に刻み込んだりすることができなくなっていた。海馬自体が嗅覚を担うわけではないにしろ、その周辺領域のいくつかは嗅覚にかかわっている。オーブンから出てきたばかりのパンの香りをかぐと、その匂いの情報を鼻から脳内の対応領域に運ぶニューロンが活性化される。海馬傍回の前部、扁桃体の一部、扁桃体の周辺皮質がこれらの領域に当たる。スコヴィルは、これらの主要な嗅覚関連領域をヘンリーの脳から除去したと手術レポートに記している。しかしこの手術では、前頭葉内の他の第一次嗅覚野は残されたことから、私たちは一九八三年に実験をいくつか行ない、ヘンリーの脳内に残されたこれらの領域によって嗅知覚が維持されているか否かを探った。(7)

嗅覚検査では、ヘンリーはココナツやミント、アーモンドなど一般的な匂い物質を入れた瓶の匂いをかぎ、目の前にあるカードに書かれた五つの選択肢からこれだと思う匂いを選ぶよう指示された。これは記憶検査ではないものの、彼が正解したのは蒸留水のみだった。蒸留水が入った瓶の匂いをかいだとき、彼は「匂いはない」と答えたのである。この検査結果が意味するのは、彼は匂いがあることと――匂いの有無――は正常に感知できるものの、その匂いがなんであるかについては判断できないということだった。彼は匂いの名前を答えたり、相互に区別したりできなかった。続けて二つの匂いを提示されても、それが同じかどうかわからなかったし、ある匂いを二つの選択肢から選ぶこともできなかった。興味深かったのは、彼は匂いの名前を答えたにもかかわらず、その名前は匂いとの明確な関連性に欠けており、一貫してもいなかったことだった。たとえば、クローヴの瓶の匂いをかぐと、彼は「新しい木工品」と答えたり、「波打ち際に打ち上げられた死んだ魚」と答えたりした。なぜこういう答えだったのか、私には見当もつかない(8)。

ヘンリーの抱える障害が一般的な失語症である可能性を排除するため、ヘンリーが袋の中の食べ物を触覚のみで判別したり、一瞬見て視覚で判別したりして名前を答えられることを私たちは証明した。ヘンリーが嗅覚を失っていることを如実に示すある出来事があった。レモンを目で見たときは正しくそれと認識したのだが、匂いをかぐと、「おかしいな、これレモンの匂いがしない」と言ったのである(9)。

とはいえ、ヘンリーは手術によって嗅覚を完璧に失ったわけではなかった。蒸留水との比較によって匂いの存在を認識できたうえに、匂いの強度弁別課題で正常な成績を収めたのだ。匂いの強度弁別課題とは、個々の匂いの強度を識別する能力を測定するものだ。課題では、ヘンリーはある匂いをかぎ、次に別の匂いをかいで、二つのなかから強いほうの匂いを選ぶよう指示される。すると彼は強いほうの匂いを正しく選んだ。ただ、それがなんの匂いであるかはわからないのだった(10)。

ヘンリーの嗅知覚にかんする、このただ一つの総合的研究の結果によって科学は進歩を遂げた。神経科学者にとって意外だったのは、匂いの存在を感知する——この瓶には匂いがあると感じる——とともに、その強度を見分ける——こっちの匂いが強いと感じる——脳回路が、匂いの弁別を担う——これはクローヴだと判断する——脳回路と別物であるという点にあった。ヘンリーがかすかな匂いを感じ取ったり、匂いをその強度によって相互に区別したり、強烈な匂いに順応できるということは、匂いの情報を鼻から大脳皮質に運ぶ経路の少なくとも一部は損傷を受けていないことになる。ただし別の可能性として、両眼より上の前頭葉内にある他の嗅覚皮質にいたる連絡網が除去されずに残っていて、ヘンリーに残された能力を担っている、ということも考えられる。けれども、これらの失われずに残った入力は匂いの弁別には不十分であることから、匂いの弁別と同定に内側側頭葉構造が重要な役割を果たしていることが実証された。ヘンリーのおかげで、海馬傍回前部、扁桃体、扁桃体の周辺皮質が匂いの弁別に関与していることを現在の私たちは知っている。匂いの違いを感知し、特定の匂いを認識する能力は、ヘンリーの脳から除去されたこれらの領域に依存する一方で、感知、順応、強度弁別という基本過程は除去を免れた他の経路に依存していたのである。[11]

健忘症患者はかならずしも嗅覚を失うわけでもなく、ヘンリーの嗅覚障害はじつは健忘症とはかかわりがなかった。それは手術で脳組織を除去されたことに起因していた。ヘンリーに残された嗅覚回路が正常かどうかは彼の存命中には推測するほかなかったが、いずれ進行中の彼の脳の解剖によって明らかになるだろう。ことに、鼻から前頭葉および側頭葉内の嗅覚野にいたる連絡路の構造と組織が解き明かされるはずだ。

こうしてヘンリーの知覚能力が嗅覚を除いて正常であることが判明したため、彼が視覚、聴覚、触覚情報を覚えられないのは記憶障害のせいであり、対象物を健常者と同じように知覚できないせいではない、と自信をもって言うことができた。

視覚、聴覚、触覚情報を覚えられないというヘンリーの記憶障害の原因から、感覚消失を除外できたおかげで、私たちはようやく彼の脳手術に起因する障害をリストアップする段階に進むことができた。記憶が内側側頭葉内のわずか数センチメートルの組織――ヘンリーに欠けていた組織――にどれ

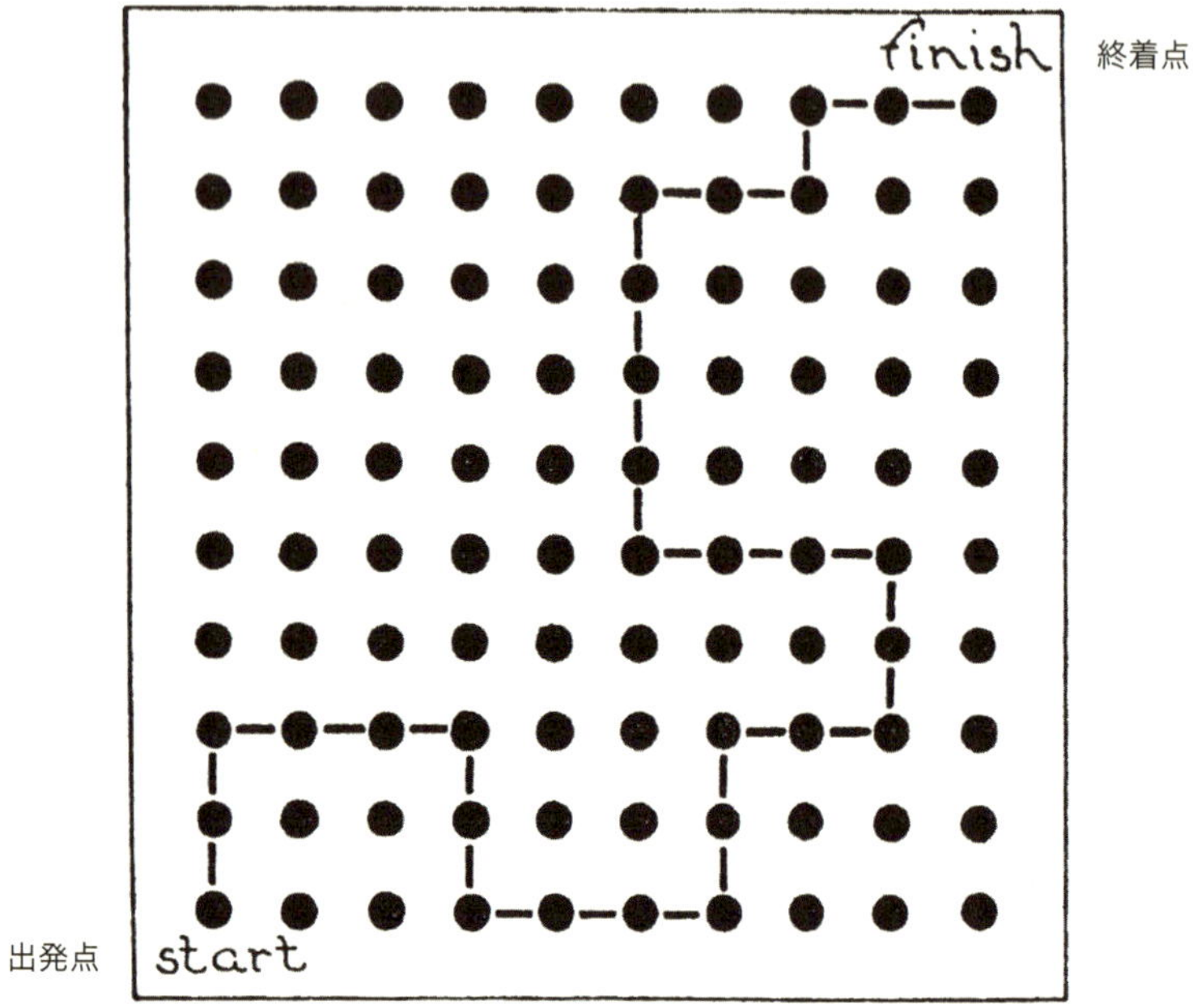

9a. 視覚的飛び石迷路。迷路は黒の点から成り、点はいずれも木板の上にある金属製ボルトだった。ヘンリーの仕事は、正しい経路（黒線で示す）を見つけて覚えることだった。ボルトからボルトへ移動する際、経路を間違うたびにエラーカウンターが音で知らせた。3日間のトレーニングで試行を215回行なっても、彼のエラー数は減らなかった。このことは彼の陳述記憶に障害があることを示している。

ほど依存しているかが解明されはじめた。現在では、海馬が記憶に果たす役割は十分に確立され、ヘンリーがこの知識を深めるのに重要な役割を果たしてすでに数十年になる。しかしながら、未知の知識を探索する当時の私たちにとって、彼は道しるべであった。

ヘンリーの手術が悲劇に終わったことから、神経科学者は健忘症の動物モデル作成に取り組むようになった。一九六〇年代から七〇年代はじめ、ヘンリーの記憶障害をサルやラットで再現する試みがなされたものの、これら初期の試みは成功しなかった。両側の海馬に損傷を受けた動物は、標準的な記憶検査でほとんど問題を呈しなかったのである。一九七〇年代末に、複雑な視覚的刺激を認識させたり、迷路を学習させたりする高度な新記憶検査法が工夫されてはじめて、研究は進展しはじめた。海馬内の単一細胞の活動が記録されるようになり、一九七八年にはある有名な説が提唱された。海馬が空間記憶に重要な役割を果たしており、その神経活動によって認知地図、すなわち、それぞれの人を取り巻く環境の心的地図が確立されるというのであった[12]。

この新たな証拠に接したミルナーと私は、私がミルナー研究室の院生だった一九六二年、ヘンリーの迷路学習能力の検査に着手した。過去の研究で単語や物語など言語による刺激がすでに用いられていたので、そうした刺激に大きく依存することのない課題によってヘンリーの記憶力を検査したいところだったのだ。この新しい方針に沿って、私たちはそれぞれに視覚と触覚を用いる二種の迷路学習問題によって彼の空間学習能力を調べた。まずミルナーが視覚的迷路でヘンリーを三日間訓練し、次に私が触覚的迷路で彼を四日間訓練した（図９ａ）。

テーブルに置かれた視覚的迷路は、三三センチメートル四方の木板に、一〇行一〇列のボルトが約

出発点

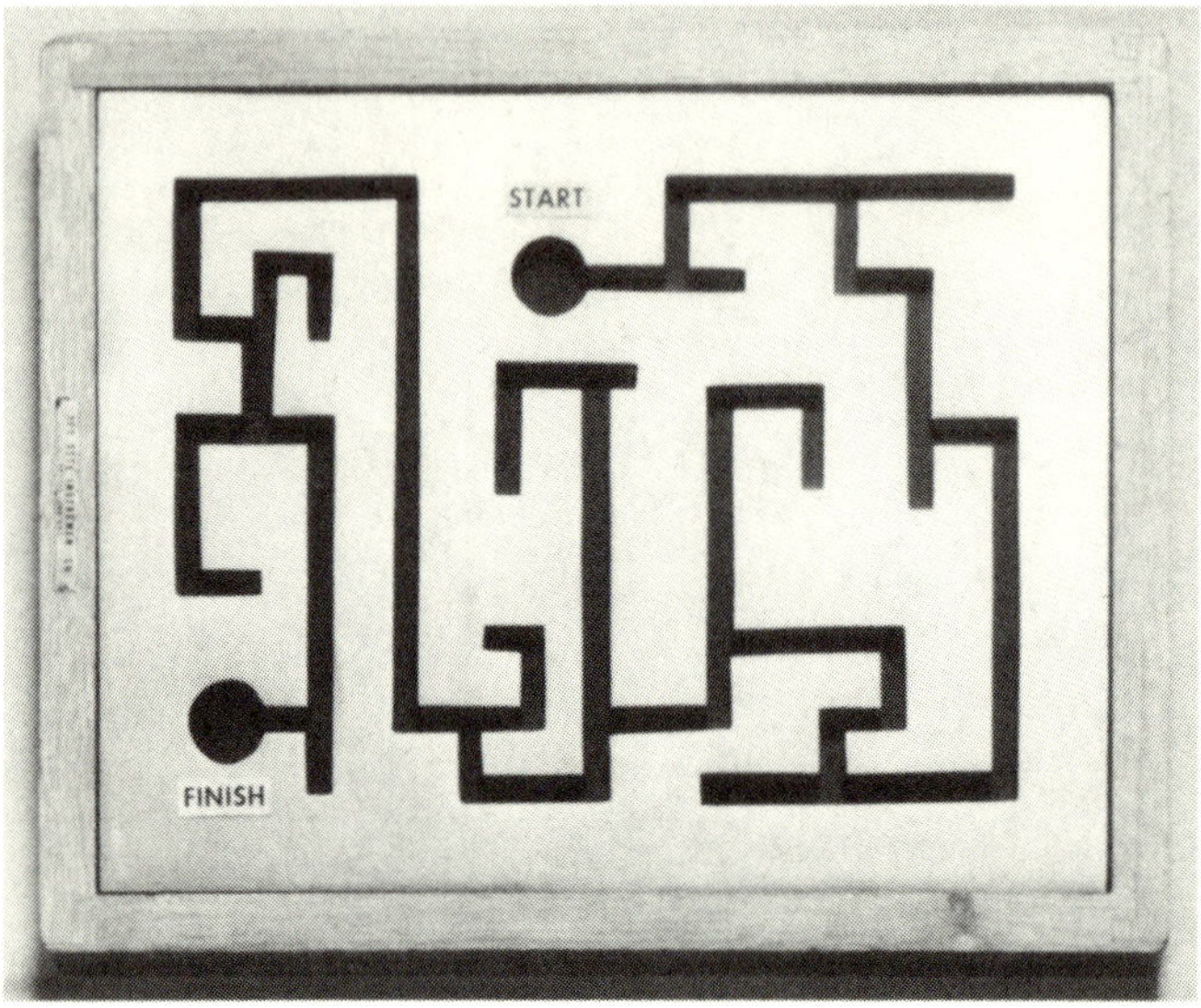

終着点

9b. 触覚的鉄筆迷路。迷路は木製の枠組みにはめ込まれていた。ヘンリーは片側にすわり、そちら側には黒いカーテンがあって彼には迷路が見えなかった。私は遮蔽物のない反対側にすわっていたので、迷路を進むヘンリーの手、鉄筆、迷路を見ることができた。私は鉄筆を迷路に沿って移動させ、出発点から終着点にいたる正しい経路を見つけるよう指示し、彼が袋小路に入るたびにベルを鳴らし、後戻りして別の経路を試すべきであることを知らせた。ヘンリーは10回の試行から成るセッションを4日連続で毎日2度行なったが、エラー数は減らなかった。このことは彼の陳述記憶に問題があることを示している。

二・五センチメートルずつ離れてセットされたものだ。ミルナーは左下の角から右上の角に行く経路を指定した。ヘンリーは試行錯誤しながらこの経路を探し当てねばならなかった。彼は鉄筆を右手にもって、あるボルトから次のボルトへと段階的に移動する。間違った方向へ動くと、エラーカウンターから大きなクリック音が流れ、前のボルトの位置まで戻らねばならない。やがて彼は終着点に到着し、一度めのトレーニング試行を終えた。トレーニングの最初の日、ヘンリーは七五試行行ない、次の二日にわたって同数の試行をこなし、全部で二二五試行完了した。各試行の最後に、ミルナーはエラー数と所要時間を記録した(13)。

触覚的迷路は縦約三二・四センチメートル、横二五・四センチメートルの大きさで、木枠にはめ込まれたアルミニウム板にルートが刻まれていた。ヘンリーは迷路の片側にすわっているが、木枠を覆う黒い布カーテンのせいで彼には迷路が見えない。私は迷路をはさんでヘンリーの反対側にすわり、そちら側にはカーテンがなかったので、私には迷路を進むヘンリーの手や鉄筆、迷路が見える。課題では、まず両手をカーテンの下から差し入れて迷路の外形をつかむようヘンリーに指示し、鉄筆を握った彼の右手を出発点、終着点、そしてふたたび出発点へと導いて迷路に親しんでもらった。その後、鉄筆を動かして出発点から終着点にいたる正しい経路を見つけるよう指示した。ヘンリーが袋小路に入るたびにベルを鳴らし、後戻りして別の経路を試すべきだと知らせた。ヘンリーは一〇回の試行から成るセッションを四日連続で毎日二度行ない、私は試行ごとの失敗数と所要時間を記録した(14)（図９b）。

一九六二年にモントリオール神経学研究所で行なわれたこれらの実験でヘンリーは、視覚的迷路と

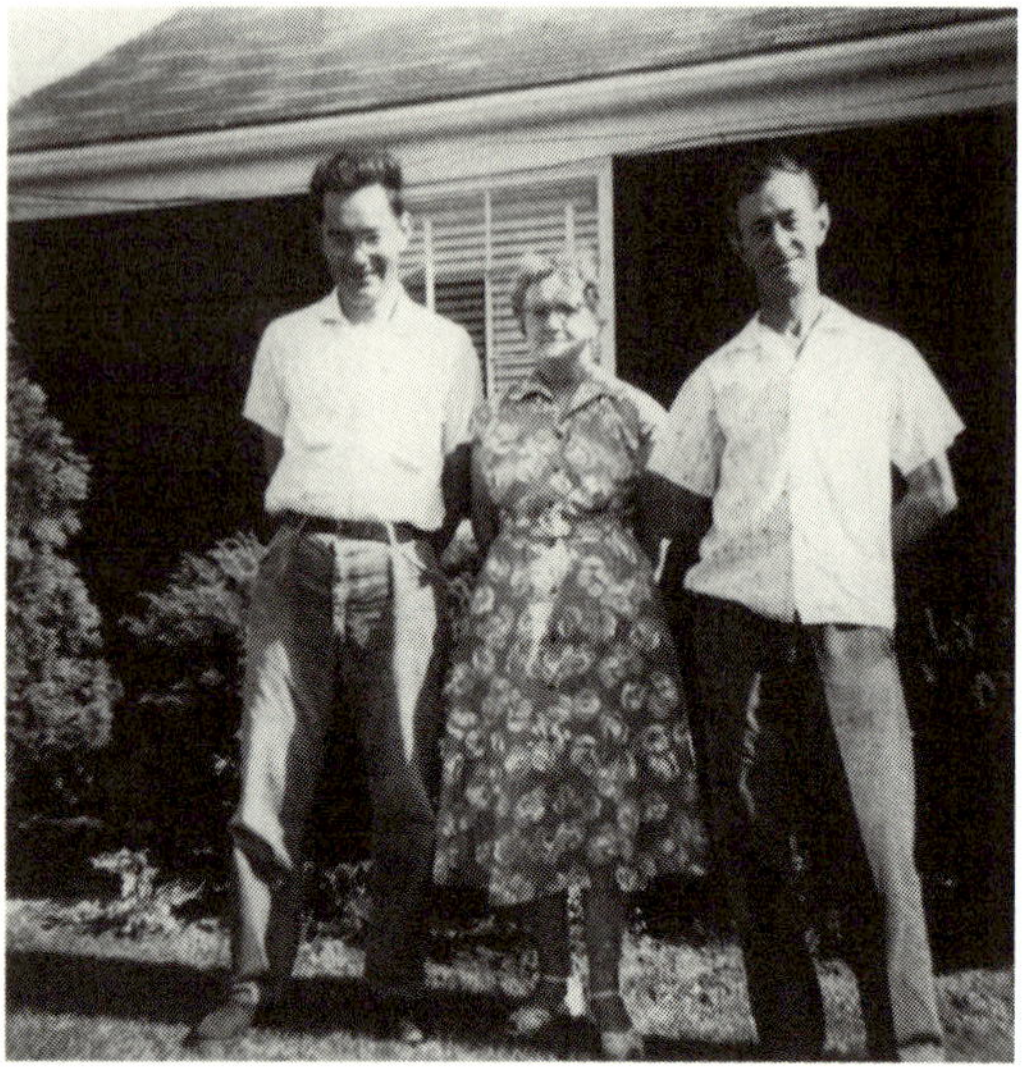

10.　手術後のヘンリーと両親

触覚的迷路において今回定められていた学習基準――一度も失敗することなく三回続けて終着点に達すること――をクリアできなかった。対照群の被験者が正しい経路を探すのに要する試行数を超えた段階でも、ヘンリーに改善は見られなかった。これらの実験結果からわかったのは、視覚情報ありの課題でもなしの課題でも成績が振るわないのだから、彼が迷路学習において低成績に終わってしまうのは、単一の感覚様相に限られていないということだった。

一九五三年、過激な手術を終えて病院から家に戻ったヘンリーにとって、日常の細々としたことすら手に余るのは両親の目に明らかだった。ハートフォードにあるロイヤル・タイプライター社の上司はヘンリーを好ましく思っており、彼の手術前の仕事ぶりに満足していたらしく、手術後に彼を組立ラインに復帰させた。だがこの上司はすぐにモレゾン夫人に電話を寄こしてきて、ヘンリーは仕事を続けるにはものを忘れ過ぎると告げた。ヘンリーは手術後も仕事の内容は理解していたし、作業は同じ動作の繰り返しだったとはいえ、彼は実際にその作業に従事するための陳述知識を持ち合わせていなかった。こうして職を失ったヘンリーは両親と家にとどまることになり、四六時中母親の世話を必要とした。それからの三〇年間、彼女はたった一人でヘンリーの世話を続けた。ヘンリーが彼女の人生だったのだ。

ヘンリーは家事では両親に手を貸したが、白分が使う道具の置き場所を忘れてばかりだった。前日に芝刈り機を使っても、翌日になれば母親がその場所を教えねばならない。家から離れてなにかを一人ですることは不可能で、短い散歩さえ例外ではなかった。同じ雑誌を繰り返し読み、以前完成させたのに気づかず、同じジグソーパズルに何度でも挑んだ。

手術の一〇カ月後、ヘンリー一家はイースト・ハートフォードの元の家と同じ道路沿いの数ブロック先に引っ越した。引っ越しはヘンリーにとってきわめて大きな変化だった。彼は新しい住所を覚えることができず、自動車で自宅に送ってくれる人に道順を教えられなかった。彼は空間記憶——空間的位置の陳述記憶——に障害を負っていたのである。

四年後の一九五八年、一家はイースト・ハートフォードのクレセント・ドライブ六三番地に、およそ七七平方メートルの平屋建ての家屋を購入した。当然ながら、ヘンリーはこの新しい家の住所も覚えられないはずだった。ところが一九六六年にＭＩＴにやって来たとき、ヘンリーはこの住所を覚えており、記憶をたどりながら家の間取りを正確に描いてみせた。さらに驚いたことに、その家を離れて三年後の一九七七年、彼は自宅の住所を尋ねられると「クレセント・ドライブ六三番地」と答えた

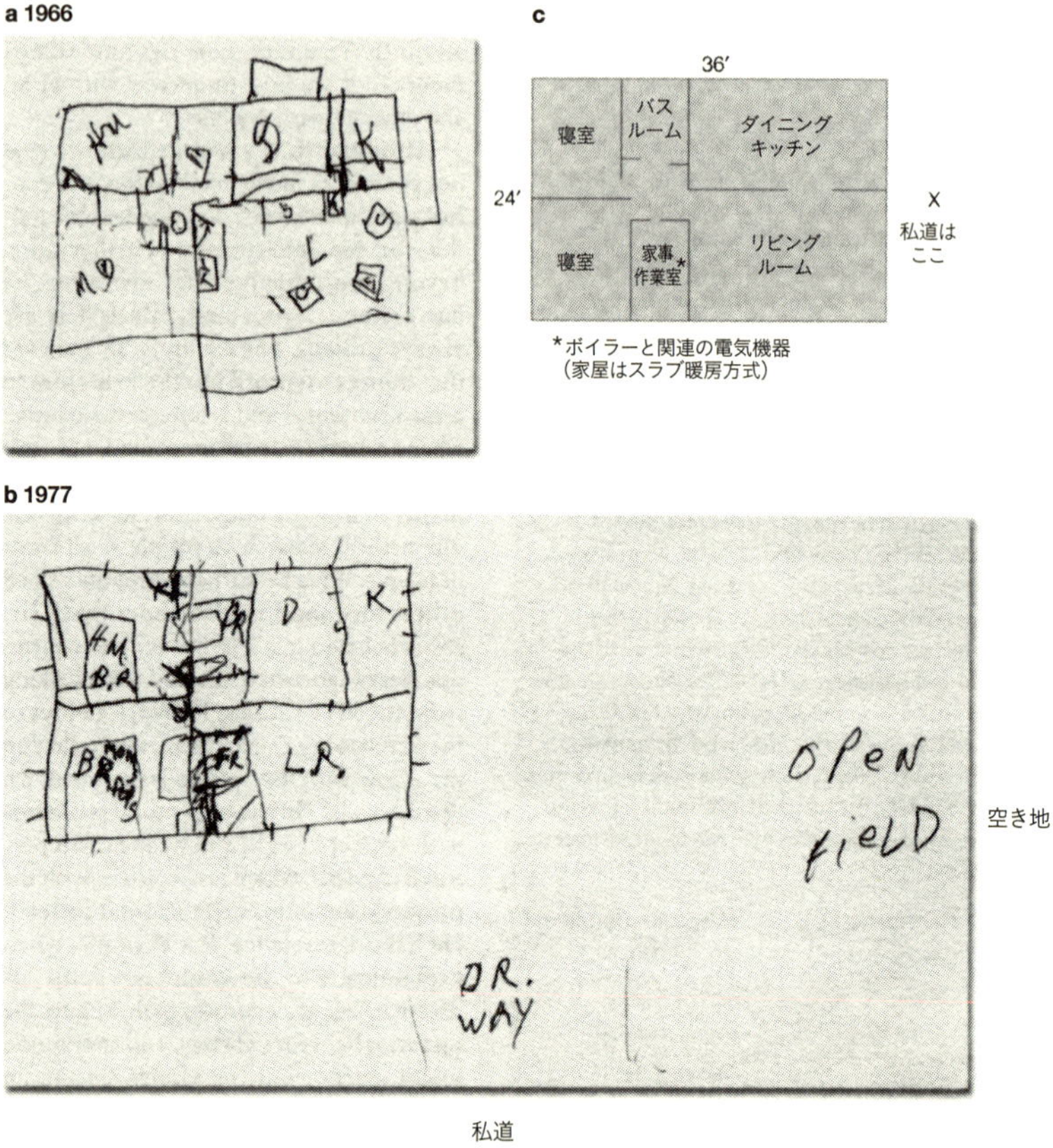

11.　ヘンリーが描いた自宅の間取り図

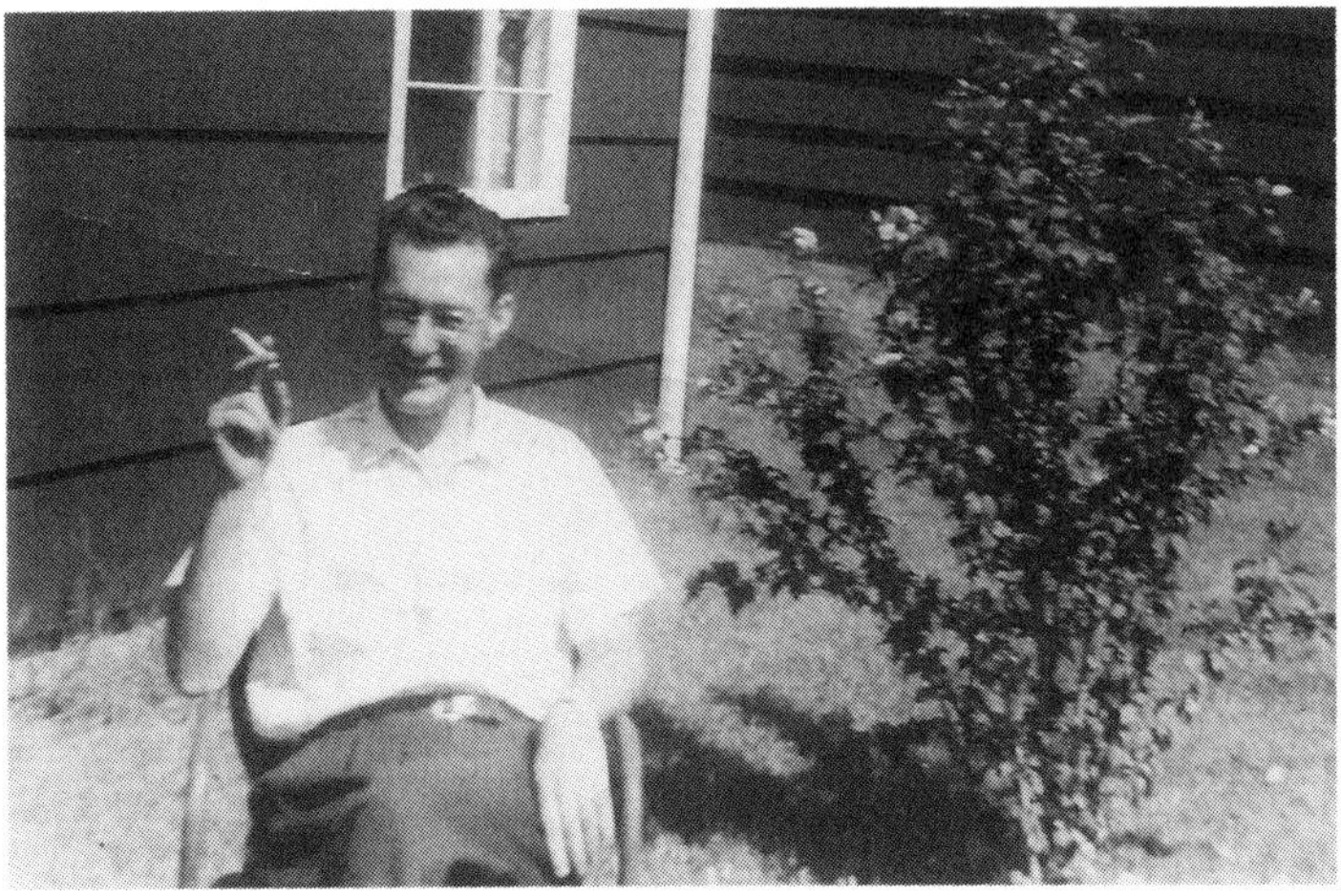

12.　ヘンリー（1958年）

し、たどたどしい線ながら、各部屋の扉や名前を付した自宅の間取りを描いてくれた。私は当時クレセント・ドライブ六三番地に住んでいた人物に連絡を取り、その家の間取りを教えてもらった。それはヘンリーのスケッチと一致しており、彼はこの住所を亡くなるまで覚えていた[15]。

手術前に見たはずのない自宅の間取りを、ヘンリーが覚えられたという事実は注目に値する。部屋から部屋へ一六年間毎日歩いたおかげで、彼はゆっくりと家の心的地図をつくり上げたのだ。けれども、彼の知識は「なに」が「どこ」にあるかというような漠然としたものではなかった。その家を頭に思い描き、自分の寝室からトイレに行く経路や、玄関口と裏口の位置を示すことができたのだ。彼が自宅の住所と間取りを一緒に思い出せたということは、この家が彼にとって外界にかんする身についた知識になっていたと言えるが、彼にこの情報は学習できないはずである。

クレセント・ドライブ六三番地にある家の間取りの学習は、彼自身が意識することなくなしとげたものであり、彼の注意が他の事柄に向けられているあいだに起きた。習慣学習も無意識に起きるとはいえ、習慣は認知をともなわず、自動的で、不随意で、柔軟性に欠けるものである。一方で、ヘンリーの自宅にかんする空間知識は認知をともなっていた。彼は自身の空間知識を用いて自宅の部屋を相互の関係にもとづいて自由に思い浮かべ、A点からB点にいたる経路を意識して描くことができたのだ。頭に思い浮かべた空間地図を移動する際に発揮されるこうした柔軟性は、習慣とは大きく異なるものである。

ヘンリーの脳のMRI画像を確認してはじめて、私たちは間取りを描く彼の驚嘆すべき能力を理解した。一九九〇年代までには、科学者は空間構造の記憶にかかわる脳領域間ネットワーク（海馬と大脳皮質領域を含む）を特定していた。ヘンリーの脳から除去された構造と、除去を免れた構造が正確に突き止められたあとに、私たちは空間にかかわる情報を処理するこの脳内ネットワークの一部領域が除去されずに残っているのを知ったのだった。残っていた領域とは、頭頂葉、側頭葉、後頭葉内の特定領域――体性感覚皮質、頭頂島前庭皮質、視覚皮質、後頭頂皮質の一部、下側頭皮質、後帯状皮質・膨大後部皮質――である。(16)

長年にわたって内部をたえず行き来した家の記憶を形成するのに十分な組織がヘンリーの脳に残っていたのは明らかであり、それほどまでに深い体験《エクスポージャー》が積まれていたとは、彼の学習能力を測定するため私たちが行なった検査ではとらえることができなかったことになる。来る日も来る日も自宅の各部屋を移動したことで、彼は外国語の学習にも似た集中過程によって学習したのだ。ただ日課をこなすだけで、心的地図を少しずつ日ごとに完成させていったのである。これは体験《エクスポージャー》のみによる学習の典型的な例であると言える。

ゆっくりと時間をかけて空間知識が獲得されたことを証明する驚くべき証拠が得られると、この能力が実験室内の空間検査でも確認可能か否かという興味深い問題が浮上した。ヘンリーの健忘症がこの研究の妨げにならなかったのは、空間課題が長期記憶に依存しないからだ。こうして、ヘンリーが正常な海馬がない状態で実験室の心的認知地図をつくり上げられるか否かを探ることになった。

一九七七年から八三年にわたって、ヘンリーはＭＩＴ臨床研究センターを四度訪れ、私たちはこのとき経路探索課題で彼の空間能力を評価した。検査の目的は、手にした地図上の経路をたどりながら、ある目印から別の目印まで歩いて到達するヘンリーの能力を見きわめることにあった。検査はセンター内に特別に用意された部屋で行なわれた。床全体に敷き詰められた黄褐色のカーペットには、直径およそ一五センチメートルの赤い丸印が全部で九つ、三行三列の配列で埋め込まれていた。ヘンリーが手にした大きな地図には、床に埋め込まれた九つの赤い丸に対応する黒い点が描かれていた。点から点にいたる経路は黒い太線で示され、出発点は丸で囲われ、終着点に矢印がついている。検査には同様の地図を一五枚用いた。北の方角を示すアルファベット「Ｎ」がどの地図にも記され、部屋の壁には大きなアルファベット「Ｎ」が赤で明示されていた。ヘンリーの仕事は、地図の経路に沿って点から点へ歩くことだった。地図の向きを変えることは許されなかったため、地図と部屋の向きはかならずしも一致しなかった。地図上ではつねに北が上だが、ヘンリーが進む方向を変えると、壁に書か

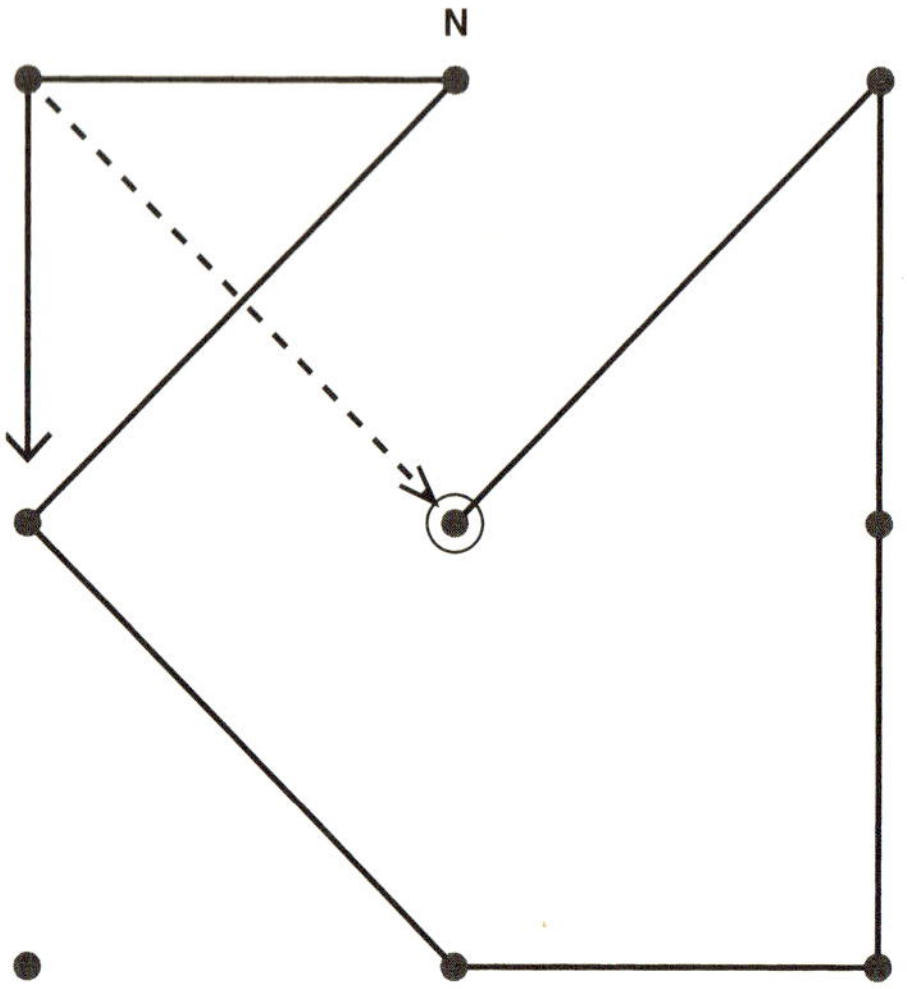

13.　経路探索課題。ヘンリーの空間能力の検査に用いた15枚の大きな地図のうちの1枚。地図は、検査室の床に描かれた9個の赤い丸を示していた。点から点への経路が黒い線で描かれ、出発点が丸で囲われ、終着点に矢印がついている。北を示すアルファベット「N」が各地図に描かれ、大きなアルファベット「N」が部屋の壁に張りつけられていた。ヘンリーの仕事は、地図の経路に沿って点から点へ歩くことだった。彼は辛抱強く点から点へ歩いたが、たいてい地図上の経路をたどることができず、同じ地図で検査を繰り返しても成績は向上しなかった。点線は彼が経路から外れた例。

れたアルファベット「N」は彼の左、右、前、後と位置を変えた。したがって、地図上の座標を部屋の方向を示す相関物に頭の中で変換する必要があった。ヘンリーは根気よく点から点へ歩いたが、地図上の経路をたどるのはほぼ不可能で、同じ地図で繰り返し試しても成績は改善しなかった（図13）。

ヘンリーが間取りを描くのに貢献した脳回路間のネットワークは、実験室内の検査では好成績をもたらさなかった。地図を読むには海馬が不可欠なのだ。海馬のないヘンリーには、センターの床に示された出発点と終着点の関係が明確ではなく、彼はたえず変化する自分の位置と部屋の固定座標にとまどうばかりだった。

ヘンリーが自宅の認知地図の作成には成功したにもかかわらず、経路探索課題に失敗したのは矛盾であるようにも思われる。しかし、これらの作業はもともと根本的に異なっているのである。ヘンリーはきわめて長期にわたる練習によって自宅の構造をゆっくり学習したが、このとき本人は自分がなにをしているのか認識することも、陳述記憶の貯蔵庫を意識して参照することもなかった。一方で、センターで行なわれた地図検査は記憶検査ではなかったとはいえ、その場で認知地図を作成することを強いるものであり、海馬のない彼にとってそれは無理な相談だったのだ。

一九九〇年代になると、脳が複雑な思考をどう処理するのかにかかわる科学知識が深まり、私や同僚たちは、ヘンリーに残された脳部位を駆使しての外界にかんする新たな学習ができるか否かを探りつづけた。一九九八年、アリゾナ大学のある若き神経科学者が、てんかん治療の目的で右海馬または右海馬傍皮質を一部除去された患者の研究を行なった。その結果、右海馬に損傷のある患者には空間記憶検査ではとくに障害が認められなかったが、右海馬傍皮質に損傷のある患者には重い障害が認められ、このことは空間記憶に海馬傍皮質が不可欠であることを示唆していた。ヘンリーの右海馬傍皮質は一部除去を免れていたため、この脳部位が新しい、知らない場所を学習する――目に見えない目的物にたどり着く――能力を維持しているのではないかと私たちは考えた。この仮説を証明するため、先のアリゾナ大学の研究者をボストンに招き、ヘンリーを対象にした簡単な空間記憶検査を九日間かけて行なった。一九九八年、ヘンリーがわが研究室に二度滞在した折りのことだった。

最初の試行では、ヘンリーには小さなカーペットの下にセンサーが隠されているが、その場所はわからないと伝えた。検査室にはさまざまな物――机、椅子、棚、扉――があり、ヘンリーは環境と自身の位置関係を知る手がかりとしてこれらの物を使うことができる。この学習課題では、隠されているセンサーを試行錯誤しながら発見し、その位置を頭にたたきこみ、記憶をたどってふたたび見つけねばならない。試行ごとに、例の研究者はまずヘンリーによそを向いてもらい、そのあいだにセンサーを踏んで音を鳴らした。彼女は、踏むと音がするセンサーが下に隠されているカーペットの位置を身つけるよう彼に指示した。センサーの音は遠くに置かれたスピーカーから流され、音を頼りにセンサーを見つけられないように工夫されていた。歩行器に頼らねば歩けないヘンリーだったが、この実験にはいたって熱心に取り組んだ。なんと最初の試行でセンサーを発見したのである。彼はその後の試行の五四%においてまずカーペットの真ん中に行き、その後は隠されたセンサーに試行の八〇%の確率で迷うことなくたどり着いた。[17]

ヘンリーが重い健忘症を患っており、検査の内容や音を聞いた経験もはっきりと思い出せないことを考えるなら、彼がセンサー発見に発揮した能力は感嘆に値する。ヘンリーの脳には海馬傍皮質がおよそ二センチメートルにわたって残されており、この課題で彼が好成績を収めたのは、この領域が空間記憶に一定の役割を果たしていることの傍証と言える。彼がこの課題で短期記憶あるいは作動記憶に依存していないのはわかっていた。なぜなら、成功例——センサーの発見——の六〇％以上が、最初の検査セッションの翌日に起きたからだ。彼にセンサー位置を知る能力が備わっていることは、長期記憶の形成能力がわずかながら彼に残されており、海馬以外の構造が空間内の移動を可能にしていることを示唆していた(18)。

とはいえ、検査中に起きた出来事の詳細を意識して思い出すことはヘンリーにはできないのだから、彼が行なったセンサー位置の学習は非陳述学習——内側側頭葉とは独立して起きる学習——であると私たちは結論づけた。ヘンリーが何度もセンサーを発見できたのは、目標物の位置にかかわる潜在的で非陳述的な知識があったからにほかならない。彼に残された海馬傍皮質部位が単独で位置の学習を可能にしているのか否かは明確ではないが、それは除去を免れた線条体（前頭葉の下にある）など他の構造もこの学習にかかわっている可能性も捨て切れないからだった。

ヘンリーの脳手術の解剖学的詳細を詰めるのに数十年かかったわけだが、当初からわかっていたのは彼の脳の両側から大量の海馬組織が除去されたことだった。ミルナーと私がヘンリーに行なった迷路実験によって、海馬が空間学習に重要な役割を果たしていることが判明した。記憶力を要しない後日の地図解読検査でも、彼はやはり低成績しか収められず、このことは彼の空間障害が学習能力にとどまらないことを示していた。海馬のない彼は、複雑な空間情報を効率よく処理することができないのだ。一般に言われるような認知地図の作成能力が彼には欠けていたのである。けれども他の検査結果は、この認知地図が作れないことから導かれる仮説にはかならずしも合致せず、空間記憶がいくつもの脳領域に分散して担われていることを示唆していた。ヘンリーが両側の海馬除去後に暮らした家の間取りを描いたという意外な事実からは、他の脳領域が豊かな空間情報の符号化と貯蔵を肩代わりしたことがわかる。ヘンリーに間取りを描くことを可能にしたのがどの脳構造であったのかは、彼がカーペットの下に埋め込まれたセンサーを発見した空間記憶課題で確認された。この課題が海馬傍回に依存することはすでにそれまでの研究によって裏づけが取れており、この構造はヘンリーの脳の両側に一部残されていた。したがって、まれにではあるけれども、彼はこれらの残された脳構造や連絡網を駆使し、海馬損傷の苛酷な影響をどうにか補ったのだ。

記憶を形成するための基本的な条件は、知覚機能に異常がないということにある。ヘンリーは視覚、聴覚、触覚においてこの条件を満たしたため、私や同僚たちはこれらの感覚様相における彼の学習能力と記憶力を調べることにした。彼の健忘症はあらゆる種類の陳述記憶にわたっており、記憶情報を経由する感覚器官の別を問わなかった。そこで広範な検査刺激——単語、物語、顔、絵、風景、迷路、パズルなど——を用いて、ヘンリーの障害を調べた。検査室で行なわれた各種の検査で得られた知識を、日常行動の観察で補足することで、手術後に彼が送った人生の全貌が見えてきた。

第６章「自分と議論する」

ヘンリーはめったに自分の考えを人に漏らさなかったため、彼の気持ちは行動から推し量るしかなかった。私たちと話しているあいだ、彼はほがらかで満ち足りて見える。よく笑ったし、愚痴をこぼすのはあまり見たことがない。もし自分が彼の立場なら、たえず不安に襲われ、自分がおかしな振る舞いをしていないか、明日はどうなるのか、と心配の種は尽きないだろうと考えるのが普通だ。けれども、ヘンリーが不安や心配の影におびえていたと言う人は誰一人いない。情動を司《つかさど》る脳部位を摘出する手術を受けたために、彼は人生の苛酷な現実を見ずにすんだのかもしれない。そんな彼にも、ときおり不満や悲しみを覚えたり、攻撃的になったり、不安に駆られたりする暗い一面があった。それでも、こうした負の感情は注意がそれるとたいていすぐに消えた。

　ヘンリーがＭＩＴ臨床研究センターをはじめて訪れた一九六六年、彼の母親は簡単な手術を受けたばかりでハートフォード病院に入院していた。父親が彼の衣類をまとめ、ハートフォードにあるスコヴィルの研究室まで彼を送り届けた。そこからはトイバーがケンブリッジまで連れてくると申し出ていた。その朝、ヘンリーと父親は入院中の母親を見舞ったが、トイバーに会うころには、ヘンリーの心には母親はどこか具合が悪いのかもしれないという漠然とした感覚しか残っていなかった。誰が荷造りしたかとトイバーが訊くと、ヘンリーは「母だと思う。けれど、はっきりとはわからない。母が具合が悪かったなら、父かもしれないし」と答えた。ケンブリッジへの車中、トイバーはヘンリーの母親がいる場所と、彼女が元気である旨を何度も説明したが、ヘンリーの頭からは両親に対する気がかりが離れず、二人は無事だろうかと案じた。ＭＩＴ臨床研究センターに着いて自分の部屋に案内されると、その不安感はどこかに消え去っていた。自宅に電話してかまわないと言っても、彼は電話をかけたいと思った理由をすでに覚えていなかった。ところがその午後、ヘンリーは母親が病院に入院しているか、心臓発作を起こしたような気がすると看護師に話している。翌日、彼は母親が病気であるという不安をふたたび感じた。

このとき記憶が戻った理由は定かではないが、単に前日の疲労から回復したためだろうと私たちは考えた。だが以降に行なわれた動物やヒトの実験の数々で、睡眠によって記憶の固定化が促進される場合があることが実証された。記憶は睡眠中に再活性化されて再生され、そのことによって強化されて消失しづらくなるのだ。強化される記憶の種類は、睡眠段階がちがえばかかわる脳構造もちがってくるがゆえに異なる。たとえば、意識をともなう陳述記憶が深い（徐波）睡眠の恩恵を受ける一方で、意識をともなわない非陳述記憶は浅い（急速眼球運動をともなうレム）睡眠によって増強される。またレム睡眠は非情動的な情報よりも、情動的な（とりわけネガティブな）情報の記憶を強固にすることが研究によって明らかになっている。センターの看護師によれば、彼はセンターに来た最初の夜に

「ぐっすり寝た」ので、除去されずに残った情動回路などの脳領域の活性化によって母親の病気にかかわる断片的な記憶が増強され、翌日になって意識に上ったと考えられた[1]。

ヘンリーの脳内で、母親の入院は事実要素と情動要素という二重の表象をもっていた。彼は事実内容――母親は簡単な手術を受けるために入院している――をすぐに忘れたものの、ぼんやりとした情動内容――なにか悪いことが起きている――を数日にわたって覚えていた。正常な海馬をもたないヘンリーは、母親の入院という事実を長期記憶に貯蔵することができなかったとはいえ、より広範な脳領域間ネットワーク――大脳辺縁系とその連絡路が不安感を保持したのだ。母親の入院にまつわる情動要素はアクセスと処理が優先され、感情記憶の痕跡が残された。「辺縁」という語は「周縁」を意味する解剖学用語であり、この場合には、大脳皮質の内側面のすぐそばにある、皮質および皮質下構造から成るひとつながりの帯を指す。一八七七年の段階では、この環状の大脳皮質は嗅覚にかかわると考えられていたが、一九三七年に提唱された新説によって、情動的行動の解剖学的基盤であると考えられるようになった[2]（図14）。

一九三七年に提案された回路では、情報はループ（海馬体から視床下部の乳頭体、視床前部、帯状皮質、海馬傍回を経てふたたび海馬体に戻る経路）内のある脳領域から別の脳領域に伝達される。一九五二年、別の研究者がこの回路に扁桃体をつけ加えた。海馬はもはや情動中枢と認められず、扁桃体が情動反応の座とされた。扁桃体というこの並外れて複雑な構造体はあらゆる感覚器官のみならず、幸福や悲哀の処理領域からも情報を受け取る。また扁桃体はこれらの領域の多くに情報を送り返し、情動の知覚、表出、記憶に特化した広域連絡網を形成する。種々の情動がそれぞれ別個の脳領域に担

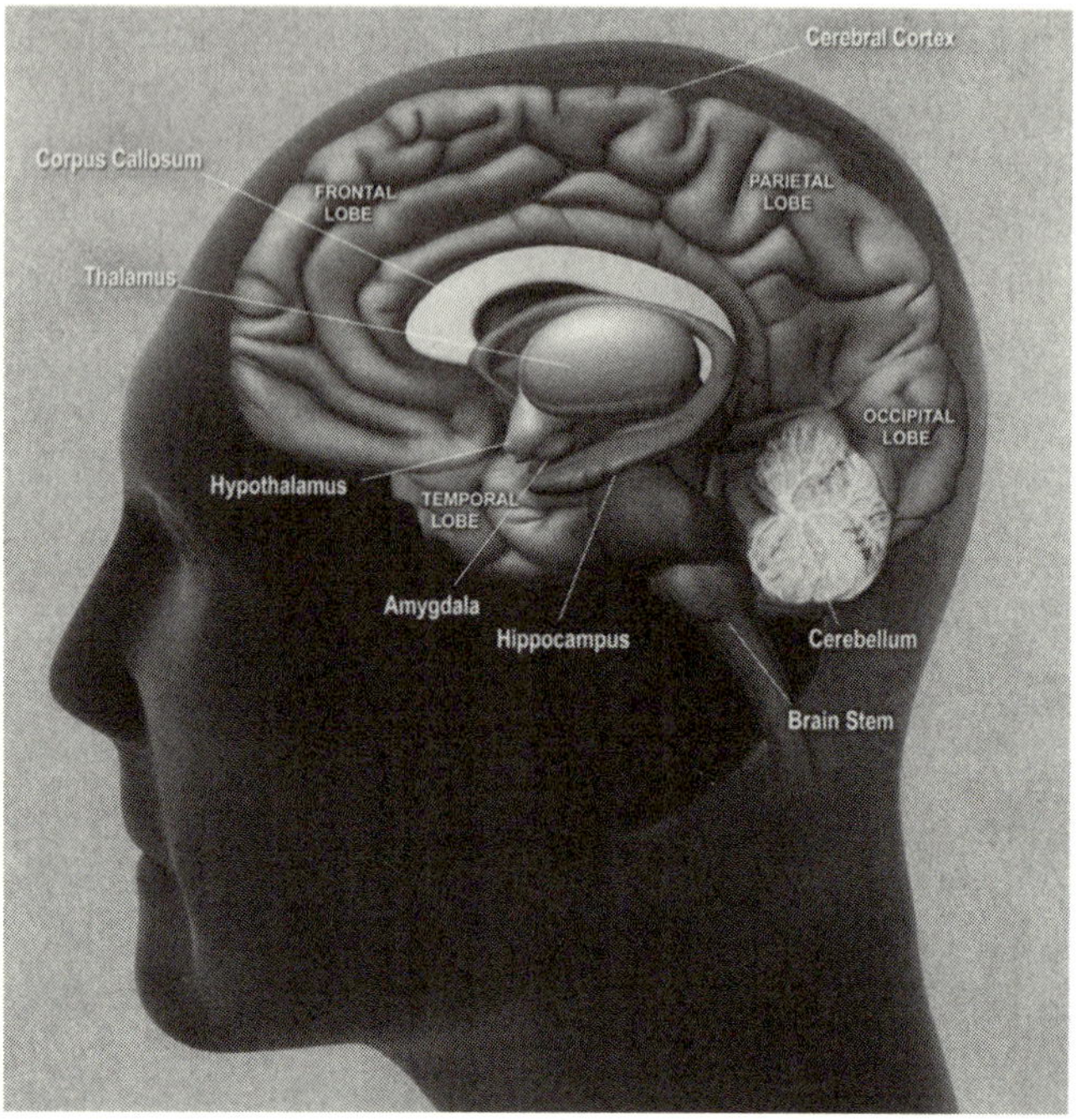

14. 辺縁系。単一の脳システムが情動を担うという考えはすでに過去のものだが、「辺縁系」という用語はいまだに情動の感知と表出にかかわる、相互に連絡された構造群（視床下部、視床、扁桃体、帯状皮質、眼窩前頭皮質）を指して用いられる。眼窩前頭皮質は両眼の上にあり、帯状皮質は脳梁の真上にある脳回。扁桃体と海馬間は密接につながっているため、私たちの情動が記憶の形成に影響する一方で、海馬そのものは情動を変調しない。

cerebral cortex　大脳皮質
frontal lobe　前頭葉
corpus callosum　脳梁
thalamus　視床
hypothalamus　視床下部
temporal lobe　側頭葉
amygdala　扁桃体
hippocampus　海馬
brain stem　脳幹
cerebellum　小脳
occipital lobe　後頭葉
parietal lobe　頭頂葉

われているという考え方は圧倒的な数の研究によって否定されており、各々の情動反応は多数の脳領域が連携して生み出されると考えられるようになってきている。この考え方によれば、脳はあらゆる種類の情動経験を貯蔵するにあたり、辺縁系その他の広範な脳構造——情動的・非情動的の別を問わず基本的な認知作用の基盤となる連絡網——を動員する。ヘンリーの脳はときおりこのような連絡網を形成することができたのである(3)。

ヘンリーの脳から扁桃体と海馬が除去されたために辺縁系の基本回路に機能不全が生じ、彼の情動処理能力が変化してしまったと推測された。ところがヘンリーを対象とした私たちの最初期の研究によって、彼がさまざまな情動を経験できることがわかっていた。一九六六年にヘンリーがはじめてMIT臨床研究センターに来たとき、看護師は毎朝四時に彼を起こして体温などを測定した。彼女はヘンリーと少し言葉を交わし、カルテに入念なメモを残した。夜を過ごした一六日のうち八日で、彼は両親がどこにいるのか、二人は元気かと尋ねたとある。辺縁系内の分散した一部がまだ機能していたからこそ、彼は両親を気づかうことができたのであり、同じこの情動を繰り返し経験する定めにあったのだ。

記憶は重荷にもなる。過去の不愉快な出来事がどうしても頭をよぎるのだ。しかし記憶を奪われたヘンリーは、人生で避けようのない別れを余人のように悲しんだり処理したりすることができなかった。大好きなおじが一九五〇年に亡くなったことを覚えてはいなかったのだ。母親によれば、彼はこのおじの死を耳にするたび悲嘆に暮れたという。やがて悲しみが薄れると、彼はいつおじさんがまた訪ねてきてくれるのかとときおり尋ねるのだった。

MITをはじめて訪れた一九六六年、ヘンリーは大きな喪失感を味わった。ヘンリーが四〇歳を迎えた一二月、父親がハートフォードにある聖フランシスコ病院で気腫のために亡くなった。父親の死後、ヘンリーはすっかり落ち込んでいたとはいえ、誰かが思い出させない限り、父親がもうこの世にいないという事実を認識できないとモレゾン夫人が私に話してくれた。あるとき、ヘンリーは自分が大切にしていた銃の一部が、父親の死後あるおじの手に渡って自宅にないことに気づき、怒りを爆発させて家を飛び出した。ヘンリーが怒っていることを聞きおよんだおじが銃を返すと、ヘンリーの怒りは鎮まったという。銃のコレクションは彼の世界の中心にあったため、それが消えたことに心を痛めた。これらの銃はヘンリーが若いころからいつも自分の部屋に飾られていたので、それが消えてなくなっているのは当然ながら一目瞭然だったし、悲しいことでもあった。のみならず、これらの銃は父親との感情的な絆でもあり、彼にとってかけがえのない持ち物だったのだ。

少なくとも四年というもの、ヘンリーは父親の死について話すことができなかった。夫を亡くして七カ月後、モレゾン夫人は夫の死の話をヘンリーにしないよう私たちに依頼した。その話になるたびに彼ははじめて悲報を聞いたときのように悲しむからというのだった。私もこれには賛成だった。父親の死の話になるとヘンリーが動揺するので、私もそのことにはあえて触れないようにした。ところが一九六八年八月、彼が検査中に父親について過去形で話したので、彼の脳は悲しい現実を無意識の記憶痕跡として刻み込んだと思われた。それでも、彼にはその事実に確信がもてないときがあった。正常な海馬と扁桃体を奪われたヘンリーは長期記憶を形成できなかったものの、自分に残されたもの

——父親、幼時を過ごした自宅での出来事、死の概念などにまつわる手術前の記憶を保存した、相互に連絡した多数の大脳皮質領域——を活用した。やがて、彼はさまざまな手がかりを結びつけ、父親がもはやこの世にいないことを自分なりに悟ったのだ。

一九六六年に夫に先立たれて以来、モレゾン夫人はたった一人でヘンリーの面倒を見つづけた。多様な活動に参加すれば元気が出るだろうと考えた彼女は、ハートフォード地域センターという精神に障害をもつ人のための職場をヘンリーのために見つけた。彼はそこでさまざまな色のゴム風船を小さな袋に詰めたり、簡単な段ボールの看板スタンドにキーチェーンをつけたりする単純な繰り返し作業に従事した。毎朝、隣人のアーサー・バックラー——小柄でぽっちゃりした六〇代の男性で、ヘンリーに深い愛情を抱いていた——が彼を地域センターまで送ってくれた。バックラーはそこで敷地管理員を監督するかたわら、職業教員としてはたらいた。風船の数を数えながら袋に詰め、決まった数に達したら袋をホッチキスで留めるというような細かな作業を、ヘンリーはバックラーから教わった。ヘンリーの知能は低いほうではなく、彼の知能指数は平均——一九六二年の時点で一二〇——を上回っていた。しかし知能はこの単純作業に要するレベルを優に超えていたとはいえ、彼は健忘症のせいで作業に苦労した。風船を次々入れるのに夢中になり、決められた数で止めるのを忘れてしまうのだ。ところがある日、ヘンリーは別の作業でより効率のよいやり方を考えついた。ヘンリーの遠い親戚によれば、彼の思いつきは「手順をいくつか省くことを可能にするちょっとしたアイデア」だったという。彼がこのアイデアをスタッフに伝えると、彼らはこの提案を採用した。一瞬とはいえ、彼は自分を誇らしく思ったことだろう。

のちにバックラーはヘンリーを地域センターの雑役担当に雇い、建物のペンキ塗り、機械室やボイラー室の管理、敷地管理の手伝いなどをさせるようになった。工具室にハンマーやレンチを取りにいってもらうと、ヘンリーはそこに着くころにはなにを取りにきたのか忘れることもあった。そこで欲しい工具の絵を紙切れに描いてヘンリーに渡すと首尾よくいった。

一九七〇年春、ヘンリーは地域センターで作業している最中に騒ぎを起こしたことがある。そのころモレゾン夫人は、息子が普段より神経質で苛立っていることに気づいていた。話しかけると、いつもなら穏やかに返事するのに、ぶっきらぼうな答えを返すのだ。ある日曜の午後には、彼の素振りがおかしくなり、目を閉じたままで、一人にしてくれと言った。突然立ち上がって扉をドンドン叩いたりもした。五時ごろにてんかん発作を起こし、体を硬直させて頭を左右に振った。一〇分ほどで発作は治まったものの、いつもならてんかん発作のあとは眠ってしまうのに、このときは次々と小発作を繰り返した。小発作のたびに、しばらく反応がなくなり、治まってから母親が話しかけると、「放っといてくれ」と言うと寝室の扉をバタンと閉めた。その日は就寝前の着替えに一時間半かかった。

翌朝、ヘンリーの様子は普段どおりに戻っていた。目覚めると、いつものように、「で、今日ぼくはなにをするの?」と母親に尋ねた。母親がハートフォード地域センターではたらくのだと答えると、彼は着替えてバックラー氏の車に乗り込んだ。ヘンリーの左手が腫れ上がって青あざになっていたので、マンチェスター・メモリアル病院に立ち寄ってレントゲンを撮ってもらった。小指を骨折していたことがわかり、ギプスをしてもらった。

二週間後の火曜のその朝、地域センターで風船を袋に詰めていたとき、ヘンリーは突然これまで見たこともないような怒りを爆発させた。にわかに立ち上がると、誰かに風船を横取りされたと叫び、自分は文無しで役立たずで余計者だと怒鳴った。自殺してやると脅し、自分は地獄に行くから母親を道連れにするとわめいた。周囲の人が近づこうとすると、相手を蹴り飛ばし、ある男性などは部屋の反対側まで吹っ飛んだ。そこでヘンリーは壁に向き直り、自分の頭を強く壁に打ちつけた。医師が呼ばれてヘンリーに鎮静剤を打ち、彼は落ち着いたところで自宅に返された。

翌日、ヘンリーは何事もなかったかのように職場に戻ったが、苛立って見えた。モレゾン夫人は息子の行動に懸念すべき変化があったことをトイバーに電話で知らせた。彼女は今回の騒ぎは一種のてんかん発作だと考えており、息子の脅かしを恐れてはいなかった。また記憶が戻ってきている——少なくとも以前に比べてときおり記憶力が回復しているようだと思った——ために混乱したのではないかとも考えた。息子は自分を取り巻く状況を理解しはじめ、自分がほかの人と違うことに気づいてやり切れなくなったというのが彼女の考えだった。彼女の言うとおりかもしれない。ヘンリーは自宅や地域センターで物忘ればかりしている自分を不甲斐なく思い、無力感に襲われた可能性がある。やがて彼は自分の状態を理解し、自分には記憶障害があって、それが治る見込みはないということを受け入れた。モレゾン夫人は、ヘンリーがこのまま人前で癇癪を起こしつづけたら、精神病院に入れられたり、地域センターではたらきつづけられなかったりするのではないかと心配した。ヘンリーにとって地域センターの仕事が生きがいであることを彼女は知っていた。

ヘンリーはときどき癇癪を起こしつづけ、自分の記憶力の弱さに苛立ちをあらわにすることがときおりあった。一九七〇年五月には激しい腹痛を訴えはじめた。これまでになかったことだったが、この症状は朝に起きることが多かった。夫人はある夜ヘンリーの苦しそうな声で目を覚ましたこともある。彼女は地域センターに出かける週日にヘンリーの痛みがひどいことに気づき、地域センターで誰かにからかわれたり、不愉快な思いをさせられたりしたのではないかと考えた。痛みは今日は地域センターに行く日だと告げられたときに感じるぼんやりとした不安感ではないかというのだ。また夫人は息子が休みの日を除けば朝に不機嫌だとも感じた。夫人はこうした問題に心を痛めたが、ヘンリーの症状の真の原因も対処法もわからなかった。

この月、夫人はトイバーに電話をかけてヘンリーの状態を知らせた。その後一週間にわたってヘンリーがひどい腹痛に苦しみつづけると、トイバーはヘンリーに精密検査を受けさせることを確約した。夫人はヘンリーが痩せ細ってきており、地域センターのスタッフがヘンリーの体調が思わしくないのではないかと考えていると彼に明かした。

私と同僚たちは研究者であって介護者ではないにしろ、ヘンリーが適切な治療を受けられるよう手を尽くすべきだと感じた。トイバーはまずミルナーに、その後スコヴィルに相談したところ、スコヴィルはハートフォード病院での検査ではヘンリーの母親にかなり経済的な負担になることを懸念した。そこでヘンリーをケンブリッジに呼び寄せ、ＭＩＴ臨床研究センターでの長期滞在中に健康診断を行なえば、モレゾン一家の負担にならないという話に落ち着いた。ＭＩＴでヘンリーが受ける検査は無料で、モレゾン一家は一銭も払う必要がなかった。

トイバーは、息子のクリストファーと一緒にヘンリーをイースト・ハートフォードまで迎えにいった。クレセント・ドライブにある一階建ての家の前に車を寄せると、一家の住まいは白い枠のあるクリーム色の小さな建物で、芝と何本かの樹木というつつましい庭に周りを囲まれていた。中に入ると、ヘンリーがこざっぱりした服装で待っており、今回は三週間の予定になっている三度めのMIT臨床研究センター訪問のために小さなスーツケースが用意されていた。モレゾン夫人はトイバーの計らいに感謝し、ヘンリーの世話に明け暮れた約二〇年ではじめての休暇になると語った。ヘンリーと一緒ではなく一人で人を訪ねたり、夜の外出をしたりするのを楽しみにしていた。

MIT臨床研究センターに滞在した三週間で、ヘンリーはMITの医師による健康診断を受けたが、腹痛は治まったようだった。ヘンリーは滞在期間ずっと静かだったけれども、どこか混乱しているようでもあった。ある夜、トイバーが暗い部屋にすわっているヘンリーを見かけると、かたわらにクロスワードパズルが置いてある。トイバーはどこか具合が悪いのかとヘンリーに尋ねた。「いや、体ではなく心の問題です」と彼は答えた。「ぼくはみんなに世話をかけるばかりで――なにも覚えられないんですから」。彼は言葉を選んで話しつづけた。「それで自分が良からぬことを言ったり、しでかしたりしてはいないかとつねに自問するのです」。記憶を呼び起こそうとするたび、彼は「ぼくは自分と議論します」と言う。それが彼の口癖だった。トイバーはヘンリーを元気づけ、今夜のうちに母親に電話をしておくと約束した。珍しいことに、ヘンリーが父親の話をもち出した。「ぼくは自分に問いかけます――父のことです。あの、どうも気持ちが落ち着かないんです。父は天に召された――亡くなった――と思う一方で、生きているとも思えて」。彼は震えはじめた。「どうにもわからない」

これはもともとヘンリーが心配性だったのではなく、トイバーと話したことで父親の死をめぐる悲しみと疑念がよみがえったのだ。父親の死を受け入れられるほど昔に父親が死んだとはとても思えないのだった。父親に最後の別れをし、葬儀に参加し、墓を訪ね、身内や友人に悔やみを言ってもらった記憶は少しもない。トイバーが目にしたヘンリーの震えは、彼の内心が身体に表われたものだった。

ＭＩＴ臨床研究センターでの三週間が終わり、ヘンリーが自宅に戻るときが来た。センター滞在中に腹痛を訴えなかったことを考えると、そもそもここに来るきっかけとなった問題にはストレスがかかわっており、それは地域センターでの仕事に関連していると思われた。ヘンリーは一日一箱のペースで煙草を吸っており、一九六八年のレントゲンには写っていなかった肺疾患がレントゲン検査で発見された。トイバーはモレゾン夫人に電話をかけてこれからヘンリーが帰りますと伝え、彼に受話器を渡した。ヘンリーは見るからに感激しており、声を聞けてうれしいと母親に話したときにはほとんど涙声だった。トイバーはイースト・ハートフォードの家までヘンリーを送っていった。私道に車を入れると、モレゾン夫人が玄関を開け、ヘンリーに向かって「家を出たときよりずっと元気そうね」と言った。二人はしばらく無言で抱擁し、ヘンリーは母親の頰と肩をなでた。

感情を司る主要な構造である扁桃体をほとんど失っているにもかかわらず、ヘンリーが情動――ポジティブとネガティブの別を問わず――を経験し、またそれを相手に伝えることもできるのは明らかだった。実験室での検査では、彼は人の顔の写真を見て、その表情が楽しそうか悲しそうかなどを判断することができた。ヘンリーは普段は穏やかだが、まれにすさまじい怒りを見せることがあった。こうした攻撃的な態度は、重要なことを覚えられない自分と、苛立たしい患者仲間に対する不満から来る一時的な反応だった。ヘンリーは暴力的な人間ではない。むしろ、柔和で友好的で辛抱強い性格で、他人に対する態度は模範的だった。センターでは、いつもおとなしく愛想も良かった。

情動の科学を参照することで、ヘンリーがポジティブとネガティブのどちらの情動でも経験し表出できるのはなぜかには説明がつく。情動は広範な経験におよぶ。一九六九年、心理学者のポール・エクマンは、人間は文化とはかかわりなく普遍的に六種の情動――悲しみ、幸福感、怒り、恐怖、嫌悪感、驚き――を経験するという説を提唱した。これらの主たる情動がさまざまに組み合わさることによって、愛情、希望、共感、ためらい、憤激、羞恥心など他の情動が多数生まれる。感情は、二つの異なる変数――快・不快の度合いと興奮・鎮静の度合い――によって変化する。情動が意識に上ると、心搏数、血圧、呼吸、血中グルコース、ストレスホルモンが上昇する。これにともなって体と脳への血流が増え、情動を表出する準備が整う。その場の状況に応じて、逃走したり、闘争したり、和解したりする用意ができるのだ。脳はあらゆる生物学的変数の調整役であり、活性化する脳回路は発生すべき情動の性質によって異なる。(4)

一九七〇年、ＭＩＴ臨床研究センターを三度めに訪れた際、ヘンリーは道中で珍しい出来事に遭遇し、このときのことが彼の情動記憶にかかわる特別な洞察を与えてくれた。トイバーがハートフォードでヘンリーを車に乗せたときには激しい雨が降っていた。トイバー、彼の息子のクリストファー、ヘンリーがボストンに向かって北上しはじめると、ルート15は雨水と泥に覆われていた。トイバーが運転する車が右車線を走っていると、前方を走る薄茶のインパラがいきなりバランスを崩して、右側の土手の急斜面に乗り上げた。車は左側の車輪のみでふらふら走ったあとで元に戻った。フロントフレームは曲がり、パンクした後輪が雨音に負けないくらい大きなシューシューという音を立てた。

トイバーは、右車線に飛び出して停止した車の数メートル後に車を止めた。ヘンリーに車内にいるよう念を押してから、事故車に乗っていた人——二〇歳の女性とその母親——の様子を見にいった。二人とも動揺していたものの怪我はしていなかった。大柄な母親がヒステリー気味に泣きはじめ、別の車が事故現場を迂回して止まった。車から若い男性が飛び出してきて、彼とトイバーが二人の女性を車の来ない場所に案内した。トイバーはレインコートを取りに車に戻ってきたが、もうその必要がないほど自分がずぶ濡れであることに気づいた。事故車を見て、トイバーと若者はパンクしたタイヤでもまだ走れると判断した。トイバーが後続の車を止めているあいだ、若者が事故車を土手から下ろし、路肩にある退避車線に停めた。

全員の安全を確認すると、トイバーは車に戻ってきて車を出した。ヘンリーは、事故の原因についてクリストファーと心配げに数分話した。話題は降りつづく大雨に移っていった。事故現場を離れて一五分ほどしたころ、道路の路肩にある待避所に停車して、ランプを点滅させているパトカーとすれ違った。その前には赤いトレーラーを牽引している青いステーションワゴンが停まっている。トレーラーを引っ張っている車の後に車が入ってきて怪我をしないように、パトカーはそこにいるのだろうとヘンリーが言った。しばらくして、トイバーがヘンリーに訊いた。「なぜ私はずぶ濡れなんだろう?」

「車が道をそれて事故を起こしたときに手を貸したからです」とヘンリーは答えた。

「それはどんな車だった?」

「ステーションワゴン、いえ、ステーションワゴンとトラックでした」

トイバーは事故を起こした車の色をヘンリーに尋ねた。

「そのことでは自問しているところです。道路から飛び出したステーションワゴン――横向きになっていました――は青でした。けれども、今思い返してみると、それは茶色なのです」。二分後、ヘンリーは州警察官が事故現場で交通整理していたと話した。約二〇分後、トイバーはなぜ自分が濡れているのか再度訊いてみた。

「車の外に出たからです。道を尋ねるために」

交通事故という感情に訴える出来事はヘンリーの心に鮮明な印象を残したが、時がたつにつれて新たな情報――パトカー、点滅するランプ、路肩に停まった別の車――と入り混じり、古い記憶をどこかへ押しやってしまった。ごく短い時間で、記憶は完全に消えてしまったようなのだ。それでも、この出来事で経験した激しい興奮は、ヘンリーの心にことのほか強烈な印象を残したのだった。

ＭＩＴ臨床研究センターに着いて道中なにかあったかと尋ねられると、ヘンリーは渋滞があって迂回したけれども、ほかにはなにも起こらなかったと答えた。その夜トイバーは、その日の移動のことでなにか覚えていないかもう一度ヘンリーに訊いた。ヘンリーは、「いいえ」と答えた。

「私は雨に濡れた？」とトイバー。

「はい、事故のあと車から出たときに」

「事故って？」

「車がスリップして土手に乗り上げたんです――若い女性が乗っていました。あなたは雨の中に出ていって、怪我した人がいないか確かめようとしました」

「車に乗っていたのは一人？」

「いえ、もう一人別の女性がいました。太った人です」

この顚末から、記憶の性質にかかわる主要な原理をいくつか導き出すことができる。この日の移動で、ヘンリーは自分にとって興味があり気持ちがたかぶるような二つの刺激的な出来事に出くわした。私たちはある出来事に十分に注意を払い、興奮を覚えると、その出来事の記憶が強化される。ヘンリーの脳内にある注意と情動の処理回路が事故が起きているあいだ発火したため、事故に関連する人や車両、経過を詳細に符号化することができた。ヘンリーがこれらの詳細を再生しリハーサルしているちょうどそのとき、車中の三人はパトカーとトレーラーを見かけ、これがヘンリーの注意を引いた。彼はこの二つめの出来事に焦点を合わせ、見聞きしたことを丸ごと吸収した。しかしながら、その過程で最初の出来事の処理に干渉が起きてしまい、情報が一部失われた。

私たちすべてにとって、干渉が忘却の最大の原因となる。今回の場合は、パトカー、ステーションワゴン、トレーラーとの新たな遭遇が事故の情報と競合し、古いほうの情報の維持を妨げた。その後、トイバーが自分がずぶ濡れになっている理由を尋ねて事故のヒントを与えたため、ヘンリーの答えは二つの出来事が入り混じったものとなったわけで、これはどちらの記憶痕跡も弱く不完全であったことを示している。

正常な脳では、こうした弱い記憶痕跡は時を経て固定化と呼ばれる過程によって強固になる。ヘンリーは新しい情報を固定できなかったが、それは固定には海馬と大脳皮質間の協調が必要であり、これが彼の脳では不可能だったからである。固定化が起きると、情動にかかわる情報は記憶回路で優先して処理されるため、比較的消えづらくなる。MIT臨床研究センターに到着したころには、ヘンリーは道中で見かけた事故という刺激的な出来事は忘れていたものの、夜になってトイバーが自分が雨に濡れたか否か訊くことでふたたびヒントを与えたのである。最初のヒントのときと同じように、これが糸口となってヘンリーは事故の経緯、若い女性、中年の女性を思い出した。このときまでに、彼は休息し、夕食を取り、その日の移動について思い出せることはどんな小さなことでもすべて再体験していた。これが起きたメカニズムは正常な脳の場合と同じであるはずはないのだが、驚くべきことに、彼は常人とは異なる回路を利用して一時的に痕跡をつくることに成功したのである。当時私たちは、ヘンリーの海馬の周りに内側《ないそく》側頭葉の一部が残されていることを承知していなかったが、この部位が、除去されなかった情動記憶回路とともに、ヘンリーが短いあいだ記憶を取り戻すのを可能にしたようだ(5)。

一九八〇年代初頭までは、ヘンリーの情動経験にかんして私たちが入手していた情報は、彼の行動に表われた情動を観察し記録した人びとから得たものだった。このころ、私と同僚たちはヘンリーの人格を知るためにより客観的で広い視野に立った見方をしようという方針を固めた。彼の扁桃体は手術によって損傷を受けていたので、彼が経験する情動を客観的に調べるのが当然の流れだった。私たちはそれまでにこうした研究を行なったことはなかったが、それは一九六〇年代や七〇年代には、わが研究室のメンバーをはじめとして神経科学者の多くが、臨床心理学や精神医学には手出ししないと決めていたからだった。

私たちは、ヘンリーに標準の人格検査をひととおり施した。その結果、彼の情動感受性はいくらか鈍ってはいるものの、さまざまな情動を表わすことができることがわかった。自己管理については、やや無頓着で他人の助けを必要とした。誰かに促されなければ、髭をそったり入浴したりしなかったのだ。個性および動機の検査では、他人との交わりを厭わないが、自ら進んで求めるタイプではないという結果だった。重要だったのは、検査では不安、大うつ病、精神病の兆候が見られなかった点にある。健常者でも悲嘆、悲哀、不満を感じることはままあり、これはヘンリーが父親を亡くしたときやものを覚えられなかったときに経験した感情と同レベルのものだ。彼はまれに怒りをあらわにすることがあったが、こうした反応は重い障害を背負った人にはありがちだ。

一九八四年、私は精神科医のジョージ・マレーにヘンリーの評価を依頼した。マレーは、ヘンリーは「いつも笑みを浮かべ、私にもなかなか暖かい態度で接してくれた」と報告している。ヘンリーは自分が近ごろ快食かどうかはわからなかったが、レバーは嫌いだと言いながら笑みを浮かべた。よく眠れるかと尋ねたときには「たぶん」と答えた。死については考えないし、自分にわかるかぎり泣くこともないと言った。無力感を感じるかとの問いには、「イエスでノー」、希望がもてないかとの問いには、「イエスで、まあノー」と答えた。自分が役立たずだと感じるかとの問いには、ふたたび笑みを浮かべて「それは希望がもてないのと同じことですね」と言った。前の問いがまだ短期記憶に残っていたことになる。自分が好きかと尋ねると、もう一度顔に慎重な笑みを浮かべ、「イエスでノーです。脳外科医にはなれませんからね」と言った（そのころヘンリーが会話で頻繁に話題にしたのは、自分は脳外科医になりたかったということだった）。マレーはヘンリーは「うつではない。けれども、これはたまに悲しい思いを経験しないという意味ではない」と語った。

ヘンリーの情動経験をより詳しく知ろうと、マレーは両親や音楽の好みなどについても尋ねた。二人は互いに「ジャイブ」（訳注　ジャズとロックとブルースを混ぜあわせたようなダンスミュージック）が嫌いだと知って笑いあった。ここでマレーはセックスの話題に移った。「立つ」がどういう意味かと尋ねると、「建設です」という。「じゃあ、別の言葉を使ってみましょう。『勃起』はどうですか」。ヘンリーは微笑むでも、呆れるでも、表情一つ変えるでもなく、「男の下腹部に起きることですね」と答えた。ヘンリーは男性にペニスがあるが女性にはないことを知っており、どのようにして赤ちゃんができるかを説明した。この話をするあいだ、ヘンリーはマレーの問いに表情を変えなかったし、性的欲望はないと語った。マレーはヘンリーを無性愛者――性的衝動をもたない人と形容した（ヘンリーの上司のバックラーは、ヘンリーを「地域センターの娘たちに色目を使わない」完璧な紳士と呼んだ）。

私や同僚たちと一緒にいるとき、ヘンリーはつねに友好的ではあっても受け身だった。ただ、日常の会話でときおり目覚ましいユーモアのセンスを示すこともあった。一九八四年のある日、わが研究室のある神経学者がヘンリーを検査室から廊下へ案内した。皆が部屋を出てドアが閉まったとき、その神経学者が「鍵を中に置き忘れたかもしれない」とつぶやいた。するとヘンリーはこう言ったのだ。

「少なくともどこを探せばいいかわかってますよね」

ヘンリーが生来穏やかで親切であるのは、私たちが課す検査をすべて受けるという、並外れた辛抱強さを見れば明らかだ。むろん、彼には検査内容の長期記憶はないのだから、彼にとって検査は毎回新しい経験であり、退屈することはないようだった。あるとき、研究室の一員と話していたとき、彼は検査についてこんな感想をもらした。「これって面白いものですね。ただ生きて学ぶだけなんですから。ぼくが生きて、あなたがたは学ぶ」

第７章　符号化、貯蔵、検索

ウォーターゲート事件が世間を賑わせた一九七二年、私はモレゾン夫人とヘンリーを訪ね、この事件の印象をヘンリーに訊いてみた。

「さて、すぐに頭に浮かぶのは刑務所です。あと、ウォーターゲート刑務所の暴動も」と彼は答えた。

「暴動やウォーターゲートについて最近なにかニュースで聞きましたか」

「いえ。でも、この事件の捜査が行なわれていますね」

「そうですね」私は励ますように言った。

「ところが、その、どうも、これ以上はっきりしません」

「ジョン・ディーンという人の名前を聞いたことがありますか」

「さあ、暗殺者でしょうか。いや、いまそう言いましたが、指導者だったかもしれません。そう、殺されたか、怪我を負わされた、労働組合の委員とか組合員とか。そんなことが頭をよぎります」

「あなたは新聞とか手当たりしだいに読んでいるもの」と、夫人が口を添えた。

ジョン・ディーンはニクソン大統領の法律顧問だった。ヘンリーはウォーターゲート・ビルでの盗聴侵入事件を伝える報道をたくさん見聞きしていたが、ハードドライブが壊れたコンピュータにも似て、彼の脳はこの情報を貯蔵したり取り出したりすることができなかった。

人間の脳にかんする近年の研究は、コンピュータサイエンスの発達に負うところが大きい。長期記憶を司《つかさど》る認知作用にかんする私たちの研究は、ニュージャージー州にあるベル電話研究所のエンジニアだったクロード・シャノンが、一八四八年に提起した情報理論にもとづいている。自分のアイデアを通信の数学理論として確立するにあたり、シャノンは応用数学や電気工学、暗号理論の知識を駆使して、情報伝達を統計的プロセスとして記述し、情報のもっとも基本的な単位としてビットという造語を提案した。一九五〇年代はじめ、認知心理学者のジョージ・A・ミラーが自然言語の処理に情報理論を取り入れ、シャノンの理論を心理学と統合した(1)。

学習と記憶を情報処理と見なす発想が重要な進展となり、研究者は記憶をコンピュータプロセスになぞらえて三つの処理段階に分割できるようになった。第一段階は情報の符号化（記銘）であり、外界からの感覚入力を脳内表象に変換する。第二段階は、これらの表象をあとで取り出せるように貯蔵（保持）する。第三段階は、貯蔵された情報を必要に応じて検索（想起）する。現在の研究者は、これらの三段階を個別に調べ、相互作用を見きわめられるように実験をデザインする。

科学者は情報処理の工程をこれらの個別の段階に分割することによって、記憶の科学研究を可能にする。この分割は便宜的であるとはいえ、避けて通ることはできない。この手順があるおかげで、科学者は各段階の多数のプロセスを詳細に記述できるからだ。現実には、符号化、貯蔵、検索は常時かつ同時に起きている。記憶形成の各段階の理解は、包括的な理論の形成に欠かすことができない。

ヘンリーにとって情報の符号化は問題ではなかった。紅茶にミルクを入れるかと尋ねたら、彼は私の質問を短期記憶に入れ、ミルクはいらないが砂糖がほしいと答えることができる。ヘンリーの問題は情報処理の後半の二段階——新しい情報の貯蔵と検索にある。私が話題を変えて彼の注意をそらし、さっきなんの話をしていたか尋ねると、彼には答えられない。彼の脳は受け取った情報を短時間なら保持できるが、しまい込んだ情報をあとで確認することはできないのだ。

一九五七年にスコヴィルとミルナーの論文が発表されると、ヘンリーの症例のおかげで、記憶形成を構成する三段階のそれぞれで起きる認知および神経過程を調べる研究が始まり、数十年にわたって続けられた。これと同様に重要だったのは、ヘンリーの症例が記憶の細分化——私たちの脳はさまざまな短期記憶と長期記憶を休みなくさばいており、これらの異なる記憶がそれぞれに特化した別々の記憶回路に担われているというアイデア——を証拠だてるものだった点にある。ヘンリーの長期記憶過程は一部失われているが、失われなかったものもあるというミルナーの画期的な発見によって、陳述記憶または顕在記憶——ヘンリーはこの種の記憶をほとんど失っていた——と、非陳述記憶または潜在記憶——ヘンリーはこの種の記憶を維持していた——間の重要な理論的区別が確立された[2]。

内側《ないそく》側頭葉が担う陳述記憶は、私たちが日常会話で「覚えている」とか「忘れた」とか言うときの記憶である。この種の記憶には、二種の情報、すなわちエピソード知識——過去に自分に起きた特定の経験の思い出——と、意味記憶——特定の学習事象とは結びついていない人や場所、言葉、地図、概念などにかんして私たちが蓄積してきた一般的情報——とを意識して想起する能力がかかわっている。多くの意味において、陳述記憶は日常生活の基本となるもので、目的や夢を追求し、一個の人間として機能するために必要な知識の獲得を可能にしてくれる。

ヘンリーは新しい陳述記憶をただの一つも得ることなく五五年という月日を生きた。彼は朝食になにを食べたか、前日どんな検査を受けたか、去年の誕生日をどう祝ったかなど具体的な出来事を人に話すことはできない。新しい語彙、現職大統領の名前、MIT臨床研究センターで出会った人の顔を覚えることもできなかった。記憶検査の成績はあてずっぽうで答えた場合と大差なかった。ヘンリーの脳から手術時に除去された構造は陳述記憶にかかわる部位だった。しかし非陳述記憶を担う他の回路は残されたため、彼は新たな運動スキルを学び、条件反射を獲得することならできた。

ヘンリーの症例から派生して生まれた研究は、エピソード知識の符号化、貯蔵、検索を可能にする基本過程の解明に貢献した。この五五年間、科学者はこれらの三つの処理段階の解明に大きな進展をもたらしてきた。一九九〇年代になると、こうした研究はポジトロン断層法（PET）や機能的核磁気共鳴画像法（fMRI）などの脳イメージング法導入によって盛んになった。これらの技術のおかげで、科学者は各段階における脳活動をはじめて個別に調べることができるようになったのだ。

意識してものを記憶するには海馬とそれに隣接する海馬傍回が必要であるという発見がなされると、科学者はエピソード学習の心理学と生物学における基本的な疑問に挑戦しはじめた。一つの出来事の長期記憶にはどのような認知作用がかかわっているのか。海馬や海馬傍回でどのような複雑な過程が進行するのか。大脳皮質が長期記憶に果たす役割はなにか。私たちがどれほど出来事の符号化、貯蔵、検索に成功するか、あるいはどれほど忘れるかを決めている認知過程と、それを担う脳回路はなんなのか。
ある感覚事象――見る、聞く、匂う、触れる、味わう――が登録されれば、ただそれだけで学習につながるとは限らない。私たちが出来事や事実をどれだけ覚えていられるかは、最初にどれほど効果的に符号化されるかにかかっている。人の名前や顔、日付、住所、パーティー会場への道順などを覚えていられるか否かは表象の豊かさに関連している。研究者はこれを処理水準効果と呼ぶ。
一九七〇年代はじめ、心理学者のファーガス・クレイクとロバート・ロックハートは、被験者が情報をどれほど深く処理するかを探るために一連の実験を行ない、この処理水準効果をはじめて提唱した。二人は、脳は受け取った情報を異なる深さで処理することができるという、説得力あふれる論を張った。彼らは speech や daisy などの短い単語を検査刺激として被験者に短い時間見てもらい、そのあとで各語について質問した。質問は三種用意されたが、それは被験者が異なる処理深度――浅い、中間、深い――に達するのを期待してのことである。[3]
紙に刷られた TRAIN という語があるとしよう。クレイクとロックハートはこの語の物理的構造にかかわる質問（この語は小文字ですか?）によって浅い処理を、語の押韻にかかわる質問（この語は brain〔脳〕と韻を踏みますか?）によって中間の処理を、語の意味にかかわる質問（この語は旅の手段を意味しますか?）によって深い処理を被験者がするよう指示する。こうして被験者が一連の単語を符号化したら、しばらくしてどの単語を思い出せるかを調べる抜き打ち記憶テストを行なう。実験では、被験者がいちばんよく覚えていたのは意味に応じて処理した語で、次に押韻に応じて処理した語、最後に物理的構造に応じて処理した語と続いた。総じて言えば単語の保持は、符号化の段階で被験者がどれほどその語について詳細かつ具体的に考えたかにかかっていた。こうしてクレイクとロックハートは、浅い処理より深い処理によってより強固な記憶が生まれることを実証した。[4]

一九八一年、私たちはヘンリーに処理水準効果が見られるか否かに興味を抱いた。そこで単語の意味をよく考え、あとでその単語を再認する能力を強化できるような処理水準検査を彼のためにデザインした。ヘンリーは浅く処理した単語より深く処理した単語をよりよく再認するだろうか。ヘンリーの検査ではhat（帽子）、flame（枠）、map（地図）など三〇個の一般名詞を刺激に用いた。符号化課題では、実験者がテープを流した。ヘンリーはまずhatのような単語が発話されるのを聞き、次に三種の質問のうち一つを聞いて「イエス」か「ノー」で答えた。「この単語を話しているのは女性ですか？」という質問は物理的（浅い）レベルに、「この単語はglassと韻を踏みますか？」という質問は音韻（中間）レベルに、「この単語は衣服の種類を指しますか？」という質問は意味論（深い）レベルに対応する。[5]

符号化フェーズのあと、ヘンリーは抜き打ちの記憶検査を受け、いま符号化したばかりの単語を再認するか否かが調べられた。実験者は三個の単語を読み上げ、さきほど聞いた語を選び、確信がなければ推測するよう指示した。ヘンリーはこの処理水準課題を別々の機会に二度受けた。当てずっぽうでも、三〇個のうち一〇個は正しく答えられるはずだった。異なる時期に二度行なわれた検査セッションでの彼の成績は、一九八〇年に一二個、一九八二年に一〇個と推測の域を出なかった。彼の総合成績は思わしくなかったのだ。一〇行ほど前の問いに答えるなら、彼は処理水準効果を発揮しなかっ

たということになる。(6)

ヘンリーの成績が振るわなかったのは、海馬が損傷を受けていたから、ということもあるが、内側側頭葉構造——情報が最初に処理される場所——と、言葉その他の表象を貯蔵する皮質領域とを結ぶ重要な連絡路と、両者間の相互作用とを失っていたからでもある。海馬は符号化になくてはならない存在だが、大脳皮質もこれに匹敵する重要な役割を果たしている。ｆＭＲＩによる研究では、課題を行なっている最中の脳活動を観察することが可能で、これによって浅い処理より深い処理のときのほうが大脳皮質内の活動が活発であることがはっきりと示された。とはいえ符号化とは、大脳皮質だけによってなされるものではない。ヘンリーの感覚器官は単語や絵、音、接触などを知覚し、その情報を皮質に登録すべく脳へ伝えることはできる。ところがその情報を貯蔵するという次の段階の能力が欠けているために、深い処理が用をなさないのだ。外界から入ってくる感覚情報を正常に受け取って理解することはできるが、たとえ工夫を加えても、より良好な記憶に結びつくような深い表象を形成することはできなかった。(7)

一般に、人の名前や顔、日付、住所などの特徴を深く心に刻めば刻むほど、それをよく覚えていられる。これはなにかの助けを借りずに情報を長期記憶から取り出した、すなわち自由再生か、または私たちがいくつかの選択肢を前に迷ったときに向こうのほうからふいに姿を現わした、すなわち再認のいずれであるかにはかかわりない。あるイタリアンレストランへの行き方をネットで調べるとしよう。もし過去にそのレストランに行ったときの豊かな表象が脳内にあるなら、あなたはそのレストランの名前とそれがある町をすぐに思い出し、その情報をコンピュータの検索エンジンに入力するだろう。ところが、そのレストランで食事したことがなく、ただ一度その前を通りかかっただけで表象が貧しい場合、その名前を思い出すことはできず、探しているレストランに行き当たるまでリストをたどるしかない。

新しい情報を深く符号化すると、その情報は側頭葉、頭頂葉、後頭葉を経由してすでに貯蔵された豊かな意味情報に結びつけられるため、後日取り出される可能性が高い。情報を自分が知る他の事実に頭の中で結びつける精緻化リハーサルのおかげで、その情報をただ繰り返すだけの場合に比べて長期記憶はより強固になる。少人数の学習グループをつくって、講義や参考文献にあった練習問題を互いに解きあう試験勉強で知識がよく身につくことは学生なら知っている。この場合の議論が精緻化リハーサルである。図書館でノートのメモをただ静かに読むより、こうした議論のほうが内容をより深く処理し、より強力に符号化することにつながるのだ(8)。

試験勉強する学生とは違って、ヘンリーは活発な精緻化リハーサルの恩恵に与《あずか》ることはできなかった。しかし一九八五年、ヘンリーは単純に繰り返すだけのリハーサルを利用して、一見して長期記憶形成にも思える離れ業をやってみせた。わが研究室に、彼の時間経過の感覚を知りたいと思ったポスドクがいた。彼女は、私はこれから部屋を出ていきます、戻ってきたらどれほど時間がたったかあなたに尋ねます、と彼に告げた。二時五分に部屋を離れて、二時一七分に戻った。ヘンリーにどれほど長く自分が部屋を空けたか尋ねると、彼は答えた。「一二分です。すごいでしょ!」。彼女は驚いたが、それも壁に時計がかけられているのを見て、ヘンリーがどうして正しく答えられたか、そのからくりがわかるまでのことだった。彼女が部屋を空けたあいだ、彼は二時五分を何度も繰り返して記憶のいちばん上に置き、彼女が戻ってきたところで、時計を見ると二時一七分だった。そこで彼は作動記憶を駆使し、二時一七分から二時五分を引くという簡単な計算をした。ヘンリーはものを覚えられないけれども、ときおりその障害を補う見事な方法を見出すことがあるのだ(9)。

記憶を強化する方法は精緻化リハーサルに限らない。情報を取り出し、心的表象をつくり上げて組織化し、後日その情報を思い出す高度なテクニックの例は、過去の歴史を振り返ればたくさんある。一五九六年、イタリアのイエズス会司祭で、中国で研究生活を送った学者のマテオ・リッチは、『記憶術』と題する短い本を書き、科挙に合格するために膨大な知識を身につけなければならない中国男性に記憶法を紹介した。リッチのテクニックは中世ヨーロッパのアイデアにもとづいており、「記憶の宮殿」を中心に展開する。その巨大な建物にはレセプションホールと多数の部屋があり、各部屋では感情に訴える絵画などの生き生きとした複雑なイメージが異なる位置にある。感情にかかわる内容はそうでない内容に比して記憶に残りやすいので、覚えたい情報と部屋の中の物体のあいだに、風変わりだったり感情が揺さぶられたりするような連想（連合）を設定する。これによって、鮮やかな連合が形成される。リッチの記憶法は今日《こんにち》の言葉で言えば場所法である――脳裏に慣れ親しんだ経路を思い浮かべ、その経路に沿って目立つ目印を置き、各記憶情報をそれぞれの目印と結びつける手法だ(10)。

記憶の宮殿をつくるときには、なじみ深い目印――オフィスビル、近くの食料品店、自分の家――を選ぶといい。披露宴で新婦のためにする乾杯の挨拶を覚えたいとしよう。するとおさえておきたいエピソード――小学校時代のサッカーゲーム、中学校時代の体操クラブ、高校時代のフランス旅行、大学時代に飼いはじめた犬、新郎との出会い――がいくつかある。まず記憶の宮殿に、なじみ深い場所――たとえば近所のスーパーマーケット――を選ぶ。スピーチに入れるエピソードのヒントを食品の列に挿入していく。店のドアに目立つヒントを置き、果物の棚、野菜の棚、肉の棚、冷凍食品の棚と順番に進む。まず入り口に近づいたら、ガラス扉一面に巨大なサッカーボールが貼りつき、サッカーのユニフォームを着た七歳の新婦と親友が手を取りあってボールの上にいるのを想像する。果物の棚では新婦の体操チームがスイカの上で逆立ちし、野菜の棚では巨大なエッフェル塔がアスパラガスの若芽の上にそびえていると考える。肉の棚では、シベリアンハスキーの成犬が優に二キログラムはあるステーキをくわえて陳列棚にいて、冷凍食品の棚では、冷凍庫内で新郎がオニオンリングの大きな袋を手にして片足でひざまずいている姿を頭に思い描く。これらのイメージをつくり上げて覚え込んだら、頭の中でスーパーマーケット内を歩き、心の目を一つの記憶のイメージから次の記憶のイメージへと移していく。スピーチするときには、スーパーマーケット内に保存した記憶やエピソードを特定の順番で取り出すことができる。これは年齢にかかわらず私たちが活用できる記憶強化法の一例だ。

ハイレベルな記憶力大会に出場する人の多くは場所法を利用する。たとえば、例年パイ・デー――つまり三月一四日――には、プリンストン大学が円周率パイの小数点以下の桁をいちばん多く暗唱できる人を選ぶ集まりを催す。二〇〇九年、数校の大学の研究者が共同でｆＭＲＩ研究に着手し、パイの小数点以下を驚異的な桁数だけ記憶することを可能にする脳部位はどこかを突き止めるべく試みた。このような実験では、被験者はＭＲＩスキャナの中に仰向けに横たわって行動課題にのぞむ。特定の脳領域が活性化すると、その領域の酸素消費が増える。脳が酸素消費量の増加を検知し、この領域にもっと酸素を送り込む指示を出す。血液中の酸素濃度が上がって、その領域の磁気特性が変化する。こうした磁界の局所変化を検知するには強力な磁石が用いられる。この磁石は地磁気の数千倍強力で、クレジットカードを近づけたらまず使用できなくなる。こうして、各々の能力にかかわる脳回路を探し当てることによって脳活動の地図を描くことができる。

二〇〇九年のある研究では、二二歳のエンジニア専攻の学生が円周率のはじめの五四〇桁を暗唱し、その間彼の脳活動がｆＭＲＩで記録された。この学生は桁を順番に覚えるのに場所法を使い、彼が桁を暗唱するあいだに得られたｆＭＲＩ画像では、情報の検索過程によって前頭前野の特定の領域に盛んな活動が見られた。これらの領域は作動記憶と注意にかかわることが知られており、このことは徹底的に覚え込んだ円周率の桁をどんどん取り出すのに、彼が認知の統制的処理過程を用いたことを示唆している。(11)

そもそも人がこれほど膨大な量の情報をどのようにして記憶するのかを知るため、研究者たちはこのエンジニアにランダムに生成した一〇〇桁の数を記憶してもらい、そのあいだ彼の脳をスキャンした。得られた結果は驚異的なものだった。学生は自分なりの場所法を使って、一〇〇桁すべてを正しい順序で符号化した。ｆＭＲＩ画像によれば、符号化の初期には視覚処理、情動学習、運動計画、作業スケジューリング、作動記憶を担う皮質領域が、円周率の桁を取り出す場合と比べてより強く活性化した。これらの領域が活性化したのは、この課題が多大な精神的労力を強いるからであり、この学生は課題に成功するには、後頭部の視覚過程と前頭部の認知の統制的処理過程をはじめとする、複数のプロセスを駆使せざるを得なかったのである。

この学生の場所法では、記憶の宮殿を建てるにあたって色彩、情動、ユーモア、醜さ、性的関心が重視された。「情景が感情に訴えれば訴えるほど、悲惨であればあるほど、思い出すのが楽になる」。研究者たちは、この学生が感情に強く訴えるイメージを長時間用いつづけることができたのは、彼の脳内の構造的特異性――辺縁系の一部である帯状回内のある部位の体積が増加していた――ゆえであると考えた。この学生は多数の桁を覚えるのに長けていたが、かならずしも優れた知能や記憶力の持ち主というわけではなかった。彼は懸命に努力を重ねることで、情報を保つきわめて効果的な認知の制御回路をつくり上げたのだ。ある心理学者が以前述べたように、「すばらしい記憶力の持ち主はそう生まれついたわけではなく、努力によってそうなったのである」。途方もない記憶力も望めば実現できるのだ。人の名前や数、単語、絵などを記憶する場合、覚える内容をはじめて目にするときに脳が最大限活性化していると良い結果が得られる(12)。


符号化は記憶形成の第一歩であり、その直後に固定と貯蔵が続く。ヘンリーは与えられた情報を符号化し、わずかなあいだなら登録できたものの、その後の処理がうまくいかないのだ。彼はその情報を固定し貯蔵することができない。

ｆＭＲＩ誕生後間もない一九九五年、私たちはヘンリーの符号化過程をそれが起きている最中に観察する機会を得た。この実験では、彼にさまざまな情景の絵を見せ、それが室内か戸外かを答えてもらった。この質問がやさしいのは意図的だった。彼は正しい答えを返したので、彼が絵を見て処理していることが確認できた。そのとき得られたＭＲＩ画像では、彼が絵を符号化しているときには、前頭葉がより活発に活動していることがうかがえた。その後健常な被験者を対象に他の研究室で行なわれた実験で、この発見はさらに詳細なものとなった。その結果によると、左前頭葉内の別々の二領域と、右前頭葉内の一領域が符号化のあいだ正常に活性化していた。ヘンリーは知覚した物体を符号化するのに前頭葉を発火させることはできても、情報を固定し貯蔵する能力を失っているため、その後の過程——記憶形成の過程——を進行させられなかった。(13)

　脳が新しい情報を受け取って符号化するとき、その内容はあとで使うためにさらなる処理を必要とする。受け取ったばかりの情報はそのまま長期記憶に入れられるわけではない。記憶が定着する長い過程——固定化——は、個々の神経細胞《ニューロン》とその構成分子内で起きる持続的変化である。隣りあう細胞間の連絡は学習経験に応じてその強弱が変わる。ヘンリーは海馬を失っていたから、固定するための過程を開始し完了することができなかった。

　一九〇〇年、ゲッティンゲン大学の野心的な二人の心理学者、ゲオルク・エリアス・ミュラーとアルフォンス・ピルツェッカーが固定化の概念を提唱した。以降、科学者は脳が記憶を固定化するメカニズムを理解しようと頭を悩ませてきた。このために昆虫からヒトにいたる多数の種を対象に実験が多数行なわれ、私たちの脳内で種々の記憶が定着する過程について有益な議論が活発になった。(14)

　ミュラーとピルツェッカーは、事実や出来事を意識して取り出すという陳述的学習がただちに持続的な記憶に結びつくわけではないという新発見をした。むしろ、固定は脳内で時の経過とともに起きる緩慢な変化に依存している。この時間が経過するあいだ、新たに獲得された情報は干渉の影響を受ける。学生や研究仲間、家族、妻、自分を含めた少数の被験者対象に八年にわたって実験を行なった結果、ミュラーとピルツェッカーは固定化という結論に達したのだった。まず、二人は二二一〇個の意味をもたない音節を用意し、DAK・BAPのようなペアを六個含むリストをつくった。彼らは一人ずつ実験に参加してもらい、骨の折れるトレーニングと検査を各人につき二四日かけて行なった。トレーニングでは、被験者はリストを音読し、各ペアの意味をもたない音節どうしを結びつけるよう努めた。その後の記憶検査では、被験者はヒント——最初の音節、たとえばDAK——を見せられ、そのペアの二番めの音節であるBAPを答えるよう指示された[15]。

二人は被験者の侵入エラーにかかわる分析に焦点を当てることで、カギとなる洞察を得たのだった。あるリストのペアを思い出している最中に、以前のリストの意味をもたない音節を現在のリストのものと勘違いして答えれば、それが侵入エラーである。この実験の場合、被験者が以前にJEKというう音節を覚えていたなら、これをBAPと結びつけるのが正解のところ、DAKとペアにしたりすれば、侵入エラーと判定されるわけだ。こうした侵入エラーが起きるのは、被験者の近時記憶にある、学んだばかりの情報が消えないためだと二人は考えた。トレーニングの二〇秒後、脳がまだ情報を符号化している最中に検査を始めると、侵入エラーは頻繁に起きた。一方で、トレーニングと検査間の時間が三分から一二分に伸びると、脳はすでに情報の固定化に取り組んでおり、侵入エラーはさほど起きなかった。二四時間後では侵入エラーは起きず、これは記憶の固定がすでに完了しているためと見られる。実験でわかったのは、固定化が時間のかかる動的なプロセスであるということだった。連想（連合）は符号化直後は失われやすいが、時間の経過に応じて強固になる[16]。

その後動物を対象に行なわれた実験でも、ミュラーとピルツェッカーの仮説は裏づけられた。一九四九年、ノースウェスタン大学のある生理心理学者が、通ると軽い衝撃が加わる格子を避けるようにラットを訓練した。その後、各学習試行後に異なる時間をへてラットの脳に電気痙攣ショック（ECS）を与えた。二〇秒後にショックを与えられたラット群がもっとも大きく影響を受け、学習とショックのあいだの間隔が四〇秒、一分、四分、一五分と増えた群では影響は順次減っていった。一時間以上たってショックを受けた群では影響は見られなかった。符号化とショックの間隔が長く、固定化の時間が長いほど、記憶は改善した。これらの結果が意味するのは、トレーニング後の一定の時間内は、脳のはたらきが阻害されると固定に支障を来《きた》すということだ。ヘンリーの脳では、符号化後数分または数時間にわたって起きるはずの海馬と大脳皮質内の重要な神経細胞活動が起きず、新しい陳述情報を獲得することができなかった。[17]

これらの実験やその他の実験から、神経科学者は記憶（脳内の物理的痕跡）の神経基盤は当初は脆弱であり、徐々に強固になっていくことを学んだ。これらの神経基盤は実験室内での行動操作や、薬物、アルコール、頭部損傷などによる脳構造へのより直接的な傷害によって阻害される。記憶の形成が脆いことを示す有名な例は、アメリカン・フットボールでよく見られる。二〇一二年秋、高校代表チームではじめてプレーするラインバッカーが、ボールをもった相手チームのランニングバックにタックルした。二人はヘルメット越しにぶつかり、どちらもいったん倒れたものの、ふたたび起き上がってゲームに戻った。二プレー後、あるチームメイトがサイドラインに行き、さっきぶつかった選手がポジションを外れてプレーしており、自分のポジションに戻れと言っても言うことをきかないとコーチに告げた。ただちにチームの理学療法士が彼を診たところ、彼の神経系は正常で、吐き気も頭痛もなかった。だがこの選手は、相手チームの選手との激突とその後起きたことをなにも覚えていないという、驚くべき症状を呈していた。頭に衝撃を受けたことで、これらの記憶痕跡の固定が妨げられたのである。

病院や実験室で実施される記憶検査の大半は、陳述的なエピソード記憶——単語、物語の要素、絵画のディテール間の連合を形成する能力——を評価する。ヘンリーが登場する前には、研究者はこうした結びつきを成立させる脳構造がどれか、はっきりと特定できてはいなかった。ヘンリーが私たちに教えてくれた重大な教訓は、これらの連合を形成するには海馬が必要だという点にある。正常な海馬をもたないヘンリーは、馴染み深い単語を互いに結びつけることができず、記憶の中でこれらの単語どうしをつなげることもできなかった。新しい情報を保存するための彼の長期記憶貯蔵庫はつねに空っぽだったのだ。

動物とヒト双方の学習において基礎的な概念である連合は、エピソード記憶の核心である。この作用によって私たちは特定の出来事＝事象（この章を読むなど）の文脈を時間（午後三時）と空間（窓から光が差し込む台所）上で統合し、その出来事を特徴づけることができる。文脈はたとえば、誰か他の人が部屋にいたか否か、音楽がかかっていたか否か、読んでいる各文章にかんする感想などをも含む、豊かなものであることもあるだろう。

日常生活で特定の出来事が同時にしかも何度も繰り返して起きると、それらの出来事のあいだに連合（連想）が生じて増強されていく。たとえば、新しい町へ引っ越すと、その町の住人——近所の人や、よく訪れるカフェ、薬局、レストランなどではたらく人——としだいに親しくなる。やがて、その一部の人びとの私生活にかんする情報を少しずつ得て、彼らをよく知るようになる。たとえば、おたくの犬は元気かといつも訊く、エスプレッソマシン係の男性は、博士号取得を目指して五年間努力している学生で、ジャーナリストになるのを夢見ている。コンビニではたらく年配の男性はいつもにこやかに挨拶してくれるが、孫をガンで失っている。こうしてこの地で四季折々を過ごす感覚を経験し、この環境の情景、音、匂いを蓄積していく。時がたつにつれ、私たちの脳は近隣の緻密な表象をつくり上げ、その中ではたくさんの事実と出来事が互いに結びついている。そこで何年か暮らすと、この場所について明確で詳細な説明をすることができる。

この数十年、多くの国におけるあまたの研究室の貢献のおかげで、科学者はこうした連合を生む認知過程と神経表象を理解するようになった。大脳皮質内で海馬の隣にある海馬傍回領域は、複雑な知覚、アイデア、文脈を海馬に伝え、海馬はこの豊かな情報を三つの方法で結びつける。第一に、海馬は個々の物体をそれに遭遇した時と場所とともに——たとえば、今朝七時五五分、近所のカフェで見かけたすべての物体と人、耳にした音、鼻をくすぐった匂いのすべて——互いに結びつける。第二に、時を追って出来事をつなげることで、ある特定の出来事を形成する経験の流れ——たとえば、カフェに入り、客の列に並び、メニューを見て、カプチーノのラージを注文し、サーバーがカプチーノを淹れるのを待ち、カプチーノができたら受け取って、急いで職場に戻る——を記録する。第三に、多くの出来事や経験の共通点を結びつけて関係性のネットワーク——たとえば今朝のカフェでの記憶を、よく行く他のカフェやレストランでの食事の記憶と結びつけ、外食にかんする一般知識をつくり上げる——を形成する[18]。

毎朝のカフェでの経験を詳細に符号化するとき、この新たな学習によって過去における多数の出来事がふたたび活性化され、個々の出来事を超えた豊かな連合表象の最新版ができ上がる。この包括的な外食表象を得るにあたり、私たちは脳内で起きる海馬と中脳（大脳皮質と線条体を下位領域に連絡する二センチメートルほどの構造）の構造間の協調に依存している。共通項をもつ経験をつなぐ出来事どうしの統合は、日常生活における意思決定に役立つ（カプチーノがいちばんおいしいカフェへ行こうか、いや最高のペイストリーがあるカフェがいいか）。こうした複雑な認知・神経基盤がヘンリーには欠けていたのだ[19]。

ミルナーが一九五五年にはじめてヘンリーを検査したとき、彼女は八組の単語を読み上げて、単語の連合を形成する彼の能力を調べた。意味が結びつきやすく覚えるのがやさしいペアもあったが、単語どうしに関連性がなく覚えるのが難しいペアもあった。

金属・鉄（やさしい）
赤ちゃん・泣き声（やさしい）
つぶす・暗い（難しい）
学校・食品（難しい）
薔薇・花（やさしい）

したがう - インチ（難しい）
果物 - リンゴ（やさしい）
キャベツ - ペン（難しい）

単語ペアのリストを読んでから五秒後、ミルナーはヘンリーにリストの中で「『金属』『赤ちゃん』『つぶす』とペアになっていた単語を覚えていますか」と質問した。最初の試行では、彼が返した正しい答えは「鉄」一つだった。ミルナーはリストをふたたび読み、質問を繰り返した。二度めの試行では、彼は「やさしい」カテゴリーに入る「泣き声」「鉄」「花」をすべて思い出した。三度めの最後の試行では、彼は「リンゴ」「泣き声」「鉄」を覚えていた。難しいペアを固定することはできなかったのだ。三〇分後、ヘンリーは三度の試行すべてにおいて正解した連合（金属 - 鉄）をまだ保持していた。その他の連合は消えていたが、それはヘンリーの脳が固定と貯蔵に必要な内側側頭葉基盤を失っていたからである。[20]

ヘンリーの手術と心理学検査の結果を詳述する画期的な一九五七年の論文で、スコヴィルとミルナーは記憶研究の新時代を拓いた。過去の患者、とりわけF・CとP・Bにかんする研究では、長期記憶の形成に海馬が不可欠であることが示唆されていたが、ヘンリーの症例がこの問題に決着をつけた。多種多様な記憶検査で彼が一貫して低成績に終わったことから、海馬は世界中の研究者による幾多の研究の対象となった。[21]

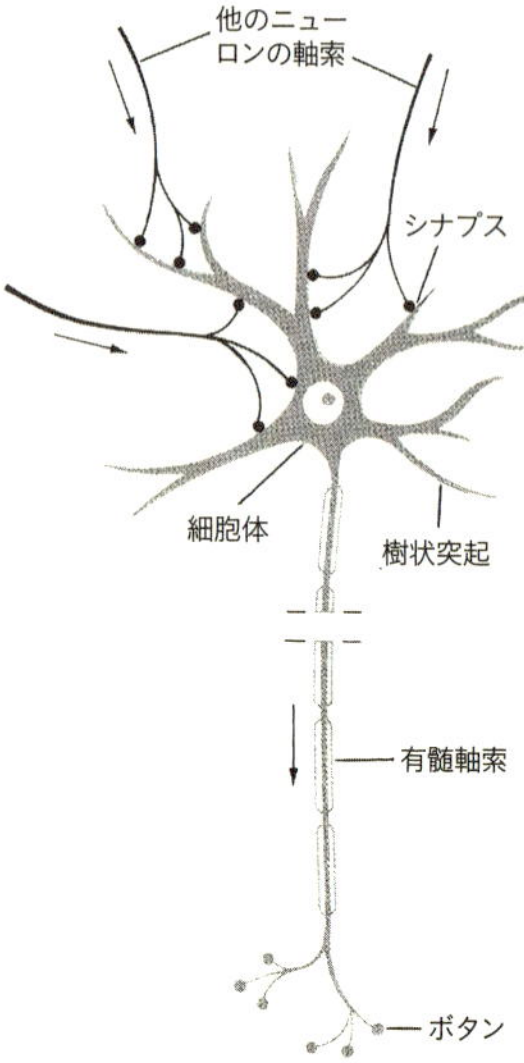

15.　典型的なニューロン。私たちの脳には数十億個のニューロン（神経細胞）があって、つねに連絡を取りあっている。典型的なニューロンにはいくつかの部分がある。ニューロンの樹状突起樹は他のニューロンから無数の信号を受け取る。この情報は細胞体で処理され、軸索を通って他のニューロンに伝えられる。ニューロンどうしがつながる場所をシナプスと言う。

現在、私たちは固定化が記憶の欠くべからざる側面であることを知っているが、それはいったいどのように起きるのだろうか。これを支える脳内過程はなんだろうか。これらの問いに答えることは、ヘンリーの記憶障害の理解にとって欠かすことができない。

記憶の固定化は脳回路間の対話と、細胞ネットワーク、とりわけ、海馬内の細胞ネットワークにおける細胞変化とに依存する。それには海馬と、記憶を貯蔵する側頭葉、頭頂葉、後頭葉内の領域とのあいだにおける緊密な対話が必要だ。ニューロン間におけるこうした連絡によって、記憶処理領域間のつながりが再組織化、強化されることにより、情報が大脳皮質に保持される。[22]

メッセージは、あるニューロンから次のニューロンへ軸索という長い尻尾のようなものをとおして伝えられる。軸索の先端まで来ると、電気化学的信号に符号化されたメッセージは、ニューロン間にあるシナプスという隙間を飛び越える。シナプスにはシナプス間隙という経路があり、ここを通って分子が一つのニューロン（シナプス前細胞）から次のニューロン（シナプス後細胞）へと移動する。シナプス後細胞では、樹状突起がメッセージを受け取り、自身の細胞体部に遺漏なく送って処理をうながす。各ニューロンはそれぞれに出力部、軸索、多数の入力部、樹状突起を有する（図15）。

二〇世紀なかば、科学者はニューロン間のつながりにかんする仮説を立てはじめた。一九四九年、カナダの心理学者ドナルド・O・ヘッブは、脳内の構造上の記憶痕跡が長期記憶形成の基盤であるという仮説を唱えた。すなわち、学習によって脳構造が成長することで記憶痕跡が形成されるというのであった。彼の説に影響を与えたのはスペインの解剖学者サンティアゴ・ラモン・イ・カハルであり、カハルは一八九四年に「精神活動」によって軸索や樹状突起が成長すると考えられると述べている。ヘッブはこの考えを受け継ぎ、さらに発展させた。あるニューロンが別のニューロンと連絡するときにシナプスでなにが起きるかについて、ヘッブはある細胞が別の細胞を繰り返し興奮させると、シナプスの両端にある微小な構造がふくらむと唱えた（今日《こんにち》では、軸索上の構造は軸索瘤《バリコシティー》、樹状突起上のそれは樹状突起棘と呼ばれる）。これらの構造がふくらむと、これ以降、最初の細胞が次の細胞をふたたび活性化させる可能性が高くなる。動物やヒトが新しい情報を学ぶと、近隣の細胞が同時に繰り返して活性化し、学習が進むにつれ増強される閉回路を形成する。ヘッブの法則と呼ばれるこの仮説によってシナプスが、学習と記憶の生理学的基盤を知るうえでの重要な場所とされたのだ。当時、ヘッブは閉経路、すなわちループ回路が行動や学習にかかわっているという直接的な生理学的証拠はもち合わせていなかった。ところが結果的に言えば、脳の可塑性にかかわる彼の先駆的な仮説は正しかった。ヘッブが唱えた可塑性が実際に存在すると確認され、この可塑性が実際に学習と記憶に寄与しているか否かについて神経学者が研究中である今日、ヘッブの影響はいまだに健在である[23]。

この種の研究は、長期増強（long-term potentiation ＝ ＬＴＰ）という現象が発見された一九六〇年代末に長足の進歩を遂げ、現在では神経科学者の多くがこの現象が学習と記憶の生理学的基盤であると考えている。一九六六年、オスロ大学の博士課程にいたテリエ・レモが麻酔下のウサギで実験を行ない、短期記憶に海馬が果たす役割を調べた。ウサギの海馬に情報を伝える軸索に短い電気刺激を連続してかけると、刺激をかけるごとに、同じ入力に対して以前より多くの海馬内のシナプス後細胞がより速く、より強く応答した。ラジオの音量を上げるように、刺激はある細胞から別の細胞に伝わる情報を増強した。この増強の重要な特徴は、それが一時間以上持続したことにあった。レモはこの新発見を頻度増強（frequency potentiation）と呼び、ある細胞の軸索を繰り返し活性化させ、その細胞にシナプス後細胞を発火させる信号を生成させることで、この現象を誘発できることを示した。ラットでのさらなる研究を経て、一九七〇年代はじめに研究者たちはこの現象の呼称を長期持続性増強（long-lasting potentiation）に変え、のちに長期増強（long-term potentiation）に変更した[24]。

長期増強の発見によって、多くの動物種に適用できる記憶形成研究の汎用モデルが生み出された。世界各地の研究者多数が、活性化の特定のパターン（すなわち異なる経験）によってニューロン間の結合強度が変わる分子および細胞メカニズムを追究しつづけている。長期増強は、神経可塑性、すなわち、経験によって変化するという脳がもつ能力のまたとない証拠となった。神経科学者は、脳変化の研究における二つの重要な概念として構造的可塑性と機能的可塑性を挙げる。構造的可塑性を調べた結果、海馬の解剖学は生涯にわたって厳密に固定されているわけではなく、樹状突起とそのシナプスは経験に応じて変化しつづけることが判明した。機能的可塑性は、海馬その他の脳領域内のシナプスの強度が増減するという特徴——要するに、あるニューロンが別のニューロンを活性化させる能力を指す。記憶の核心には経験に応じて変化するという脳の能力があり、長期増強は実験室で確認できる構造的可塑性と機能的可塑性双方の事例と言える[25]。

その発見後に行なわれた豊富な研究によって、長期増強には基本的特性が三つあることが明らかになった。第一に、増強は持続的であり、数時間から数日、場合によっては一年も持続することがある（持続性）。第二に、増強は特定の刺激パターンの入力によって、新しい情報の符号化が始まるときに活性化する神経経路に限定される（入力特異性）。第三に、シナプス前細胞とシナプス後細胞は同時に活性化していなければならない（連合性）。[26]

一九八〇年代なかば、記憶課題を行なった動物の成績が示すように、長期増強が学習に必要かという問いにまだ答えは出ていなかった。言い換えれば、研究者が長期増強が起きるのを妨げても、学習と記憶は可能なのだろうか。一九八六年に発表されたある研究はこの問題に取り組み、長期増強の阻害が空間にかかわる記憶の喪失につながるという証拠を提供した。エディンバラ大学の神経科学者がカリフォルニア大学アーヴァイン校の研究者とともに、健常なラットを濁った水の中に隠されている台座まで泳ぐように訓練した（この課題はのちに「モリスの水迷路」と名づけられた）。数日間練習を重ねると、あるラット群は水槽中のどこに台座があるかを覚えてそれに上るようになった。それとは別の、薬物が投与され、課題中に海馬で長期増強が起きないようにされたラット群も用意された。

これらのラットは台座を見つけることができなかった。この結果は空間記憶障害が長期増強の阻害とかかわっているという明白な証拠であり、ヘンリーが一家の引っ越し後に新しい家への道順を覚えられなかったことに似ている[27]。

　二人のノーベル賞受賞者、利根川進とエリック・カンデルの研究室が発表した数篇の論文が、海馬に依存する種類の学習と記憶の追究に革命を起こした一九九六年は、薬物による阻害を用いた手法を超えて有効な、重要な進展が見られた年である。この並外れた研究者二人と多数の共同研究者は、強力な遺伝子ノックアウト技法を用いて、マウスの海馬の異なる三つの部位にある特定の種類のニューロン——錐体細胞——からＮＭＤＡ（Ｎ‐メチル‐Ｄ‐アスパラギン酸）受容体のサブユニットをコードする遺伝子のみを欠損させた。長期増強が起きると、活性化したシナプス前細胞は神経伝達物質であるグルタミン酸を放出し、シナプス後細胞のＮＭＤＡ受容体という扉を開ける——ただしこれはシナプス後細胞も活性化している場合に限られる。この情報伝達によって蛋白質合成と構造変化の過程が開始され、記憶すべき出来事を記銘すべくシナプス強度を高く維持する（増強する）[28]。

　個々の部位におけるＮＭＤＡ遺伝子のみを選択的に無効化することにより、利根川とカンデルらはこの遺伝子が記憶形成に果たす役割の解明に成功し、海馬のＣＡ１領域とＣＡ３領域間で明確な相違があることを発見した。ＮＭＤＡ遺伝子の欠損標的がＣＡ１であるとき、マウスは「モリスの水迷路」の成績が悪く、ＮＭＤＡ受容体が欠損していないマウスに比べて台座を発見して上るのに長く時間がかかった。一方、もうひとつの海馬領域であるＣＡ３が記憶に果たす役割は、まったく別のものだった。ＣＡ３領域では、記憶内容の一部のみをヒントとして与えられてその記憶全体を想起せねばならないときに起きるパ、タ、ーン、補、完、にＮＭＤＡ受容体が必要とされた。遺伝子阻害を用いるこれらの実験は重要な進展と言えるが、それはこれらの実験が海馬の特定の細胞を標的としており、受容体への依存性を示すシナプス可塑性が空間記憶に果たす役割を決定的にしたからにほかならない。

けれども、ヒトに長期増強はあるのだろうか。一九九〇年代末以降、ドイツ、オーストリア、カナダ、オーストラリア、イギリス各国の研究室が、ヒトの海馬、運動野、脊髄に長期増強を誘発しようと試みている。長期増強が強弱いずれに振れる場合にも機能不全に陥る人がいるらしく、神経疾患や精神疾患の一部は長期増強が強力または微弱になりすぎるために起きるという可能性がある。もしそうならば、こうした障害に苦しむ無数の人にさまざまな治療の選択肢を提供できるかもしれない。ヒトの脳がもつ顕著な特性はその可塑性――経験に応じて変化する能力――にある。この潜在的能力を利用すれば、長期増強の異常を治すことはできるはずだ。長期増強の異常が原因として疑われてきた記憶喪失、てんかん、慢性疼痛、不安感、中毒その他の症状を、長期増強を調節する多様な薬物の一つを神経系の適切な場所に投与することによって緩和できるかもしれないのだ[29]。

学習に長期増強が必要であるという考えはますますその信憑性を増しているものの、わかっていないことも多い。これまでのところ、長期増強が記憶同様に持続するものであることを科学者は証明できていない。長期記憶が数十年も持続するのに対して、長期増強はせいぜい数週間しかもたないのである。神経科学者は、実験室で直接観察した細胞‐分子メカニズムが、日常生活における特定の記憶の符号化、貯蔵、検索にどのようにかかわるのかを理解しようとしている。海馬の細胞で起きる過程と運転免許証取得のための筆記テストの成績がどう結びつくのか、そのあいだのギャップを埋めるには、まだまだ知るべきことは山積している。

夢を見ないという人がいるかと思えば、夢を見るが起きたらいつも覚えていないという人がいる。これは夢を完全に思い出すには少々努力が必要だからだ。夢の内容を記録するには、ベッドのそばに紙とペンを置き、目が覚めたら夢がどこかへ消えてしまう前にすかさず書きとめねばならない。夢にはたいてい過去の経験が盛り込まれており、夢はさらに記憶の固定化に一役買っている可能性もある。ただし、現在のところ記憶の固定化に夢が必要であるという直接的な証拠は得られていないため、私たちは夢と記憶を関連づける実験を解釈するにあたっては慎重を期さねばならない。

記憶の固定化――固着――がどのように起きるのかをよりよく理解するため、一九九〇年代なかばに研究者たちはラットの睡眠実験に挑んだ。これらの実験では、ラットの海馬に挿入された電極によって夢の内容を記録した。睡眠中に記録された神経活動の特定パターンが、同じラットが起きていたあいだの記録パターンと比較された。この比較によって、二種の記録のあいだに明確な対応が認められ、覚醒時の経験の記憶に睡眠が果たす役割について洞察が得られた。

この研究は、海馬内の場所細胞という重要な発見から生まれた。一九七一年、ロンドン大学ユニヴァーシティー・カレッジの神経科学者たちが、空間内におけるラットの現在位置を示す信号を出すことに特化した、ラットの海馬内のニューロンを同定した（訳注　この業績で同大のオキーフ教授は二〇一四年度ノーベル生理学・医学賞を共同受賞した）。各場所細胞はラットの空間、すなわち、細胞の場所受容野内の特定の区域に対応する。細胞が発火すると、それはラットの位置と向きをそのラットに知らせる。

たとえば、ラットが迷路に入れられ、褒美にたどり着く道を探すようなときにこの場所細胞が活性化する。これらの細胞が協力してラットが置かれた環境の地図を描くのだ。場所受容野は、ラットの世界観が海馬内でどのように表象されているかを知る最良の手段となる(30)。

この発見後、ラットやマウスの場所細胞は広く実験の対象となった。これらのラットやマウスが迷路に入れられると、場所細胞は迷路内の異なる場所に対応するパターンと順序で発火し、ラットやマウスがどこを走ったり止まったりしているかを示す。さらに興味深いことに、これらの場所細胞はラットが迷路から出されたあとに、同じ順序で再活性化される。すなわち、ラットが安静にしている――眠っていたり休んでいたりする――とき、ラットの場所細胞は直前の走行の神経活動パターンを再生しているのだ。

場所細胞の活動は長期記憶の形成にどのような影響を与えるのだろうか。一九九七年、アリゾナ大学の神経科学者たちが、眠っていたり静かに起きていたりするだけのオフライン期間では、大脳皮質が入力情報の処理に忙殺されていない場合には、海馬は大脳皮質活動のパターンを再活性化すると提唱した。この可能性を探るため、研究者たちはラットの場所細胞の隣に電極を挿入してこれらの細胞の活動を記録した。三つのフェーズ――睡眠、迷路走行、睡眠――から成る記録セッションが繰り返された。二度めの睡眠期間では、海馬内の神経発火は大脳皮質内のそれに似通っており、しかも活動パターンは迷路内を走っているときのものと対応するだろうというのが彼らの予測だった。得られた結果はこの予測どおりだった。二度めの睡眠中には、ラットが迷路にいたときの神経発火パターンが海馬と大脳皮質で再現され、この二つの部位における心的表象、すなわち迷路を辿った経路は二度めの睡眠期間に先立つ迷路走行時のものに似通っていた。この対応関係からは、海馬と大脳皮質内の回路が睡眠中に相互作用すると考えられるが、この過渡的な活動が長期記憶になんらかの役割を果たしているのか否かという問題が残った。(31)

アリゾナ大学の研究を足がかりに、MITの神経科学者マシュー・ウィルソンらは自由行動下のラットとマウスで実験を行ない、一〇〇個ほどの細胞の発火を同時に記録した。この実験の背後にある問いは、海馬内の多数の細胞群はどのようにして記憶を形成し保持するかだった。答えは海馬内にある場所細胞の活動記録から得られた。ラットやマウスには多数の微小な記録電極――テトロード――が取りつけられた小さな帽子が被せられ、多数のニューロンの活動を同時に検出することが可能だった。得られたデータをまとめることによって、研究者たちは各時点で起きる多数の場所細胞の電気活動の全貌を知ることができた。

睡眠時と覚醒時の脳活動を比較するため、研究者は脳波（EEG）を観察し、睡眠を異なる電気活動によって特徴づけられる個々の段階に分ける。ヒトでは、夜の前半では深い睡眠である徐波睡眠がもっとも一般的で、後半になると主としてレム（急速眼球運動）睡眠が起きる。動物もやはり徐波睡眠とレム睡眠を経験する。(32)

二〇〇一年、ウィルソンの研究室は別の実験を行ない、ラットの海馬にある場所細胞の活動を記録した。まずラットが褒美を得ようと迷路を走る一〇～一五分にわたって記録し、次にラットが眠っている一～二時間にわたって同じ細胞の活動を記録した。迷路走行中とその後のレム睡眠中の海馬内の細胞活動を比較すると、驚異的な対応――二つのデータはきわめて似通っていた――が認められ、このことは眠っているラットが迷路で直前に学習した行動を再生していることを示唆していた。レム睡眠中、海馬のニューロンは学習中と同じ順序で発火した[33]。

ひとつの行動連鎖を示すこれらのニューロン活動パターンは、実際の経験と同じ時間だけ持続した。細胞群が発火パターンを繰り返す行動は記憶再生と呼ばれる。起きているラットはこの行動連鎖を海馬の特定の部位（CA1）に符号化するが、この電気活動は二四時間後のレム睡眠中にもまだ検出可能だった。この過去の行動経験にかかわる神経活動の反復は、記憶がなぜ持続するかを説明する強力な証拠である。CA1の場所受容野は空間内におけるラットの位置を符号化し、このラットの脳はこの情報からひとつの位置連鎖をまとめ上げた。これには、海馬と、空間認識にかかわる大脳皮質内の諸領域とのあいだの連絡が寄与したものと思われる。大脳皮質内で起きる記憶の固定が、覚醒時の活動をレム睡眠時に再生することで増強されるのは、大脳皮質回路と海馬回路間の相互作用のおかげかもしれない。この仮説やその他の仮説を検証してはじめて、学習と固定に記憶再生が果たす役割を最終的に決定できるのであろうが、多くの証拠が海馬の場所細胞が記憶にかかわるという見方を支持している[34]。

記憶再生が学習と長期記憶の要《かなめ》であるというさらなる証拠は、ウィルソンらが行なった徐波睡眠中の脳活動研究によって得られた。彼らは徐波睡眠の記憶に与える影響がレム睡眠と異なることを発見したのである。ウィルソンらはトラックの上を行き来するようラットを訓練し、どちらかの端部まで行くと褒美としてチョコレートを与えた。ラットが褒美を食べるとき、ウィルソンらは海馬にある多数の細胞が同時に活動するのを記録した。その後、ラットが眠っているあいだに同じ細胞の活動を観察した。すると徐波睡眠時に覚醒時の経験が海馬で再生されたが、それは高速──トラックでの四秒分が徐波睡眠時には脳内で一五〜二〇倍の速度で再生される──で進行した。再活性化された記憶は、その出来事が起きた順序が再現されてはいても、実際に経過した時間の長さはかならずしも再現されていなかった。ここでは順序づけられた一連の出来事が、実際にかかった時間より短い時間で再生され圧縮された、ということはありうる[35]。

私たちが自宅からスーパーマーケットに行く道を頭に思い浮かべ、その道を自動車で走ることを想像すると、想像上の移動は実際に自動車を走らせるより短い時間ですむ。私たちがこれと同じように夢の内容を圧縮しているのは間違いない。ウィルソンの実験では、このような記憶再生は実体験に引き続いて起きる徐波睡眠の最初の数時間に起きると考えられ、その役割は長期記憶に先立つ情報の初期処理と思われた[36]。

記憶は大脳皮質全体に分散して保存されるため、皮質活動は睡眠中に起きる記憶固定過程の一環でなくてはならない。海馬と大脳皮質が協調して知識を受け取り、組織化し、取り出すことはわかっているものの、互いに離れた脳領域はどのようにして力を合わせているのだろう？　二〇〇七年、ウィルソンのチームは記憶再生中の海馬と大脳皮質の細胞活動に緊密な関連性を認め、ふたたび重要な洞察を得たのだった。彼らは健常ラットを8の字の迷路を走るよう訓練した。各実験セッションを8の字の中央からスタートするラットは、褒美の食べ物にありつくには左右に交互に走らねばならない。三週間のトレーニング後、ウィルソンらはラットの海馬と視覚野──脳の後部にある、眼からの情報を受け取る感覚処理領域──に微小な電極を埋め込み、双方におけるニューロン発火のパターンを記録した。彼らは両方の部位において徐波睡眠中に記憶再生が行なわれている証拠をつかみ、このことはラットもヒト同様に視覚的な夢を見ることを示唆していた。海馬の活動パターンは視覚野のそれに似通っていた[37]。

十分な睡眠を取って記憶再生を充実させさえすれば記憶力がよくなるなら、どれほどいいだろう。そんなことはまずあり得ないが、睡眠が記憶の固定とシナプス可《か》塑《そ》性《せい》に貢献することを示す証拠は増えるばかりだ。「異なる睡眠段階は記憶固定への影響のしかたも異なるか」を探るヒトの実験はいまや、記憶の様態の別——陳述記憶か非陳述記憶か——と、睡眠の種類および持続時間のあいだの関連にまで焦点を絞るに至っている。こうして得られた知識によって私たちの記憶の理解が進み、記憶固定を支える脳内の神経過程を発見することができれば、行動実験という制約を打破することが可能になるだろう。睡眠と睡眠障害にともなう多くの生理的変化を調べることによって、研究者は不眠や記憶障害の新たな治療法を見つけられるかもしれない。

ヘンリーの障害は、新しい事実や出来事を固定化し、貯蔵し、あとで取り出す部分にあった。それでも、彼の健忘症はかならずしも検索（想起、取り出し）部分の障害とも言えなかった。手術前に固定し貯蔵した事実については思い出すことができたからである。彼は手術前の経験や家族の暮らしについてＭＩＴ臨床研究センターの人びとに話すのを好んだ。しかしこれらの記憶を回想するとき、古い記憶痕跡を現在の情報と統合することはできなかった。たとえば銃のコレクションについて話すとき、彼はコレクションのその後を話につけ加えることができなかった。ヘンリーは手術前の記憶を固定できたものの、手術後は再固定できなかったため、幼少期から少年期の記憶痕跡が脳に焼きつけられたままで更新されずにきたのである。

この「再固定化」を記憶の更新過程として考えてみよう。荷物をスーツケースから出して、また詰め直すと、衣服は最初とは少し違って詰め込まれ、一部は入れられないままになったり、別のものと入れ替えられたりするかもしれない。検索と再固定によって古い記憶はにわかに不安定になり、歪曲や干渉に弱い状態になる。この状態では、記憶は新しい情報によって書き換えられる可能性がある。

最後に中華料理を食べたのがいつだったかと尋ねられると、あなたは料理、夕食、残り物、箸などのイメージにもとづいて記憶をたぐり寄せる。中華街を車で通り過ぎているとすれば、周りの景色によって記憶が戻ってくるかもしれない。尋ねられた食事を思い出すと、たとえそれが何年も前の話であっても、その食事のときに起きたのと同じ固定メカニズムが検索過程によって再活性化する。記憶はあなたの現在の思考によって変化する。仮に、中華料理を食べた一年後に自分がうまみ調味料の主成分であるグルタミン酸ナトリウムにアレルギーをもつことがわかったとすると、もとの食事の経験はその夜にひどい頭痛がした原因をつけ加えることで変化する。また同じような食事をした経験、たとえば韓国レストランで去年の誕生日を祝った経験が記憶に干渉するかもしれない。中華料理を回想するときに同時に思い出したことはなんであれ、新たな記憶の形成に影響する。その出来事の記憶は取り出されるごとに歪められる一方で、こうして得られた最新の記憶は忘れられずに残りがちになる。固定された古い記憶痕跡の再活性化によって新しい記憶痕跡ができ上がり、このような度重なる痕跡の形成によって古い記憶は他の脳活動の干渉を受けにくくなる。それから六カ月間にわたってその記憶を毎月再活性化したとすると、新しい記憶はより強固になって時を経ても残りがちになるが、もとの出来事との類似性はどんどん失われていく。

検索は再構成過程――単にしかるべき記憶痕跡を活性化するのに比べれば複雑な処理――である。記憶は取り出すたびに変化するのだ。記憶がずっと同じままでいられないのは、探し当てて取り出す作業を経ると、貯蔵庫に戻される記憶の内容が変化するからだ。去年の誕生日を思い出すたび、細部が消去されたり付加されたりして元のものとわずかに異なってくる。固定化がふたたび起きるのだ。こうして検索中にも検索後にも固定化が起きるという神経科学者の認識が再固定仮説につながった。再固定化とは要は、記憶は貯蔵庫から取り出され（検索され）、ふたたび戻される（再固定される）という考え方だ。思い出すという行為は、長期記憶にすでに保存されている情報を現在の情報と合体させることなのである。(38)

記憶――好ましい事柄であれ、嫌な事柄であれ――が検索されるたび、検索環境の新しい情報がその記憶の基盤となる既存の神経ネットワークに統合される。こうして記憶が再固定される際、新しい内容は既存の内容と入り混じり、再固定された記憶は粉飾と変化を経る。偽りの記憶が顕著な例である。カリフォルニア大学サンディエゴ校の神経科学者たちが、Ｏ・Ｊ・シンプソン事件の判決が出た日の三日後、その判決をラジオ、テレビ、友人など、どの経路で聞いたかを学生に尋ねた。学生の一部は一五カ月後にも同じ質問を受け、比較的一貫した答えを返した。ところが、三二カ月後に同じ質問をされた学生群では、確信度は強かったものの答えに一貫性が欠けていた。いずれの場合も、学生は判決を耳にした経緯を誤って記憶しており、このことは固定した記憶は不安定で書き換えられることもあるという見方を裏づけていた[39]。

一九九七年、パリのピエール&マリー・キュリー大学の二人の神経科学者が、記憶が変化することを示す生理学的証拠を発見した。彼らは、中央の小さな台座から放射状に延びる八本のアームをもった迷路でラットをトレーニングした。三本のアームの先端にはココアパフというシリアルを置き、褒美を置いていない五本のアームではなく、これらの三本のアームを選ぶよう仕向けた。毎日一回、彼らはラットを迷路の中央に置き、自由に行動させた。試行はラットが褒美のある三本のアームをすべて訪れたときに終了した。数日後、ラットは実験を完璧に学習し、開始後ただちにココアパフのあるアームに行って、なにもないアームには行ってみようともしなくなった[40]。

新たに固定されたラットの記憶の強度を確かめるため、研究者たちはラットにエラーレスな単一試行(訳注 「エラーレスな試行」とは正しい反応のみが出現するように刺激などを調整した試行、「単一」とは「他の何ものとも関係しない独立した」というほどの意味)をさせることで記憶を再活性化した。その後すみやかにジゾシルピン(健忘症を誘発する薬物で、エラーレスな単一試行で得た経験の固定化に欠かせない作用を遮断する)をラットに注射した。二四時間後、これらのラットはどのアームにココアパフがあるか覚えていなかった。

この研究者たちは、巧みな実験戦略によって再固定を実証した。彼らがラットにもう一度検査セッションをやらせたところ、ただそれだけでラットは薬物投与前の迷路課題の成績を取り戻した。ラットがもっていた迷路の記憶は混乱してはいたものの、完全に失われていたわけではなかったのである。ラットは追加の検査セッションで得た情報を既存の記憶とともに再固定し、その結果として薬物投与前と同等の好成績を上げたのだ[41]。

この実験によって、記憶が再固定されると、もとの固定化で起きた細胞事象のうち少なくとも一部は再度有効になることが確認された。長期記憶が取り出すたびに変化するという証拠は、記憶は人生の出来事によって変化しつづける動的プロセスであるという見方を支持する。またさらなる生物学的な証拠によって、反復再生によって長期記憶がより強固により安定するという仮説が裏づけられた。

再固定は日常的にたえず起きている。あなたが自分の生まれ育った町を一〇年ぶりに訪れたとしよう。すると目に入ってくるものが記憶と少し食い違っていることに気づくだろう。生家の周辺は見た目も音も匂いさえも違うかもしれない。こうして昔暮らした場所の長期記憶を呼び起こすとき、あなたはその土地の新たな特徴をつけ加え、成人の観点から自身のルーツを再評価して長期記憶を更新する。このとき、あなたは古い痕跡の脆さを利用して、より強固な最新の記憶痕跡をつくり上げる。この更新過程が起きるのは、固定された古い記憶と新しい情報が符合しないからである。私たちは他人にかんする評価も同じようにして調整する。だから第一印象が芳しくなかった同僚も、尊敬に値する大切なパートナーになることがあるのだ。

再固定化の概念がはじめて提唱されたのは一九九〇年代末で、この概念は心的外傷後ストレス障害（ＰＴＳＤ）などの治療に画期的な進展をもたらす可能性を秘めている。イラク戦争から帰還した退役軍人の多くが重いＰＴＳＤを患い、出征前の生活に戻れないでいる。彼らはたえず辛い経験を追体験し、不眠、短気、怒り、集中力低下、過度の警戒心などの症状に悩む。ある研究チームが、悲惨な出来事の記憶を全面的に消去することなく、ＰＴＳＤの苦痛のみ和らげる方法を模索した。彼らは、身体の情動表出手段である交感神経系の活動を抑制する薬物「プロプラノロール」を患者に投与した。この薬物は悲惨な出来事の情動的な部分については再固定化を遮断する一方で、その事実自体にははたらきかけない。たとえ短期間でもプロプラノロール治療を受けると、患者は元気を取り戻すことがある。心的外傷を与えた出来事をまだ細部にいたるまで覚えてはいても、ひどく心を傷めることはなくなるのだ。悲惨な記憶の検索と再固定化が起きるあいだ、プロプラノロールは情動に関連した領域の活動は抑制するが、基本的な事実を再固定する海馬の機能には干渉しないことをこの研究は示唆している[42]。

日常生活において、珍しい出来事や体験の記憶も再固定化の恩恵を受ける。複雑なエピソード記憶のある要素が再活性化されると、この記憶にまつわる他のたくさんの記憶も再活性化される。たとえば私がＭＩＴにはじめて来た日、わが学部の学部長がコピー機の使い方を教えてくれた。彼はガラス面に手を押しつけてボタンを押すようにと言い、数秒後には私の手の画像を写し取った紙が出てきた。私はいたく感心し、はじめてのコピー画像を手にすばらしい機械を離れた。コピー機にかんする一九六四年の記憶をたぐると、ＭＩＴのその日の思い出が次々と脳裏に浮かぶ。入社一日めなど人生の節目となる出来事の詳細を頻繁に回想すると、この出来事の記憶は一度も思い出さなかった場合に比べてより信頼できるものになる。

ヘンリーの忘却にかんする研究は記憶の理解をもたらした。一〇〇年以上前、ミュラーとピルツェッカーは、記憶は時を経るにつれて固定され、固定が不完全な記憶痕跡は脆弱な状態にあると主張した。二〇〇四年、カリフォルニア大学サンディエゴ校のある心理学者が、この考えをさらに発展させ、三つの学問分野――心理学、精神薬理学、神経科学――から集めた証拠にもとづいて首尾一貫した忘却の理論を唱えた。忘却が起きるのは、私たちが絶え間なく新たな記憶を形成しており、それがまだ固定化中の記憶に干渉するからだというのである。この過渡的な時期には、記憶はあらゆるタイプの精神活動によって妨害されかねず、このことは、その精神活動がまだ固定の完了していない記憶に関連しているか否かにはかかわりない。(43)

四五歳のビジネスマンがテニスリゾートで一週間の休暇に入るとしよう。家からの長いドライブのあいだ、彼は前日の午後に上司と交わした会話を思い出す。上司は新しいプロジェクトが彼の専門分野なので、プロジェクトを指揮してほしいと依頼した。上司が与えてくれた情報をもとに、彼は新プロジェクトの骨子を検討しはじめる。自分なりのプランをまとめ、リゾートに近づくにつれて、プランの各段階の取り組みを検討する。やがてリゾートに着き、彼の頭脳作業は終わる。従業員に出迎えられ、瞬く間に楽しみにどっぷりと浸かる。未知の顔に出会い、新しい名前を耳にし、いつ、どこで、誰となにをするかの指示を頭に叩き込もうとする。気分は上々でスーツケースとテニスバッグを部屋に運び、急いで荷を解いてプールに向かう。普段とはまったく別の世界に身を投じ、日常を忘れ去る。それからの七日間、彼はフォアハンド、両手打ちバックハンド、サーブ、オーバーヘッド、ネットゲームに集中して過ごす。その間ずっと、本人は意識していないが、彼の海馬は新しい情景、音、会話、場所などを活発に記録しており、このリゾートの心的地図を作成している。一週間後、車で家に戻るとき、彼は新プロジェクトにかんする上司との会話や、自分が立てた見事なプランの細部は忘れ去っているだろう。休暇で遭遇した情報の奔流が、一週間前に符号化した情報の固定を途中で妨げてしまったのだ。新しい記憶は変わりやすく、あとで起きる出来事によって部分的または完璧に消去されることがある。

時の経過とともに忘れるのは正常であるとはいえ、一〇年前に起きた出来事を忘れないでいるのは、先週起きたことを忘れないでいるより難しい。私たちがものを忘れるのは新しい活動や思考が古い記憶を脇に追いやってしまうからだ。そもそも出来事の符号化がうまくいかなかったときにも、時がたつにつれて記憶は失われる。ヘンリーが積極的に研究に参加してくれたことで、私の研究室はこうしたテーマを掲げ、側頭葉構造の損傷が忘却を助長するか否かを調べる機会を得た。

一九八六年、私たちは当時五八歳のヘンリーのために一連の実験をデザインし、忘却がどのようにして起きるのか明らかにしたいと考えた。一般に、健忘症患者は健常者より早くものを忘れると言われる。この説の真偽を確かめるため、私たちはヘンリーと対照群の実験参加者に一二〇枚のスライドを見せた。各スライドは、《コンプレックス・マガジン》誌から借用した動物や建物、インテリア、人、自然、単一の物体などのカラー写真で、それぞれに異なっていた。ヘンリーはそれぞれの写真を二〇秒眺め、指示にしたがってそれを覚えようとした。それに続く検査では、横に並べた二枚の写真（一枚はさっき彼が見たもので、もう一枚は新しい写真だった）をヘンリーに見てもらい、どちらがさっき見たものかを答えてもらった。この種の記憶検索は再認記憶——どちらかが正解である二つの答えのうち一つを意識して選択する行為——と呼ばれる。[44]

一二〇枚のスライドにかんするヘンリーの記憶は、四度のセッションに分けて検査された。四度の検査は、一二〇枚すべてのスライドを見た瞬間から異なる間隔を開けて行なわれた。ヘンリーは一〇分後に三〇枚、一日後に別の三〇枚、三日後にさらに別の三〇枚、一週間後に最後の三〇枚を見た。ヘンリーと対照群の忘却率を比較するには、一〇分後の段階における両者の成績が同等でなければならない。この条件をクリアするため、ヘンリーには最初の学習フェーズに写真を二〇秒見てもらったが、対照者は符号化に一秒しか与えられなかった。ヘンリーはそれぞれの写真について一九秒の余分な符号化時間をもらったことになる。

二〇秒かけて符号化した情報のおかげで、ヘンリーは一日後、三日後、一週間後のいずれの場合も、対照群に勝るとまでは言わぬまでも、対照群と肩を並べる再認率を示し、これには誰もが驚いた。さらに驚嘆すべきは、ヘンリーの再認記憶が最初に写真を眺めた六カ月後でも健常者レベルの成績だったことだった。決定的だったのは、彼が年齢と教育レベルが同等の健常な成人より、《コンプレックス・マガジン》誌のカラー写真を長く覚えていた点である。[45]

ヘンリーの長期記憶を特徴づける他の多くの指標が障害を示しているというのに、彼はなぜ健常者並みの写真再認成績を収めたのだろうか。彼は日常の暮らしについてはほとんどなにも覚えていなかったし、新しい陳述記憶にかかわる他のあらゆる検査では最低限の成績しか上げていない。私はこの写真再認結果を理論的に説明しようとして困惑を覚えた。だがこの実験を同僚に説明した際、ヘンリーは二つの選択肢のうちどちらを選ぶべきかについてなんらかの勘をはたらかせたのではないかと考えた。各試行において、彼は二枚の写真――さっき見た一枚と新しい一枚――から一枚を選ばねばならなかった。そこで、彼は見覚えがある一枚を選ぶか、さもなくば、片方は見覚えがないものだからちがうほうを選ぶという方法で答えたのではないだろうか。このプロセスは自然なもので、もう片方の写真の記憶と比べた場合の、片方の写真の記憶の強固さにもとづいている。ヘンリーがどのような思考をたどったのか本人に確かめることはできなかったが、それは何度も中断すれば実験が台無しになるからだった。しかしヘンリーは、大量の視覚情報を保存する能力をもつことが知られる後頭部の大脳皮質領域を活用したと考えられる。

これらの検査が実施されていたころ、数理心理学の研究者たちが情報処理理論を利用し、再認記憶のための強力な理論的枠組みを確立した。この枠組みは、リチャード・アトキンソンとジェイムズ・ジュオテラが一九七四年に提唱したモデルにもとづく。彼らの長期記憶課題では、参加者は六〇個もの単語を覚えねばならない。それに続く検査では、参加者は一個ずつ単語を見せられ、それが自分が覚えたものか否かを答える。もし素早く答えたとすると、その答えは見覚えがあるという感覚のみに頼ったものであるため、誤る可能性がきわめて高かった。しかし余分に時間を取ると、最初に覚えたリストにあった単語を意図して思い出すことができ、正しい答えにたどり着く可能性が高い。この結果にもとづいて、彼らは健常者の再認過程が二つの独立した検索過程から成ると考えた。再認記憶にかんするこの見方が明確なかたちを取ったのは一九八〇年、認知心理学者のジョージ・マンドラーがいまではよく知られた再認の二重過程モデルを導入したときだった。彼は二種の再認記憶——熟知性と回想——を定義した。別の認知心理学者がその後発表した研究は、一九七四年のモデル同様に、これらの二つの記憶形態を基本的に分けて考えた。熟知性は急速で自然な過程に依存する反面、回想は注意を必要とする、緩慢で意図的な記憶形態だというのである。(46)

町で人に会ったとき、その人の名前は思い出せないが、以前会った気がすることは誰にでもある。この再認が熟知性である。それは注意を必要とせず、自然に起きる。見覚えのある《コンプレックス・マガジン》誌の写真を見たときヘンリーの脳で進行したのがこのプロセスで、これはさほど高い認知能力を必要としない。対照的に、町で古い友人に会うと、私たちは友人と一緒に楽しく過ごした時間の細部にいたるまで容易に思い出す。この種の再認が回想にもとづくものであり、このプロセスは記憶の貯蔵庫を探すのに労力と注意を必要とする。このプロセスは正常な海馬に依存することから、ヘンリーは日常生活やたいていの記憶検査ではこれを行なうことができなかった。

先に紹介した、一九八〇年代にヘンリーが出した意外な検査結果は、脳内分業にかんする重要な事実を示すものだった――すなわち熟知性と回想は異なる脳回路における独立した過程によって管理されているというわけで、一方の脳回路はヘンリーの脳に残されていたが、もう一方の脳回路は損傷を受けていたわけだ。この見解は、回想を海馬内の過程と、熟知性を嗅周皮質内の過程と結びつける幾多の文献に掲載された、行動実験により得られた証拠によってのちに実証された。海馬と嗅周皮質は互いに近接して連絡しているものの、記憶検索においてはそれぞれ別個のはたらきをしているのだ。[47]

この区別をする立場に立てば、雑誌の写真を符号化後六カ月後まで再認したヘンリーの能力が理解できる。手術でヘンリーの嗅周皮質は一部除去されたものの、すべて除去されたわけではなかったので、ヘンリーは部分的に残った嗅周皮質と大脳皮質内の他の正常部位を連携して、私たちの実験で写真を再認したのだろう。とはいえ、この協力関係だけでは日常生活に必要な長期記憶は支え切れない。私たちが得た写真再認検査の結果はすばらしいとはいえ例外であり、再認記憶が一貫して不十分であることを示す、他の陳述記憶検査におけるヘンリーの成績と著しい対比をなしている[48]。

その後行なわれたfMRI研究によって、私たちが使った雑誌の写真をヘンリーが見覚えがあると感じたことにかんする私たちの見解が裏づけられた。二〇〇三年、カリフォルニア州のある認知神経科学者チームによって、熟知性と回想が内側側頭葉の異なる解剖学的部位に基盤をもつことが示された。実験参加者はMRIスキャナ内に横たわり、赤で表示されたNICKELなどの単語と、緑で表示されたDEERなどの単語を符号化する。スキャン後、参加者は再認記憶検査で一度見た単語とそうでない単語をランダムに見せられ、各単語について二つの質問に答える。まず、参加者は各単語について見覚えがある度合いを答える。次に、最初にスキャナ内で見たとき単語の文字が赤と緑のどちらだったか、すなわち、情報源記憶の指標を答える。文字の色を覚える能力、つまり、情報源の正確さは、回想――意識して各単語を色と関連づける――を評価するものだ。情報源は熟知性にもとづいて判断できなかったが、それは学習リストには赤と緑両方で表示された単語があり、検査時にはどちらも熟知性は同等だったからである[49]。

研究者たちは各参加者のfMRI画像を個別に分析した。その結果、参加者がのちに回想によって再認した単語を符号化したときに活性が上昇した脳回路と、熟知性による再認で同じことが起きた脳回路とがはっきり区別されることがわかった。熟知性の貢献度は再認の確信度が増えるにしたがって徐々に増えた。ある単語に見覚えがあるという確信が強ければ強いほど、熟知性も高かったのである[50]。

嗅周皮質と海馬が再認記憶に異なる役割を果たすという仮説のとおり、fMRI解析によってそれぞれ別の再認記憶に対応する二つの独立した回路が見つかったことになる。熟知性に対応する回路は隣接する二つの部位（嗅内《きゆうない》皮質と嗅周皮質）にあり、これらの部位では脳活動は熟知性とともに増えた。参加者が文字の色を正しく覚えていたとき、すなわち、情報源――色（回想記憶の指標）――の正確な記憶が示されたとき、他の二つの部位に活発な活動が認められた。このホットスポットは海馬の後方に隣接する大脳皮質、すなわち、海馬傍皮質にある。(51)

こうした知見からわかるのは、海馬と海馬傍皮質が回想に特化したものである一方で、嗅周皮質と嗅内皮質は熟知性に特化したものであるということだ。ヘンリーの解剖学的なMRI画像は、脳の両側に嗅周皮質がいくらか残されていることを示していた。私たちが雑誌の写真を覚えるよう指示したときに、この残っている嗅周皮質がはたらき、ヘンリーはのちに見覚えがあるという感覚にもとづいてその写真を選ぶことができたと、私たちは考えた。

ヘンリーの症例は海馬の損傷が回想をきわめて難しくすることを実証しており、同様の疑問が嗅周皮質と熟知性についても生じた。嗅周皮質のみに損傷がある人は熟知性に問題が認められるだろうか。この疑問に対する答えが二〇〇七年、海馬は無傷だったが嗅周皮質に損傷を受けたのち、熟知性に問題が認められる一方で回想は正常という症状の患者から得られた。カナダのある研究者グループは、難治性てんかんの治療として左前側頭葉ロベクトミー手術を受けたこの患者、N・Bの再認記憶を調べた。彼女の手術は典型例ではなく、F・CやP・B、ヘンリーとは違って海馬は手つかずで残され、嗅周皮質の大半が切除されていた。N・Bの再認記憶検査成績はヘンリーと正反対――回想が正常で熟知性に問題が認められた――だった。この印象的な症例によって、内側側頭葉内の別々の回路が回想と熟知性を支持するという仮説の信憑性が高まった。とはいえ、研究者は回想と熟知性過程の正確な局在について議論を闘わせつづけており、これはさらなる研究を必要とするテーマである。[52]

ヘンリーの陳述記憶は破壊され、彼に残されたのは見覚えがあるという曖昧な感覚のみだった。彼は自分の心象を信じてよいものか否か判断がつかなかったとはいえ、それが人生を豊かにしてくれたのだから問題ではなかった。ヘンリーには熟知性にかかわる能力が残されており、それが〈ビックフォード〉における彼の二八年間を支えたのだ。彼は家庭的な雰囲気の中でくつろいで過ごすことができ、あるスタッフはヘンリーを「ラウンジの主」と形容した。彼は他の患者にとても人気があり、会いたいと名指しする人もいた。親切心と礼儀正しさをもち合わせていたおかげで、認知症を病む周囲の人びとに寛容でいられた。彼らに対する慇懃な態度からわかるように、ヘンリーは仲間の患者や〈ビックフォード〉のスタッフを見知らぬ人とは見なしていなかった。

ヘンリーとの交流で私がほかの人より有利だったことが一つある。それは、彼が私の顔に見覚えがあったことであった。彼は私たちが一緒に高校に通ったと思っており、私は彼にとって見知らぬ人ではなかったのだ。彼は〈ビックフォード〉にいる女性職員数名にも同様の感覚をもっており、彼女たちと頻繁に交流し、長年にわたってその交流を深めたことから、彼女たちを見知っているという感覚はますます強くなった。彼を取り巻く環境内の人、物、テクノロジーは時とともに激変したけれども、ヘンリーはこうした変化に異議を申し立てることなく自分の世界に受け入れた。彼は手術前には白黒テレビを見ていたが、手術後にカラーテレビに変わっても、この大きな変化についてなにも言わなかった。同様に、私たちの研究室でコンピュータの前にすわって検査を受ける際、彼はとてもリラックスしており、まるで以前からコンピュータを知っていたかのようだった。ヘンリーの世界を貫く「見たことがあるという感覚」のおかげで、彼は〈ビックフォード〉やＭＩＴで家族同然の人びとに囲まれていると感じ、健忘症に負けなかったのだ。

第8章 覚えることのない記憶I——運動スキルの学習

ヘンリーの脳損傷は内側《ないそく》側頭葉構造に限られており、小脳をのぞく他の領域はまだ正常に機能していた。これらの正常な領域が無意識に起きる数種類の学習を支えていた。日常生活では、彼は新たな技能《スキル》を獲得し、それをどう行なうか覚えることができた。

老いてきたヘンリーが学ぶべきスキルとして、抗てんかん薬の副作用で使用を余儀なくされたウォーキングフレームの使い方、というものがあった。手術によって大発作の回数はかなり減ったとはいえ、ヘンリーはまだ抗てんかん薬を服用せねばならなかった。手術前には「ダイランチン」を大量に服用しており、一九八四年までは所定量をのみつづけていたが、その年にある神経内科医が別の抗てんかん薬への切り換えを推奨した。そのころまでには、ダイランチンは患者のあいだに数種の重い副作用を引き起こしており、なかでも骨粗鬆症は数例の骨折につながっていたのである。ダイランチンはヘンリーの小脳を大幅に萎縮させてもいた。小脳は脳の後方にある大きな構造で、身体の平衡と協調を司《つかさど》る。小脳の萎縮のせいで、ヘンリーは足取りがおぼつかず、歩みが遅かった。もう一種の抗てんかん薬「ルミナール」は鎮静作用があり、彼の動き全体の緩慢さに関連していると思われた。

ヘンリーの骨粗鬆症はきわめて重く、すでに一人で歩くには危険なほどだった。彼は一九八五年に右の足首を骨折し、一九八六年には左の股関節を人工関節に取り替えた。回復期に、ヘンリーが活発にかつ安全に歩くことができるようにと、医師がウォーキングフレームを処方した。この新しい道具を手に入れたら、それを適切に使うにはいくつかの新しい手順を学習しなければならなかった。練習を積むと、ヘンリーは歩いたり、椅子から歩行器に体を移したり、また椅子に戻ったりする技を身につけた。歩行器を使う理由を尋ねると、彼は答えた。「転ばないためですよ」。彼はダイランチンのために骨粗鬆症になったという、明確で陳述性の知識をもってはいなかったし、何度か骨折して入院とリハビリに励んだことも覚えていなかった。ところがヘンリーはこの新たに得た運動スキルを何日たっても何カ月たっても保持していたのであって、これは手続き知識を獲得して保持する彼の能力を示す顕著な例だと言える。

実験室で彼が示した運動スキルの学習能力にも、こうした日常生活の中で身につけた能力が反映されている。ヘンリーは脳内に残された領域を活用し、自分ではそれと意識せずに学習したり覚え込んだりすることができたのだ。ここで言う記憶とは、記憶には一種類以上――食料品店で買いものを思い出すときの、意識に上る陳述記憶と、一〇年ぶりに自転車に乗るときの無意識な非陳述記憶――あることをふまえた用語であることをおことわりしておく。

自分ではそれと気づかずに学習がなされることもあるという発見は、ヒトの記憶研究におけるもっとも重要な進展の一つと言えよう。二〇世紀には、健忘症にかかわる科学研究の多くが陳述的学習と記憶に焦点を当てていたとはいえ、もう一方の非陳述的学習と記憶にも光が当てられるようになり、このタイプの学習と記憶によって、健忘症の患者は学習経験を明確に示すことは無理でも、以前にはできなかった作業が実際にできるようになるということがわかってきた。非陳述的学習は手続き学習、または潜在学習とも言われる。非陳述的学習と一口に言っても、その実態は、運動スキル学習、古典的条件づけ、知覚学習、反復プライミングといった、障害によって失われずに残った実に多様な学習能力をとりまとめたものにほかならない。これらの「手続き」は、課題達成に要する試行回数、必要とされる脳基盤、知識の持続性などいくつかの点において相互に異なる。(1)

健忘症患者も学習できることを示唆する最初の研究は一九一一年に発表された。ジュネーヴ大学の心理学者エドゥアルド・クラパレードが、コルサコフ症候群（チアミン欠乏による健忘症）による記憶障害のある四七歳の女性の注目すべき臨床例について述べた。ヘンリー同様、この女性は罹患するまでに獲得した一般的な知識は保持していた。たとえば、ヨーロッパ諸国の首都をすべて挙げられたし、簡単な暗算もできた。ところが、読み上げられた単語リストや物語を覚えられず、自分を診てくれる医師が誰かもわからなかった。

彼女の学習能力を調べようと、クラパレードはある日手のひらにピンを隠して彼女と握手した。彼女はチクリとする感覚を覚えて、手を引っ込めた。翌日、彼が手を差し伸べながら近づくと、彼女は握手を拒んだが理由はわからないと言う。彼女が握手したときの情報を取り込んだのは明らかだが、自分の反応を生じさせた痛みの無意識の記憶を翌日になって思い出すことはできなかった。彼女は自分の不安感を言葉にすることはできず、このことは陳述記憶に障害があることを示していた。しかし同時に、握手を拒んだということは、非陳述記憶がまだ正常であることを意味していた(2)。

四〇年後、健忘症患者にも学習能力が残されていることを示す初の実験をブレンダ・ミルナーが行なった。一九五五年、ハートフォードのスコヴィルのオフィスではじめてヘンリーを評価したとき、彼女は多数の異なる行動課題を用いて新たな学習の証拠を探った。彼女の検査はなんらかの特定の仮説にもとづくものではなかったが、得られた成果は大きかった。ヘンリーの成績が三日間の練習で目に見えて改善したのである。この興味深く思いがけない発見は、ヘンリーの脳から除去された内側側頭葉構造がこの種の学習には必要でないことを物語るものだ。ミルナーの実験が意味しているのは、脳には二種類の長期記憶があり、ヘンリーは一方は失ったけれども、もう一方はまだ維持しているということだった。それから数十年、ミルナーの発見に触発されて無数の非陳述記憶の研究が発表された。

数ある検査のなかからミルナーは「鏡映描写」という運動スキル学習課題を選び、この課題をヘンリーが訪問した際、三日連続で行なわせた。ミルナーは毎日、ヘンリーに五角形の星をなぞり、鉛筆を線の外側に出さないよう指示した。この課題が難しいのは、星が印刷された紙は水平な木板に載せられ、ほぼ垂直な金属板によってヘンリーの視界から遮られているため、ヘンリーは星も自分の手も鉛筆も直接見ることができないからだ。金属板の右側からのぞけば、木板の反対側に置かれた鏡に映る星、自分の右手、鉛筆を見ることができる。像全体は反転しているため、自分の体から離れる方向に鉛筆を動かしたければ、鉛筆を自分に向けて動かさねばならない。私たちが通常運動を調整するた

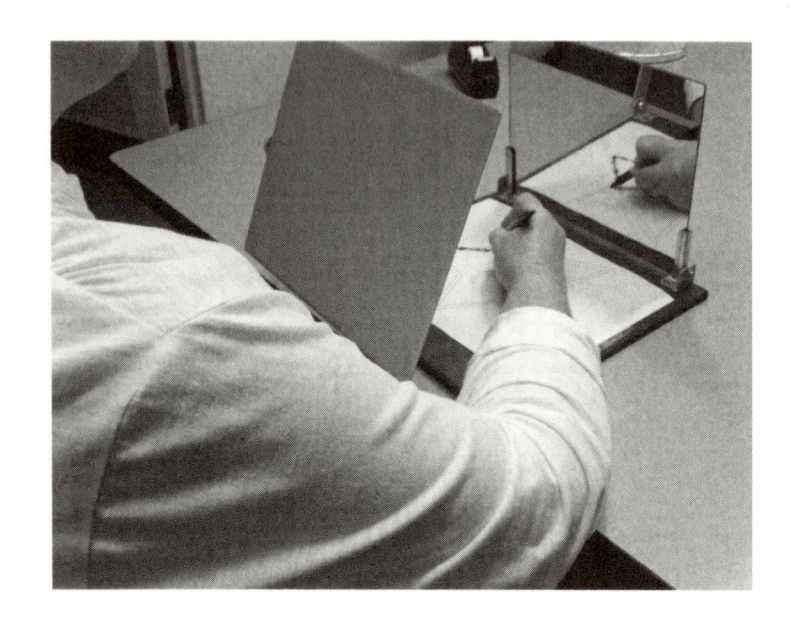

16.　鏡映描写課題。ミルナーが1962年になした先駆的な発見は、健忘症患者にもある種の学習が可能であることをはじめて示した。この鏡映描写課題では、ヘンリーは星形の周りをなぞらなければならなかったが、彼には鏡に映る星、自分の右手、鉛筆しか見えないので作業は困難だった。また、彼は自分の経験や成果を覚えておらず、このことは脳に2種の長期記憶（彼に残されている非陳述記憶と失った陳述記憶）があることを示唆している。数十年後、私の研究室で鏡映描写実験をふたたび行なったところ、ヘンリーは最初の検査セッションの約1年後に実験を繰り返すとスキルを維持していた。

めに使う視覚的手がかりが、ここでは逆転しているのだ。この課題をこなすには、新しい運動スキル——反転した像を見ながら手の動きを決める——を習得することが必要だった。ヘンリーが線からはみ出して戻るたび、それはエラーとして数えられた。この課題はたいていの人にとって最初は難しく苛立たしい限りだけれども、時がたつにつれてやさしくなり、練習を積めばより早く少ないエラー数でこなせるようになる(3)（図16）。

ヘンリーが何度も課題を繰り返すうちに、驚くべき事態が出来《しゅったい》していた。最初の日、エラー数は試行のたびに着実に減っていき、予想に反して、彼は学習した内容を一晩たっても保持していた。二日め、はじめのころのエラー数は前日の最後のころとほぼ同じで、彼はさらにエラーをどんどん減らしていった。三日め、彼の成績はほぼ完璧だった。彼は星の周りをきれいになぞり、ほとんど線からはみ出さなかった。

ヘンリーは新たなスキルを学習したのだ。だがこの学習は彼の意識に上ることなくなされていた。二日めと三日め、彼は前日課題に取り組んだという記憶はまったくなかった。ミルナーは検査の最後の日をよく覚えている。鏡の中の星を上手になぞったあと、ヘンリーはきちんと座り直し、誇らしげに言った。「おや、変ですね。これは難しいと思ったのに、けっこううまくいったようです」

ヘンリーが習得した運動スキルは、除去された海馬構造以外の記憶回路によって学習されたのではないか、とミルナーは考えた。この予期せぬ発見は、手術によって損傷を受けた内側側頭葉回路ではなく、残された脳領域がかかわる貴重な学習過程の解明につながった(4)。

一九六二年、マギル大学の院生としてモントリオール神経学研究所のミルナーの研究室にいたとき、私は彼女の優れた発見をさらに進展させた。そのとき、ヘンリーと彼の母親が検査のためにモントリオールを一週間訪れていた。そのころまでには、視覚と聴覚を介して提示される情報を覚えることを要求する検査によって、ヘンリーの陳述記憶に障害があることを科学者は念入りに調べて立証していた。けれども、彼の記憶障害が触覚、すなわち体性感覚にまでおよんでいるか否かを調べた人はまだ誰もいなかった。このプロジェクトに着手した私は、触覚迷路を鉄筆でなぞって正しい経路を学習する課題をヘンリーに課した。第5章で私は、ヘンリーが出発点から終着点への正しい経路を学習するのに失敗したと述べた。しかし、ヘンリーのエラー数は試行を八〇回重ねるうちに減ることはなかったとはいえ、彼はなにか新しいことを学習していたのだ。各試行のエラー数に加え、私は出発点から終着点に到達する秒数も記録した。彼と母親がイースト・ハートフォードに戻っていったあと、このデータをグラフにしてみると、驚いたことにエラー数こそ変化しなかったものの、所要時間は八〇回の試行中に着実に減っていた。彼は経路を覚えていなかったにもかかわらず、迷路の通路を毎日どんどん早く通り抜けるようになっていたのだ。迷路を抜ける時間が減っている、ということは、ヘンリーがなにか――通り抜けの手続き、すなわち、いかに――を学んだ、ということになる。彼は経路を覚えてはいなかったが、徐々に課題に慣れ親しんでいったのである。この実験は、運動スキルの学習が、事実や経験の固定と保存を担う内側側頭葉以外の記憶回路に依存する、というミルナーの見解を裏づけた。

　触覚迷路検査でヘンリーの示した成績はエラー数と所要時間の点で対照的なものだったわけだが、このことは、自由再生――陳述記憶――がもはや彼にはない海馬領域に依存する一方で、スキル学習

——手続き学習——は損傷を受けていない別のネットワークを基盤にもつという見方を支持するものにほかならない。私が知る限り、陳述的学習に障害（正しい経路の学習の失敗）が見られる一方で、手続き——非陳述的——学習（運動スキルの向上）には見られない例を単一の実験で定量的に立証したのは、一九六二年のこの結果がはじめてである。患者と健常者を対象にしたさらなる研究が継続され、これら二種の長期記憶間の重要な差異が明らかにされた[5]。

新しい運動スキルを学ぶには、課題を何度も反復せねばならない。しかし、いったん習得すれば、運動スキルは持続する——いったん自転車に乗れるようになったら二度と忘れないと言われる所以《ゆえん》だ。けれどもテニス選手なら誰でも言うように、運動スキルは一度の練習で完璧になるわけではない。それは経験とともに磨かれるものであり、完成度はいくつかの動きがばらばらに起きる状態から、これらの動きがなめらかに、自然に一体となるように変わっていく。たとえば、両手打ちバックハンドを学ぶ諸段階を考えてみよう。まず、両方のつま先を前に向け、ネットの前でラケットと体をかまえる。ボールがバックハンド側に飛んできたら、両手を両手打ちバックハンドの位置にずらし、ラケットを後ろにスウィングしつつ肩と体を同じ方向に回転する。ラケットの上部を手より下げた位置に保ち、ボールを打つときにラケットのガットでボールを擦《こす》りあげてトップスピンをかける。次に、大きく一歩踏み出して体を前に出し、両手を上に動かす。振り抜くときに体重を前の左脚に移し、ラケットが最後に肩の上に来るようにする。この間《かん》ずっと眼でボールを追い、膝は曲げたままに保つ。

なんとたくさんの情報を頭にたたき込まねばならないことだろう！　個々の動きを心にとめつつ、それらを適切な順序で実行するには、前頭前野による認知の統制的処理過程に頼るほかはない。初心者は意識して自分の動きを刻々と見守るが、このスキルはすぐに上達するものでもなく、すべての肝心な動きが一体となるまで練習を積まねばならない。学習過程では、脳はバックハンドのスウィングの多くの部分を一つのなめらかなショットにつなげる。動きを思い出すときには、バックハンドを構成する個々の要素が、整然とした秩序をもった一つの集合体となるのだ。ここまでくれば、数週間、数カ月、あるいは何年後でも、なにも考えずにショットを打つことができ、試合に勝つための戦略に注意と認知の統制的処理過程を割り当てることができる。[6]

幸いにも、運動スキル学習のプロセスは実験しやすいので、ヘンリーは豊富な情報源になってくれた。一九五五年のミルナーの鏡映描写実験と一九六二年の私自身の実験に着想を得て、私はヘンリーが他の運動課題を学習できるかどうか調べようと考えた。一九六六年、ヘンリーが四〇歳を迎えた年、私はこの疑問をより深く追究する機会に恵まれた。ヘンリーがＭＩＴ臨床研究センターに二週間とどまって検査を受けることを両親が承諾し、これが以降三五年間で五〇回を数えたヘンリーのセンター来訪の記念すべき第一回になった。このときの検査目的は、ヘンリーが重い健忘症にもかかわらず新しい運動スキルを学習できるという観察の再確認にあった。ヘンリーを一四日連続して検査できるとわかっていたので、彼の毎日の進捗具合をスキル学習の三つの指標――回転追跡、両手追跡、協調タッピング――について記録した。[7]

手初めに行なった、回転追跡課題で使用した装置は昔のレコードプレイヤーのターンテーブルに似通った、外周から約五センチメートル内側に二五セント硬貨ほどの大きさの金属製ターゲットのあるものだ。ヘンリーには右手の親指と人差し指で鉄筆をもち、ターゲットに鉄筆の先端を接触させたま

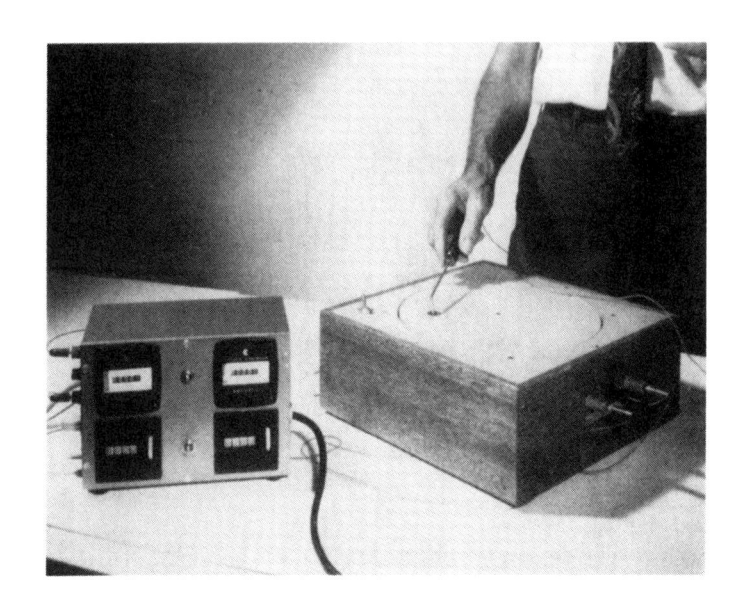

17．回転追跡課題。この課題を始めるとき、私はヘンリーに鉄筆の先をターゲットに触れさせておくよう指示した。ディスクが回転しはじめ、ヘンリーは20秒ほど鉄筆をディスクに接触したまま保つよう試みた。私は鉄筆がターゲット上にある時間とディスクから離れた回数を記録した。ヘンリーの成績は検査の7日間で改善したとはいえ、対照者にはおよばなかった。練習をしないで1週間後に調べると、彼はスキルを維持していた。

ま保つよう指示した。数秒後、ディスクが回転しはじめ、彼は鉄筆を回転するターゲットに触れさせようと二〇秒ほど格闘した。私は鉄筆がターゲットに接触している時間と、鉄筆がターゲットから離れた回数を記録した。ヘンリーと対照群の被験者は最初の二日は一日二回、その後の五日間は一日一回検査を受けた。一週間後、全員にもう一度検査を受けてもらい、練習なしで課題をどれほど覚えているか調べた[8](図17)。

七日間の検査を通じて、他の対照者ほどではなかったが、ヘンリーの成績は改善を見せた。より詳細に調べると、彼がターゲットに触れる回数は実験に慣れるにしたがって増えており、一度離れてからターゲットに戻るのが上手になっていた。全体としては、対照者のほうがターゲット上に長くとどまった。ヘンリーの進歩は他の被験者ほど劇的ではなかったものの、さらに練習を積まずとも新たな運動スキルを一週間保持していた。一四日めに検査すると、七日めと同じ成績を上げた[9]。

翌週、私はヘンリーに両手追跡課題のトレーニングを行なった。装置はアルミ製のドラムで、非対称の細いトラックが二本印刷されている。ヘンリーが鉄筆を左右の手に一本ずつ握って各トラックに触れる。彼に課せられた課題は、ドラムが二〇秒回転するあいだ、トラックに鉄筆を接触させたまま保つことだった。この課題は運動制御の視点から見るとなかなか難しいのだが、それは一方のトラックから他方へと行き来する左右の手と眼の動きを協調させる必要があるからだ。そのためには脳の両半球が互いに連絡を取りつづけねばならない。私はこの検査を回転速度を上げて三度繰り返し、ヘンリーと対照者がトラック上にとどまった時間とトラックから外れた回数を記録した。以前と同じく、ヘンリーの成績は対照者に劣るうえに不安定なものだったが、やはり運動スキルにおいて試行ごとに

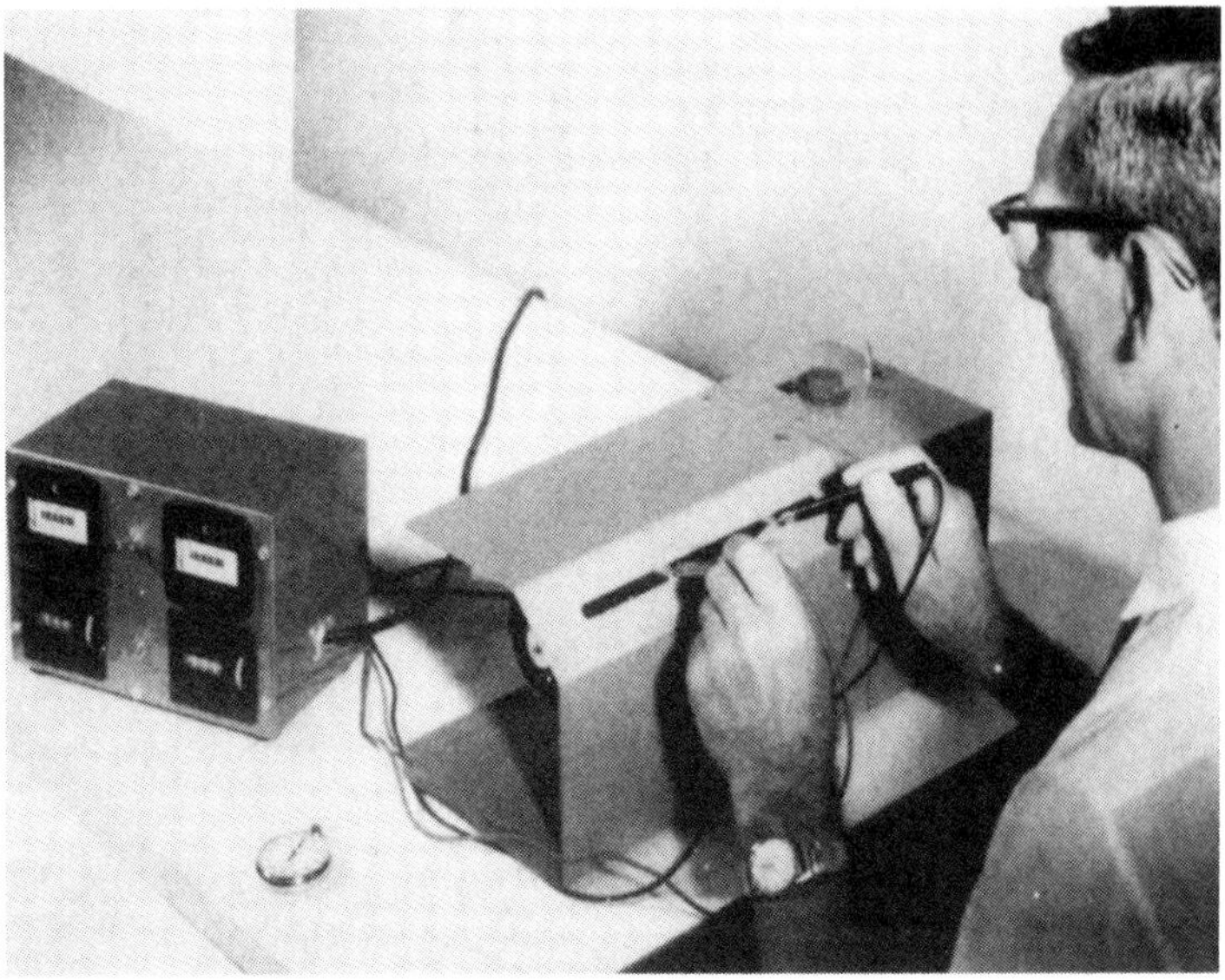

18.　両手追跡課題。この課題でヘンリーに求められるのは、ドラムが20秒回転するあいだ鉄筆をドラム上のトラックに接触させたまま保つことだった。この課題が運動制御の観点から見てとりわけ難しいのは、彼の脳は両手の動きと、トラック間を行ったり来たりする両眼の動きを協調させねばならないからだった。ヘンリーの成績は対照者より劣っている上に安定性にも欠けていたとはいえ、彼はこの運動学習課題でも試行ごとに明らかな成績改善を見せた。

明らかな改善を見せた[10]（図18）。

回転追跡と両手追跡でヘンリーの収めた成績がやや見劣りするものであるのは、彼の記憶の問題ではなく、これら二つの課題の反応時間が短いのが理由だ。刺激に対する反応時間を十分に与えれば、ヘンリーは課題をそつなくこなした。しかし彼は全般になにをするにも時間がかかる。彼の動きが遅いのはおそらく、不眠症とてんかん治療のために処方された鎮静剤の「ルミナール」のせいと思われる。同じような脳損傷を受けた他の患者――スコヴィルの患者D・C、ペンフィールドとミルナーの患者P・BとF・C――も抗てんかん薬を服用し、やはり動きが緩慢だった。ところがゆっくりとした動きにもかかわらず、ヘンリーは明らかに新しい運動スキルを学習し、その成果を長期にわたって保持できた。ヘンリーの健康と安全を考えれば論外だが、抗てんかん薬の服用を止めたとしたら、どのような成績を上げたかわからないのだ[11]。

最後に課した運動学習課題である協調タッピングは、四個のターゲットに鉄筆でタップする（触れる）ヘンリーの能力を測定するもので、まず左右の手で別々に測定し、次に両手一緒に測定した。この実験の目的は、練習を積めば、与えられた三〇秒以内に動きを速め、ターゲットにタップする回数を増やすことがヘンリーにできるか否かを見ることだった。装置は黒い木製の板に円形の金属板が二個並べられたもので、各金属板は第一～第四象限に分けられている。各象限には1、2、3、4と番号が振られているが、二つの金属板では象限の順番が異なる。ヘンリーはまず鉄筆を右手に握り、右側の金属板の象限に1、2、3、4の順にタップした。次に鉄筆を左手に持ち替え、左側の金属板の象限を1、2、3、4の順にタップした。そこで、ヘンリーは二つのターゲットに同時にタップする

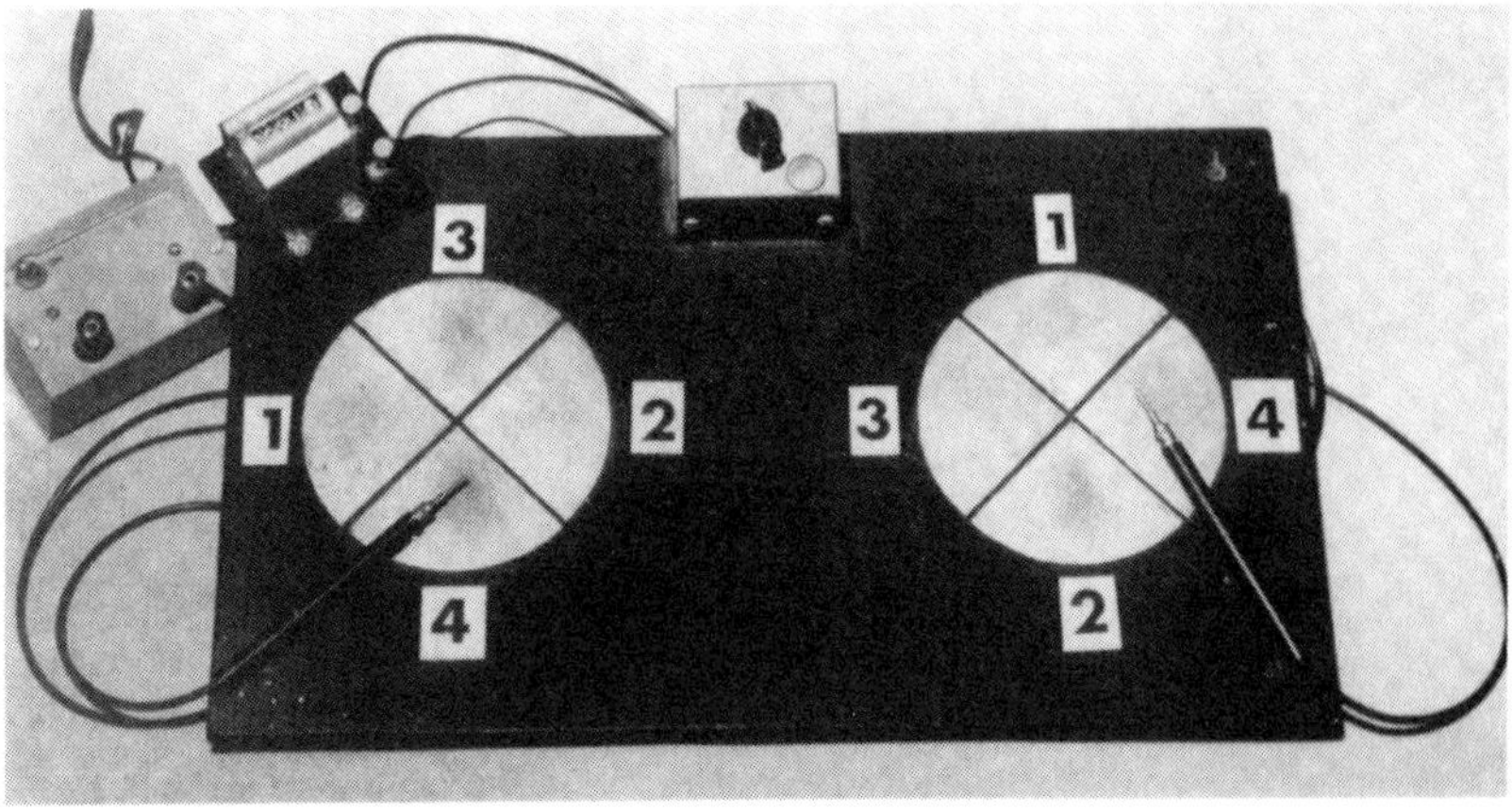

19.　協調タッピング課題。この課題では、ヘンリーは鉄筆を右手に握り、右側の円の象限を1、2、3、4の順番でタップした。次に、鉄筆を左手に握って左側の円の象限を1、2、3、4の順番でタップした。さらに私は2つのターゲットに同時にタップするよう指示した。これがとりわけ難しい作業であるのは、2つの第1象限、2つの第2象限というように順次同時にタップしなければならなかったからだ。ヘンリーは左右の手の動きを協調させなければならないが、2つの円では象限の位置が異なるため、それぞれの手は異なる動きをしなければならなかった。この課題は自分の速度で行なうことが許されたので、彼は対照者と比べて遜色のない成績を示した。休憩をはさんで再検査すると、彼の動きは最初のときより速くなっていた。

よう指示された。これが彼にとってとりわけ難しかったのは、二つの象限1に同時にタップし、二つの象限2に同時にタップする、というような動作を強いられるからだ。左右の手を協調させねばならないが、二つの金属板では象限の位置が異なっており、それぞれの手の動きが異なる軌跡を描く必要がある。ヘンリーと対照者はこの課題に、四〇分のセッション間隔をおいて二回挑んだ(12)(図19)。

この検査では、ヘンリーは対照者と同等の成績を収め、二度めのセッションでは一度めより検査終了が早かった。彼はタッピングスキルの運動記憶を固定し、四〇分後にはこの運動行為の学習成果を実証することができたのだ。ヘンリーの学習成績がタッピング課題では対照者に匹敵するものだったにもかかわらず、回転追跡と両手追跡で劣ったのはなぜだろうか。大きな違いは、タッピング課題が各人のペースで行なわれる点にある。この課題ではヘンリーは自分の速度で動いた。ところが、残りの二つの課題では、装置の速度が彼の動きを支配した。回転追跡装置は三種の異なる速度で回転し、両手追跡装置のドラムは自動的にわずかずつ回転した。これら二つの課題では、ヘンリーはターゲットの位置を手早く予測せねばならず、この未来予測に陳述記憶が必要だったのかもしれない(13)。

ヘンリーを対象とするこれらの初期の研究によって、陳述的学習と非陳述的学習の区別が見えてきた。陳述知識はその表出に内側側頭葉構造を必要とするけれども、非陳述的な手続き知識はその神経網から独立している。新たなスキル(手続き)の学習は意識に上ることなく起きる。自転車に乗ったり、テニスやスキーをしたりするとき、私たちは技のあるところを——あるいはないところを——実際にやってみせることで示す。自分が一瞬一瞬どう動いているか知ろうとすれば、なにかにぶつかったり、ボールを打ち損ねたり、スキー板が雪に埋もれて倒れ込んだりするかもしれない。同様に、音楽家も難度の高い楽曲を演奏するのに一音ずつ考えてしまうとうまくいかないもので、彼らは一連の複雑な動作を意識することなく演奏する。コンサートピアニストのピーター・ゼルキンがボストン交響楽団をバックにモーツァルトの協奏曲を演奏するとき、彼の解釈はその楽曲の長年にわたる緻密な練習によって積み上げられた広範な手続き知識によっている。個々の打鍵をなめらかな全体にまとめ上げ、それぞれの指の動きには意識を向けることなく演奏するのである。

神経科学者が異なる種類の学習を区別する前に、哲学、コンピュータサイエンス、心理学など他の分野の人びとが同様の概念をより抽象的な理論に組み立てていた。イギリスの哲学者ギルバート・ライルは一九四九年の著書『心の概念』でこの区別を明らかにし、心にかんする理論家は、知性の基礎として「知識」を過度に重要視し、個々の人間にとって「仕事の手順」の理解がなにを意味するかを考慮しない、と苦言を呈した。ライルはこの「知識」と「仕事の手順」の対比を「内容を知ること（knowing that）」と「方法を知ること（knowing how）」と表現した。新しいダンスの動きなどのスキルを学ぶとき、脳が筋肉に送る指令とそのフィードバックを言葉で表現する――「内容を知ること（knowing that）」――はできないかもしれないけれども、その新しい動きを感心して眺めている友人に見せつける――「方法を知ること（knowing how）」――はできる。[14]

新しい運動スキルを学習するヘンリーの能力によって、手術で除去された領域――海馬とその周辺構造――が新しい運動スキルの学習に必要でないことはたしかに立証された。そこで当然生じる新たな疑問は、運動学習に必須の脳回路はなにか、である。この疑問に答えるため、私たちは脳にヘンリーとは異なった損傷をもち、健忘症ではない患者に注目した。

これは二〇世紀のはじめ以降、科学者の常識であるが、線条体と小脳という二つの構造が運動制御に重要な役割を果たしている。線条体には、大脳皮質下にある二つのニューロン群、尾状核と被殻がある。これらの構造は、上下二方向――大脳皮質のニューロンと皮質下のニューロン――から信号を受ける。線条体は特定の大脳皮質領域からメッセージを受け取り、脳の中心に位置して感覚活動と運動活動を統合する視床を経由してこれらの領域に信号を送り返す。このため線条体は体の内外で起きていることを知り尽くしており、高度な運動スキルを覚える資格じゅうぶんと言える。

ラテン語で小さい脳を意味する「小脳」（the cerebellum）は、脳の後方で視覚野の下に位置する、大ぶりで複雑な構造である。ヘンリーの小脳はサイズがぐんと小さくなってはいたものの、ＭＲＩ画像からは損傷箇所はわからなかった。この構造は、線条体と大脳皮質の数領域に閉回路によって直接つながっている。脳内の多数の部位や脊髄から情報を受け取ることから、小脳は運動制御の最前線にある。

線条体の異常は、パーキンソン病とハンチントン病という二種の進行性脳疾患をはじめとする二〇種以上の疾患につながる。線条体のなかでは、被殻がパーキンソン病の影響をもっとも受けやすく、尾状核がハンチントン病の影響をもっとも受けやすい。

パーキンソン病は原因が特定されていない一般的な病気で、多くは五〇代にかかり、女性より男性に多い。患者には顔の表情の消失、緩慢な動作、手の震え、かがんだ姿勢、足のひきずりがしばしば認められる。パーキンソン病は脳内の黒質にあるニューロンの脱落から始まる。黒質とは大脳皮質下にある黒みを帯びた神経核であり、この構造は軸索を投射して神経伝達物質のドーパミンを線条体に運ぶはたらきをする。ところがパーキンソン病の場合のように黒質の細胞が死ぬと、被殻へのドーパミン供給が減り、運動異常が起きる。[15]

ハンチントン病は、大脳皮質のニューロン脱落にともなう、尾状核のニューロン変性によって起きる珍しい遺伝病である。原因は第四染色体上のHTT遺伝子の欠陥とされている。この病気の患者の場合、この遺伝子の特定の断片が最大で一二〇回まで反復されているのに対し、正常な人ではこの断片は一〇～三五回しか反復されない。パーキンソン病に顕著な特徴が動きの少なさにある一方で、ハンチントン病の場合は動きの多さにある。ハンチントン病最大の症状は顔、腕、腰などの小刻みな不随意運動にあり、患者はまるで踊っているかに見える。[16]

パーキンソン病とハンチントン病の同時研究が有益であるのは、当初の病変が線条体の異なる部位――パーキンソン病では被殻、ハンチントン病では尾状核――に起きることから、異なるスキルが脳内でどう「住み分けて」いるのかにかんする相補的な証拠を与えてくれる点にある。

一九九〇年代はじめ、被殻が運動スキル学習に果たす役割を知るため、わが研究室では初期のパーキンソン病患者対象に鏡映描写実験を行なった。患者には、ミルナーがヘンリーにさせたのと同様の検査を受けてもらった。課題は、六角星をなるべくその輪郭から外れないように一周することである。対照者と比べると、パーキンソン病患者は運動障害があるために六角星をなぞるのに時間がかかり、描写がゆっくりであり、頻繁に途中で止まった。予期されたこれらの障害は運動能力の指標であって、運動学習のそれではない。パーキンソン病が運動スキル学習に影響するか否かを調べるため、私たちは三日連続してトレーニングを行なって患者の進捗状況を記録し、彼らの変化速度を対照者のものと比較した。星の下にはデジタル化タブレットをセットしておいたので、各試行の開始から終了までの鉄筆の位置をミリ秒単位で把握することが可能だ。こうして得られたデータによって、運動スキル学習の指標をいくつか算出した。これらの指標には運動能力の指標による汚染はなかったが、それはこれらの指標が各個人の進捗状況に厳密にかかわっており、各自が実験を始めたときの能力レベルとは関係なかったからである。

パーキンソン病患者は三日間のトレーニング期間をとおしてこれらすべての指標について改善を見せたものの、彼らの能力向上は対照群より遅かった。学習指標のいくつか——星を一周する時間、輪郭から外れたときに元の経路に戻るのに要する時間、反対方向に進んでしまう時間——において、パーキンソン病患者は三日間をとおして対照群より成績向上が少なかった。この描写課題で彼らが苦戦を強いられたことは、線条体が複雑な運動スキル学習にかかわっていることを示す直接の証拠であり、ヘンリーが運動スキルの学習に線条体を利用したという説を裏づけるものだ[17]。

パーキンソン病患者は鏡映描写成績が振るわないとはいえ、彼らがあらゆる運動学習課題で低い成績しか収められないというわけではない。脳内にある多数の領域は種々の運動行動に関与しており、これらの領域がすべて単一の汎用運動学習機能を担うとは考えづらいからである。脳は各部位に重複する仕事を課したりはしない高効率マシンなのだ。そこで私たちは、異なる運動スキルは別個の認知・神経過程を経るという仮説を立てた。鏡映描写に動員された線条体内の特定の脳回路は、ある特定の反応シーケンスの学習など、別のスキルの学習課題には必要とはされないのかもしれなかった。

パーキンソン病患者におけるスキル学習障害をさらに調べようと、わが研究室ではメアリー・ジョー・ニッセンとピーター・バルマーが一九八七年にはじめて導入した系列学習手続き（訳注　一連の項目を順番どおりに覚えるような課題をさせるもの）を一九九〇年代初期に取り入れた。パーキンソン病患者はコンピュータの前にすわり、画面の下部に水平に並んだ四つの小さな白い点を見つめる。この課題のために開発されたキーボードがすぐ下にあり、これには四つの点に対応する回答ボタン（キー）が四個設けられている。被験者は左手の中指と人差し指を左の二つのボタンにかけ、右手の中指と人差し指を右の二つのボタンにかける。各試行では、四つの点のどれかの下に小さな白い四角形が現われるので、その四角形の位置に対応するキーをなるべく早く押すのが被験者に与えられた課題だ。被験者には知らされないが、四角形は各試行で一〇項目系列（全体で一〇〇回のキー応答に対応する）が一〇回反復される。被験者が系列を学習していけば、彼らの反応時間は反復系列を含む試行ではどんどん短くなる一方で、ランダムな系列を含む試行ではさほど早くならないと予想された[18]（図20）。

パーキンソン病患者と対照者が、系列学習を二日間連続して行なった。これら二群の反応時間に違いはなく、パーキンソン病患者は正常な成績を示した。反復系列の反応時間は一日めは減っていき、被験者はこの学習効果を一夜たっても保持していて、二日めの始めと一日めの終わりで成績は同じだった。パーキンソン病患者の反復系列の反応時間が減少したことは、彼らが手続き知識を正常に獲得したことを示していた。

パーキンソン病患者の鏡映描写課題と系列学習課題の成績（前者で低く、後者で正常）を比較する

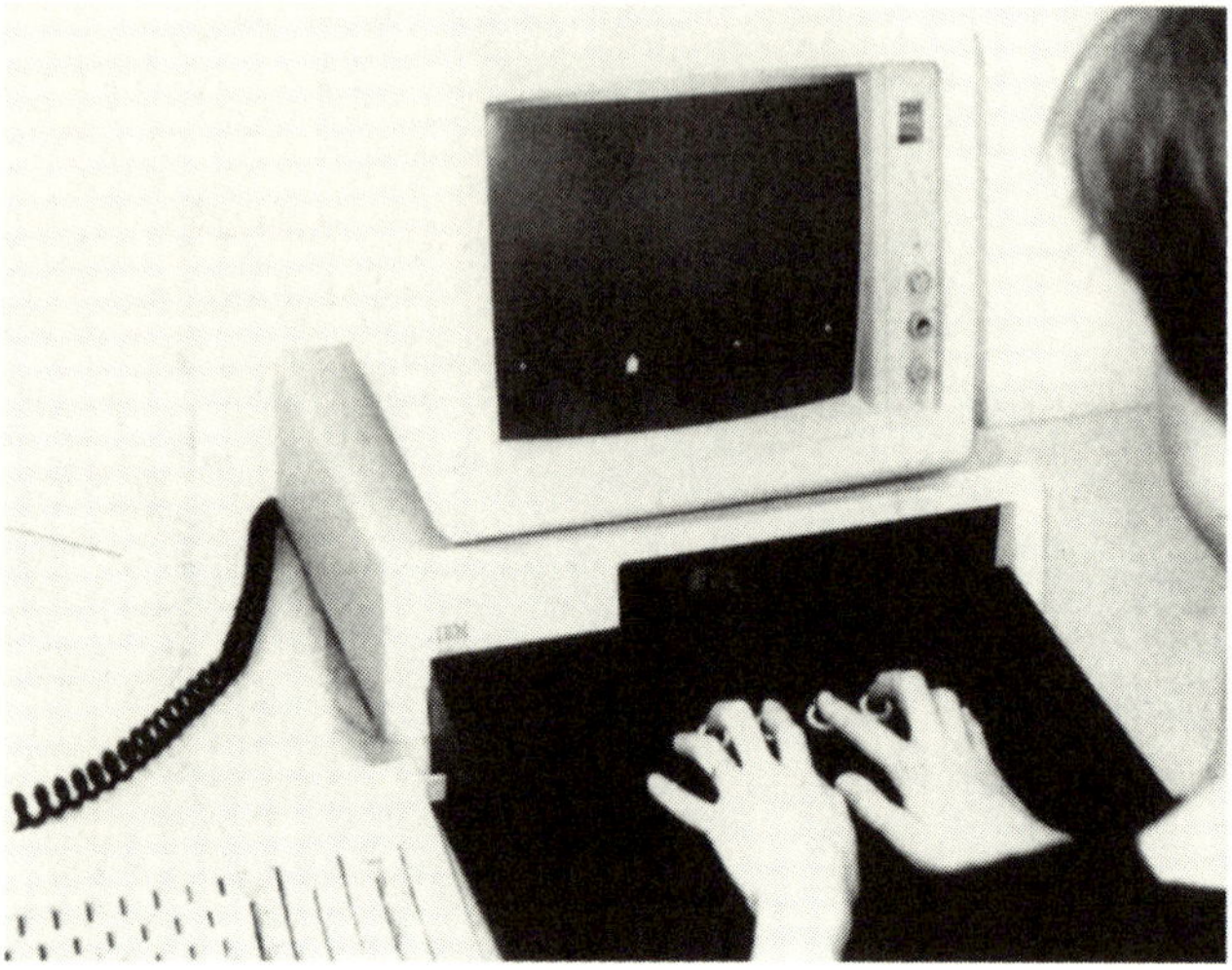

20.　系列学習課題。この課題ではパーキンソン病患者にコンピュータの前にすわり、画面の下部に水平に並んだ4つの小さな白い点を見つめてもらった。各試行では、4つの点のどれかの下に小さな白い四角形が現われるので、その四角形の位置に対応するキーをなるべく早く押すのが参加者の仕事だった。参加者には知らされていなかったが、四角形の出現パターンは各試行で10項目系列（全体で100回のキー応答に対応する）が10回反復された。早期のパーキンソン患者と対照者は系列を学習した。すなわち、彼らの応答時間は反復系列を含む試行では徐々に短くなったものの、系列がランダムな試行では短くならなかったのだ。対照的に、ハンチントン病患者はこの非陳述学習効果は示さなかった。

と、スキル学習が普遍的な概念ではなく、異なる種類の学習に異なる種類の神経基盤があることがわかる。私たちの実験のパーキンソン病群では、鏡映描写スキルの獲得にかかわる線条体の記憶ネットワークは機能しなかったが、これらの患者に残された神経回路が正常な系列特異的学習を可能にした。そこで私たちは、その回路がなんであり、この回路が他の病気で機能不全に陥っているか否かを問いかけた。

ハンチントン病研究によって、このような「系列特異的な」学習の神経基盤にかかわる手がかりが得られており、尾状核の病変がこの課題に与える影響が明らかにされていた。ニッセンがハンチントン病患者群に対して彼女独自の系列学習課題を行なったところ、患者の学習成績は振るわなかった。彼らの運動機能は検査を行なうには十分であったにもかかわらず、対照群の二一人より反応が遅く正確性においても劣っていた。彼らの病変は認知不全とはかかわりがなかったのである。この結果から、尾状核が系列特異的な学習に重要な役割を果たしていることが導き出せる。(19)

パーキンソン病患者とハンチントン病患者の実験を比較検討すると、線条体内の病変が異なれば系列学習に与える影響も異なることがわかる。パーキンソン病患者が正常であるのに対し、ハンチントン病患者は異常を示したのだ。この違いが意味するのは、ハンチントン病初期に変性する尾状核が系列学習の重要な基盤であり、パーキンソン病初期に変性する被殻はそうではないということだ。

線条体以外の脳領域も運動学習にかかわっている。一九六〇年代末から、神経科学者は小脳に異常のある動物やヒトの研究からスキル獲得の脳内局在にかかわる別の視点を得てきた。小脳の異常には協調性の低下、緩慢な動き、震え、不明瞭な言葉などの症状がある。ひどく酩酊した人もヘンリーと同じく同様の症状を示すが、震えはない。小脳変性症患者の場合、系列学習がうまくいかなかったが、いくつかの研究によれば、彼らの障害はパーキンソン病患者と異なっており、より重いかもしれないという。鏡像の簡単な幾何的図形をなぞるとき（ヘンリーが星を上手になぞった実験の条件に似通っている）、小脳変性症患者は対照者より反応が遅く正確性に欠けていた。私たちは一九六二年に鏡映描写に内側側頭葉構造が必要でないことをヘンリーから学び、この種の学習に小脳が必要であることを三〇年後に学んだのだった[20]。

小脳変性症患者の鏡映描写検査での成績が振るわないのは、運動を調整するためのフィードバックをうまく利用する能力が欠如していることの反映にほかならない。彼らは表示された画像を見ることができるし、自分の腕や手の位置の変化も感じ取ることができるとはいえ、この情報を新たな指令に変換して筋肉を動かすことができなかった。元々の反応に調整を加えていくことができなかったのである。この問題は一つの課題に限られたものではなく、感覚入力を筋肉に対する指令と統合する際に起きる普遍的な失敗と言える。キーボードで文字を入力する例を考えてみよう。このとき、私たちはいくつかの情報源から情報――指先に当たるキーの感覚、指や手の位置や動き、手やコンピュータ画面上の文書の視覚イメージ――を得る。キーを打つ際、脳は反射的にすべての入力をまとめ上げ、正しいキーを正しい順番で十分な力で押し、画面に意図した文字が現われるように指に指令を出す。健常者が練習を積めば、この複雑な運動スキルも難なく習得できる。

感覚回路と運動回路間の協調を図る顕著な例がプリズム順応である。この課題で、実験参加者が光を右か左に数度曲げるプリズム眼鏡をかけると、眼に映るものは実際にある場所から右か左にずれて見える。プリズム眼鏡をかける前に、参加者は正常な視覚でターゲットを指差す練習をする。これに慣れたら、実験者は参加者にプリズム眼鏡をかけさせ、ターゲットを提示する視覚環境を変化させる。プリズム眼鏡をかけるとものが少し左に寄って見えるとすると、参加者は最初はターゲットの左側を指差す。けれども数分練習すれば、動きを調整してターゲットを指差すようになる。プリズムを外してからターゲットをふたたび指差すと、彼らは順応の残効――反対方向を指差す――を示し、変化した視覚情報に順応したことがわかる。

一九九〇年代末の研究によって、この順応過程に必要な脳回路が特定された。視覚環境の変化に対する調節を行なう特定の領域回路を同定するため、神経科学者たちが小脳変性症患者を対象にプリズム順応課題を行なった。一九九六年のある実験では、参加者は三つの異なる条件下（プリズム眼鏡をかける前、かけているとき、外した直後）でターゲット目指してボールを投げた。研究者たちは三番めの条件下における学習を評価した。プリズムはターゲットが実際より左にあるように見せるため、参加者は最初はボールをターゲットの左側に投げた。練習を積むと、だんだん右側にボールを投げるようになり、着地点が後方に移動してターゲットの中央に近づいた。プリズムを外すと、対照者はまだプリズム眼鏡をかけてでもいるかのようにターゲットの右側にボールを投げつづけたが、これは視覚変化に順応したことのしるしだ。この陰性残効が学習の指標となる。小脳変性症患者は陰性残効を示さないが、このことは彼らの脳がプリズムによって変えられた地図を保持しなかったという証拠だった。この実験によって、小脳が知覚情報と運動情報という二種の情報を統合することによって視界の変化に対処することが示された。(21)

驚くべきことに、私たちが一九九〇年代なかばにヘンリーを検査したとき、彼は重い小脳萎縮にもかかわらずプリズムに正常な順応を示した。プリズム順応課題は、彼の小脳損傷がある種の非陳述的学習（視知覚と運動に特化した脳回路間の相互作用によって起きる）に与える影響を検査するのに理想的だった。私たちの実験では、プリズムによって環境内のすべてのものが左に一一度ずれている状況にヘンリーの運動系が順応できるかどうかを探った。この視覚変化を与えるため、私たちはプリズムをセットした一対の実験用眼鏡をヘンリーにかけさせた。彼に課せられた課題は、三つの条件下（プリズムを外した基準条件、プリズムをセットした暴露条件、プリズムを外した暴露後条件）で、手が届く範囲にある縦線を右手の人差し指でなるべく早く指し示すことだった。各条件下でヘンリーは、真正面に一個、左右にそれぞれ四個ある、九個の異なるターゲットを指差すよう指示された。ターゲットはランダムな順番で四回提示された。各試行において、私たちはヘンリーの指の位置を記録し、ターゲットからの距離を計算した。他のプリズム順応実験と同じように、学習指標とされたのは、暴露後条件下における陰性残効——彼が触れた位置のターゲットからのずれ——である。

ヘンリーは対照群の参加者一〇人と同等の成績を収めた。暴露条件下では、自分がターゲットの左側を指差しているのに明らかに気づいたらしく、彼は指差す位置を徐々に右に移してターゲットに命中させた。プリズムを外すと、彼はまだプリズムがあるかのようにターゲットの右側を指し示しつづけた。これは正常な陰性残効を示す明らかな証拠である。実験中、ヘンリーの脳内の感覚回路と運動回路が正常に相互作用したからこそ、この非陳述的学習が可能になったわけである。

小脳に残されたどの機能がヘンリーの高成績を可能にしたかはいまもって不明だが、亡くなった彼の脳を調べて正常なまま残っている小脳回路を特定できれば、これらの結果をより十分に理解できるようになるだろうと期待している。なかでも私たちが注目しているのは、情報を小脳に伝える構造――脳の深部にある神経核――であり、これらの構造が除去を免れたのであれば、プリズム順応に欠かせない神経基盤だった可能性がある。プリズム順応の解剖学的基盤を解明することができれば、それは特筆すべき成果となるだろう。

運動スキル学習にかんする私たちの研究によって、内側側頭葉以外の領域に損傷がある他の患者とヘンリーの成績の対比が明確になった。また、運動スキル学習と陳述記憶が脳内の異なる部位に担われていることもわかった。海馬は事実や出来事を想起したり再認したりするのに必要である反面、新しい運動スキルの学習には必要とされない回路を含んでいる。これとは対照的に、尾状核、被殻、小脳は運動スキルの学習に必要であり、事実や出来事の想起には必要とされない。

ヘンリーは実験室では新たなスキルを獲得できたものの、この能力は歩行器の使い方の習得を除けば彼の日常生活にはさほど役立ってくれなかった。てんかんに加えて小脳損傷による症状もある彼にとって、ダンスや新しいスポーツの学習はたやすくなかった。彼はクローケーを楽しんだが、ゲームの成績が練習によって良くなったかどうか私たちに知る術《すべ》はない。

脳に損傷のある患者の研究によって運動スキルの神経構造を分析することに加え、科学者は脳がこれらのスキルを学んで実行するメカニズムの理論的モデルを提案してきた。一九九四年、ＭＩＴのレザ・シャドメヘルとフェルディナンド・ムサ＝イーヴァルディは、私たちが目標物に手を伸ばすとき、運動制御系は予期せぬ環境変化に対応してうまくやるというアイデアを提案し、運動記憶の理解に飛躍的な進歩をもたらした。脳はこのことを、環境内ではたらく力――押す力と引く力――を経験によって推測する、内部モデルを構築することによって成し遂げるというのである。この内部モデルという概念は、脳が学習したスキルをどのように表象し修飾するかをもっともよく説明すると考えられている[22]。

内部モデルを理解するために、喉が渇いていると想像してみよう。あなたはコップに水を注いで、コップを手に取り、コップを口元までもっていって水を飲む。この簡単な行動をあなたはたくさんの場所で数え切れないくらい実行したはずだが、これは思ったほどたやすい仕事ではない。腕を動かす前に、脳はコップにかんする基本情報（形、おおよその重さ、位置、手の位置）を受け取って処理する。脳の仕事は、テーブルの上にあるコップの位置と、コップをつかむという目的を、コップを口元へ運ぶのに必要な筋肉活動のパターンに変換することにある。私たちは一日をとおしてこのような運動指令――歯を磨く、ナイフとフォークを使って食事する、車を運転する、ウェブを閲覧する――をたえず実行している。一生のうちに、私たちは無数の異なる物体と膨大な数の環境下で相互作用し、そのたびに脳は感覚器官からの情報を運動に変換し、運が良ければ状況変化にうまく順応する。

内部モデルは、手の運動と運動指令の関係を処理する脳内回路を表わしている。たとえば、逆モデルは結果として実現する手の望ましい運動と、この運動を生じさせるための運動出力とのあいだの関係を示す。この種の内部モデルがコップをつかむように手を導くシステムの要《かなめ》である。もう一つの内部モデル、順モデルは、運動指令のおおまかな結果を予測し、特定の運動行動（ここの例では水を飲む）を成功させるための運動指令を選択する。一九九八年、日本のある計算論的神経科学者が、ロンドンの研究者と協力して内部モデルのアイデアを思いつき、新しい運動スキルの獲得は運動課題パフォーマンスの内部モデルを構築できるか否かにかかっていると提唱した。運動学習は、ターゲットの空間特性あるいは運動の目標を、適切なパターンをもつ筋肉活動に変換するプロセスなのだ[23]。

計算論的神経科学者たちによれば、これら二種類の内部モデルは互いに協力して、私たちが実行する行為を追跡し、私たちが望む運動の心的イメージを作成する。一方のモデルが運動出力——手を伸ばしてコップをつかむ——と、次いで起こる感覚入力——コップと腕の位置と速度——間の関連を登録する。このモデルは腕の現在の状態と（コップに）手を伸ばせという指令にもとづき、腕の次の位置と速度を逐次予測する。もう一方のモデルがコップをつかむための実際の運動指令を生成する[24]。

これら二つの内部モデルが相互作用すると、脳は腕の実際の状態を目標状態と比較する。両者の差が予測される結果の誤差にかんする重要な情報を与えてくれる。誤差メッセージは、誤差を減らして意図された目標に達するために運動をどう調整すべきかを示して学習を促進する。文脈情報——コップの新しい位置——または誤差情報——精度にかかわる感覚運動フィードバック——にもとづいて、脳は一方の内部モデルから他方へ切り換える。この切り換えメカニズムによって、たえずめまぐるしく変化する環境に柔軟に対応することが可能になる[25]。

星と鉄筆、自分の手のみを鏡像で確かめながら星を一周する動きを学習していたとき、ヘンリーは自分の目に映る像と鉛筆の動きの関係を記述した新しい内部モデルを脳内に作成した。これらの新しい内部モデルは脳内に専用回路をもっており、それまでに彼が学んでいた他の運動行動に干渉することはなかった。日常生活において私たちは、このような内部モデルを蓄積することによって、膨大な数の複雑な運動行動を実行する。

計算論的モデリング、認知科学、神経生理学から得られる証拠にもとづき、日本の京都を拠点とする研究者たちは、内部モデルは主として小脳で構築され、ここに蓄えられると考えた。小脳という大ぶりで複雑な構造にこの仕事が割り当てられているのは、それが目的の運動と実際の運動を比較し、その差――誤差信号――を使って次の運動を調整する生理学的能力をもっているからである。

二〇〇七年、これらの日本人研究者たちがｆＭＲＩを使ってこの仮説を検証したところ、彼らは内部モデルが小脳で構築されることを示す初の生理学的証拠を得た。彼らが行なった一連の実験では、被験者は追跡課題を行ない、コンピュータのマウスを使って、画面上をランダムに動くターゲット上にカーソルを合わせつづけるように指示された。マウスは基準条件下ではいつもの方向を向いているが、検査条件下では一二〇度回転しており、マウスとカーソルの位置関係が変わっているので、被験者はマウスの制御法を新たに学び直さねばならなかった。トレーニングは一一セッション以上行なわれ、奇数番めのセッションでｆＭＲＩ検査を行ない、学習過程にかかわる神経活動をはじめから終わりまで記録した。

検査中、研究者たちは小脳の二つの異なる領域が活性化するのを認めた。一番めの領域は誤差にかかわっており、学習が進むにしたがって神経活動が低減し、追跡がより正確になった。二番めの領域は、誤差ではなく内部モデルにかかわっており、その活動はトレーニング後期にいたるまで認められ、ここここそが、新規に得られた追跡スキルにかんする、長もちする内部モデルの貯蔵場所であろうと推測された。この運動学習課題の神経活動は小脳の両側にある多数の領域で生じ、うち一部は計画立案、戦略、そして対象物に手をのばすリーチング運動にかかわる有用な情報を前頭葉と頭頂葉から受け取る。(26)

運動スキル学習に小脳が重要な役割を果たすことを示す証拠に鑑みれば、医薬品によって小脳がひどい損傷を受けたヘンリーが、鏡映描写や回転追跡、両手追跡で収めた成績は驚異的と言うほかない。私の初期の研究は限定的で、ヘンリーの能力のおおまかなこと――彼が犯した間違いの数や所要時間――しかわかっていなかった。私はスキル学習過程においてヘンリーの脳が自分の動きをどう制御したかをより深く理解しようとした。一九九八年、当時はジョンズ・ホプキンス大学の研究者となっていたシャドメヘルとの刺激的で実り豊かな共同研究により、私たちは学習過程におけるヘンリーの運動記憶過程をより詳細に調べる機会を得た。シャドメヘルは以前ＭＩＴにおける私の学部のポスドクフェローだったこともあり、私は運動制御分野における彼の研究と専門知識に感銘を受けていた。そこで彼と彼の学生二人をＭＩＴに招いてスキル学習実験を行なうことにしたのだ。

この実験をしてみようと思い立ったきっかけは一九九六年の、運動学習経験の固定化が学習後も継続するという内容の研究であり、健康な若い成人における運動記憶固定の研究から得られた洞察だった。被験者が以前のセッションで練習した運動スキルを行なうと、ただちに最後のトレーニング試行の終了時より良い成績を収めるが、これは時間の経過にともなって記憶が改善したことを示している。しかしはじめの課題直後に二つめの運動課題の学習を指示されると、この改善は元の木阿弥《もくあみ》になった。最初の課題の固定が二つめの課題の干渉によって妨げられたのである。一方、二つの運動課題間に四時間の間隔を置くと干渉は起きなかった。この研究が示しているのは、運動記憶の固定化はわずかなあいだに起きるということだった。練習後たったの四時間で、新しいスキルの記憶は当初の脆弱な状態からより強固な状態に変容するのだ。この高速処理は、何年もかかりかねない陳述記憶の固定化と好対照であると言える[27]。

実験室で得られたこの発見は私生活の経験にも当てはまることが多い。私の知人のある編集者は、一回のレッスンで一つの新しい技しか覚えられないとスキーのインストラクターに語ったという。二つ以上のことを覚えようとすると、新しいスキルの固定が別のスキルに邪魔されてなにも学習できないのだ。

健康な若い成人を使った一九九六年のシャドメヘルによる実験は、スキル学習にかかわる重要な問題を提起した。運動記憶の固定化が起きるためには、被験者は課題にかんする陳述的な情報を覚えなければならないのだろうか。干渉効果が起きるためには、内側側頭葉は正常な機能を保っていなければならないだろうか。私たちが研究対象とした若い成人では陳述記憶は正常だったので、答えは記憶障害のある被験者から得る必要があった。陳述記憶に問題のあるヘンリーに注目すれば、この知識源が重要であるか否かに決定的な答えが得られる。私たちの研究目的は、まず、健忘症患者における運動記憶に関連する干渉過程を調べることにあった。陳述記憶が練習後の運動記憶の干渉になんら役割を果たしていないのであれば、多数の運動スキルの学習成果はヘンリーにとっても対照者にとっても同じはずだった[28]。

二日間の実験で、私たちは新しい運動スキルを学ぶヘンリーの能力を調べた。課題はビデオゲーム

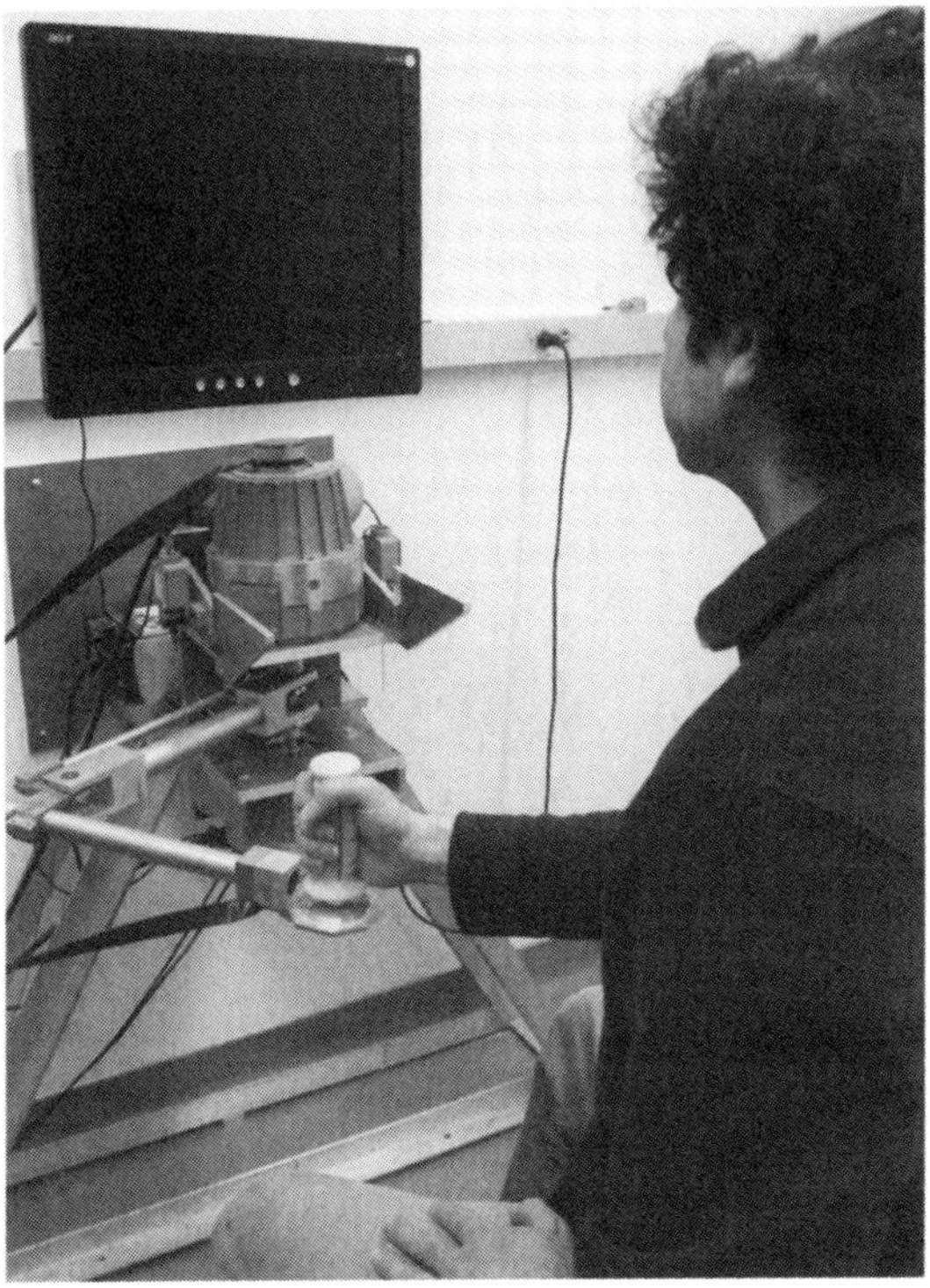

21.　リーチング課題。この課題では、ヘンリーは画面に現われる個々のターゲットを見つめ、メカニカルアームを操作してカーソルをターゲットの位置になるべく早く動かすよう指示された。目標は各ターゲットに1秒以内に到達することで、成功するごとにターゲットが爆発した。ヘンリーが数分間カーソルをターゲットの位置まで動かす練習をしたあと、私たちは前触れなく手続きを変更した。メカニカルアームが彼の手に力を加え、彼の手の動きが片方にずれるようにした。しかし、練習を重ねるにつれて、彼はこの余計な力とバランスを取るように運動指令を変え、ふたたびターゲットに向かって直線でカーソルを動かせるようになった。ヘンリーが力を加減することを学んだのがわかったのは、私たちが余分な力を突然取り除くと、彼の動きに大きな誤差が生じたからだった。その誤差は訓練初期のものと似通っていたが、方向が逆だった。

というより、画面に現われる「マト」（いわゆるブルズアイ）を撃つWiiゲームの「リンクのボウガントレーニング」――マトは最初は動かず、プレイヤーの矢が当たると爆発する、あのゲームだ――に似ている。ゲームが進むとマトが動いて課題はより難しくなる。ヘンリーを使った私たちの実験では、ターゲットはずっと固定されていた。ヘンリーがターゲットをまっすぐ撃つのに慣れてから、彼が動くと腕に力を加えて予期せぬ変化をもたらし、彼の動きがずれるようにした。訓練を重ねれば、ターゲットに近づこうとする彼の動きがふたたびまっすぐになるか否かを知りたいと考えたのだ（図21）。

この課題の装置は、メカニカルアームの真上にビデオモニターが設置されたものだった。最初にアームの前にすわってもらったとき、ヘンリーは他のはじめてのボランティアと同じく装置に手を触れずに静かにすわっていた。そこでメカニカルアームのハンドルを握って、少し動かして慣れるように指示された。彼は最初はハンドルを動かす自分の手を見つめていたので、カーソルが表示されている画面を見るよう促してやった。ヘンリーがカーソルを一分ほど動かしたあと、画面の中央に光るターゲットが表示され、ヘンリーはこの位置までカーソルを動かすよう指示された。さらに別のターゲットが個別に表示され、ヘンリーはこれらの場所にカーソルをなるべくすみやかに動かすよう求められた。目標は各ターゲットに一秒以内に到達することである。ターゲットは成功のたびに爆発した。

ターゲットの爆発は、ヘンリーにとっては小さな獲物を求めて狩りに出た少年時代の思い出を甦らせるものだった。課題を行なって爆発が何度も起きると、彼は子どものころの大切な思い出――使った銃の種類、幼時を過ごした家の裏にあるポーチ、裏庭に続く森の地形、彼が仕留めた鳥の種類――

を事細かに話してくれた。笑みを浮かべて興奮した様子で、彼はこれらの話を二日間の滞在で何度も繰り返した。彼にとってそれは心が浮き立つ経験だったのだ。[29]

ヘンリーがターゲットにカーソルを近づける動きを数分練習したあと、私たちは前触れなくゲームに変更を加えた。メカニカルアームが彼の手に力をかけ、彼の動きが一方向にずれるようにしたわけである。彼の手はターゲットに向かってまっすぐ動くのではなくターゲットから逸れた。ところが練習を積むと、彼はアームが加えてくる力とバランスを取るように運動指令を変え、すぐにターゲットに手をまっすぐ動かすようになり、タイミング目標の一・二秒以下を一貫して達成した。彼の脳がメカニカルアームの力を推測し、これと釣り合う力を出すスキルの内部モデルを構築したのだった。彼が力を加減することを学習したのは明白だった。研究者たちが余分な力を除去すると、彼の動きに大きな誤差が生じた。この誤差は彼が訓練初期に見せた誤差のパターンと似通っていたが、方向が逆だった。研究者はセッションの最後でヘンリーの協力に感謝し、ヘンリーはランチに向かった。[30]

四時間後に実験室に戻ったとき、彼はさきほどの装置も実験もまったく覚えていなかった。研究者たちはメカニカルアームを脇に寄せ、ヘンリーに装置の前にすわるよう指示した。彼がすわると、興味深い、予想もできなかったことが起きた。はじめて装置を見たときと違って、彼は自ら手を伸ばしてハンドルを握って手前に引くと、ターゲットが表示されるのを待ち構えるかのように画面に目を凝らした。この課題を以前にしたことがあるという記憶が意識の中にないのは明らかだったが、ヘンリーは脳のどこかでこの装置が画面の上でカーソルを動かすための道具であると理解していたのだ。ターゲットが表示されると、彼は前回の訓練の強力な残効を示した。メカニカルアームが前回のように自分の動きを妨げることを予期していたため、彼の脳はこの余分な力を加味した運動指令を生成し、この力がまだかかっているかのようにターゲットに向かってハンドルを動かした。運動記憶はただ道具の動かし方を知っているというだけのものではなく、それはその道具の目的がもつ報酬の意味合いにかかわる情報をも含む。いわば、「ハンドルをはやく動かせば、なにか楽しいことが起きる」のだ。メカニカルアームを見て触るだけの行為が引き金となり、なにか良いことにつながると思われる運動行為をヘンリーにさせたのである。仮に最初のセッションでメカニカルアームの使用がショックかなんらかの不快な刺激と関連していたとすると、ヘンリーはおそらくこの機械をふたたび使うのをためらっただろう。[31]

このリーチング課題におけるヘンリーの成績は、彼の脳が無意識に、側頭葉の助けも借りずに、三つの重要な洞察をすべて得たことを実証している。まず、最初の訓練セッションでは、彼は邪魔する力がある場合と、ない場合の双方において新しい道具を使って所定の目標を達成することを学んだ。第二に、数時間後の実験では、道具を見ただけで自ら使用したということは、ヘンリーが道具の使用――爆発を起こす行為――と関連して受けとれる「報酬」のような事柄を学習し保存したことを示唆している。第三に、道具を見て手にするだけで、彼は無意識のうちにこの道具の目的を思い起こし、その目的を達成するための運動指令を出した。ところが、同じ視覚的および触覚的情報では、自分がこの課題を以前したことがあるという意識に上る記憶を呼び起こすには不十分だった。[32]

回転追跡、両手追跡、タッピングを用いる以前の運動学習実験とは違って、メカニカルアーム実験では運動制御の二つの性質――運動学と力学を個別に調べることが可能だった。運動学は運動速度、速度変化、運動方向にかかわり、力学は力が運動におよぼす影響にかかわる。ヘンリーは課題の運動学の学習にはかなり苦労したが、最終的にはカーソルを画面上で上に動かすにはアームを自分から遠ざけ、下に動かすには自分に近づけねばならないということを学習した。彼はまた余分にかかる力に応じて自分の力を調整し（力学）、手をターゲットに向かってまっすぐ動かすことができた。私たちの実験の目的は、ヘンリーの障害を被った陳述記憶がこれらの複雑な運動記憶の獲得になんらかの影響を有するか否かを調べることにあった。驚くべきことに影響は見られなかった。対照者と同じように、彼の脳は新しい内部モデルを構築し、この運動スキルの学習を手助けした。

ヘンリーが新しいスキルを学ぶことができるという一九六二年のミルナーによる先駆的発見は大きな進展であり、私たちがどのようにして非陳述記憶を獲得して保持するかにかんする新たな理解を与えてくれた。以降、研究者は無数の実験をデザインして、この種の記憶を支持する認知過程と神経過程に光を当ててきた。現在、実験はスキル学習を担う脳回路の可塑性の細胞および分子メカニズムに焦点を当てている。これらの知見から得られる知識によって、ハンチントン病やパーキンソン病などの治療に道が開けるかもしれない

運動は外界と相互作用するための基本的条件であるので、運動スキルの習熟度が私たちの人としての独立に深くかかわってくる。運動スキルにまつわる一つの謎は、なぜ私たちは運動をこれほど素早く、しかもほとんど考えずにできるのかということだ。新しいスキルを学ぶときには、多くの集中力と努力を実行制御というかたちで注ぎ込む必要がある。時を経ると、獲得したスキルはどんどん自動

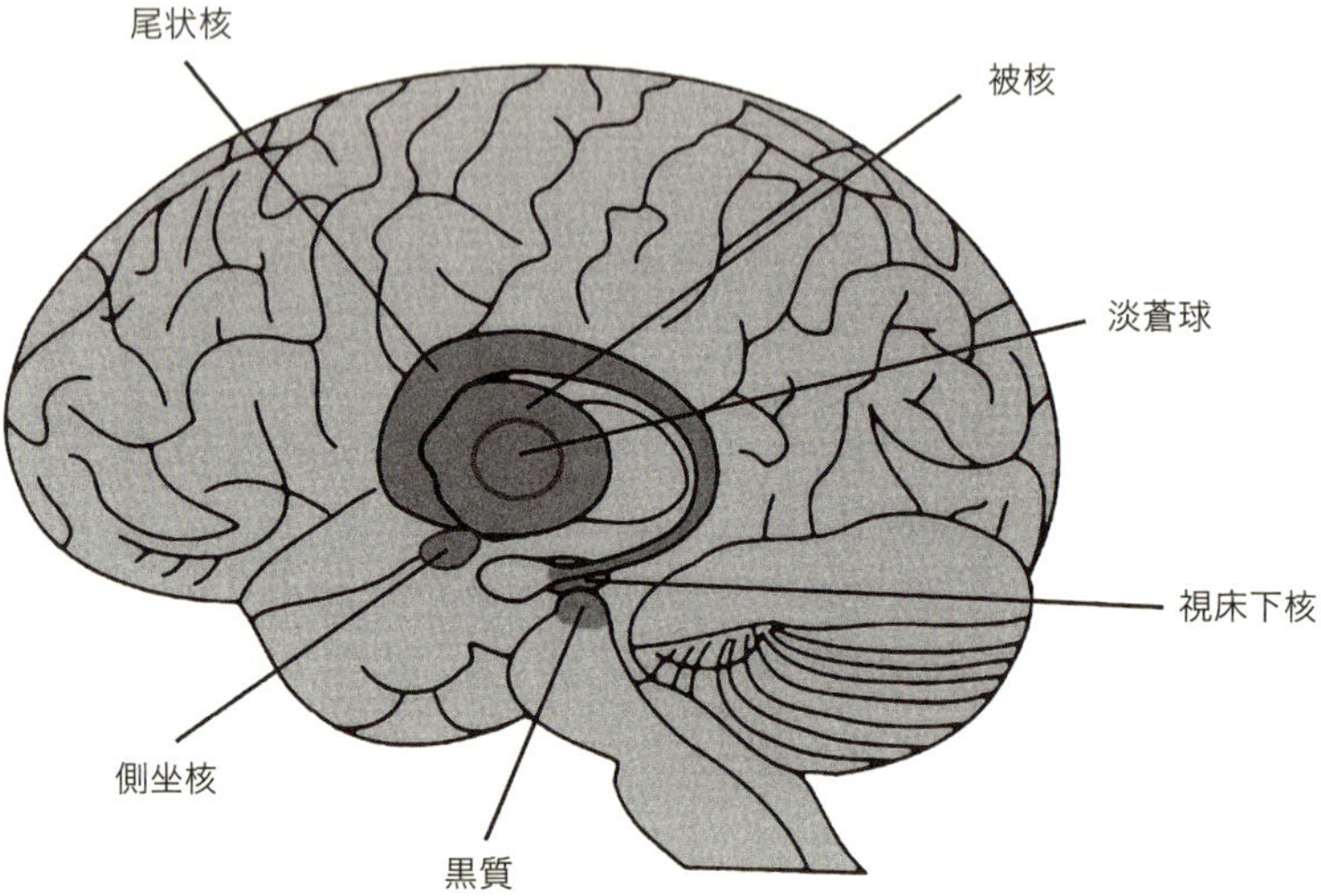

22. 大脳基底核。大脳基底核は、大脳皮質と協調して姿勢、動き、無意識な学習を制御するようはたらく、相互に連絡された回路群。なかでも重要な大脳基底核構造は、線条体（尾状核と被核）、側坐核、淡蒼球、視床下核、黒質である。情報は、前頭葉と頭頂葉内の領域から大脳基底核と視床を経由して前頭葉に戻るループを流れる。

的になり、注意を傾ける必要が薄れていく。研究者による新しい運動スキルが自動化されるメカニズムの解明を経て、私たちはいまや脳イメージング技術のおかげでスキル学習時の脳活動変化を目で見ることができる。

とはいえ、科学知識にはまだ埋めるべき大きな穴がある。脳内の異なる場所にある、運動にかんする部分機構――第一次運動野、線条体、小脳――はそれぞれの仕事を配分し、つねに変化する外界に対応しつつ、運動学習という複雑な仕事をいかにやってのけるのだろうか。異なる種類のスキル学習を司る個々の過程を解明し、さまざまな脳のネットワークがいつ、どのように連携するかを見きわめるのに、ｆＭＲＩがおおいに役立ってくれそうだ。この種の研究では、運動学習に多くの大脳皮質領域が動員されることが判明しており、このことは運動領域と非運動領域の広範なネットワークがスキル獲得に貢献していることを示唆している（図22）。

運動競技のスキル――サッカーボールをドリブルする、フリースローを決める、エースを狙う――には熱心な訓練が必要だ。しだいに改善する習熟度は脳内の変化と結びついている。一九九八年、国立精神衛生研究所（ＮＩＭＨ）の神経科学者チームが、練習の継続によって起こる神経変化を探るとともに、スキル獲得にあたって検出可能な変化を生じさせるにはどれほど練習を積む必要があるか知りたいと考えた。彼らが研究対象に選んだのは、運動のための神経コードを送り出す前頭葉の後部にある第一次運動野であり、それはこの部位が随意運動を司るとともに運動学習にも関与するからだった。彼らは数週にわたって一連の指運動を練習するよう健康な成人に依頼した。実験参加者たちは親指を他の指に決まった順番（小指、人差し指、薬指、中指、小指）で一本ずつ触れた。彼らはこの指を用いた系列運動を五週間にわたって毎日一〇〜二〇分練習し、時がたつにつれて彼らは三〇秒の検査でより多くの系列を完了するようになり、間違いも少なくなった(33)。

脳内でなにが起きているか探るため、研究者たちは一週間に一度fMRI実験を行ない、参加者はMRIスキャナの中で指の運動を繰り返した。得られたMRI画像では、第一次運動野の手の位置に活動が見られ、参加者のスキルが向上するにつれてこの部分が大きくなり、この変化は数カ月にわたって残った。この発見は、運動スキルの練習によって多くの運動ニューロンが活性化し、練習した運動を表象する局所性脳回路にこれらの運動ニューロンが組み込まれることを示す証拠となった。成人の脳における神経可塑性《かそせい》を明白に示すこの証拠は、運動スキル学習時に起きる修飾を表わしているのかもしれない。第一次運動野のおもな機能は筋肉になにをするかを伝えることにあるが、これに加えて、運動学習時におけるこの領域のニューロン発火はシナプス強度――ある神経細胞がそれとシナプス結合している他の神経細胞を興奮させる能力――を変え、それによって記憶を固定化することができる。第一次運動野の神経回路は、運動スキルの獲得、固定、検索のあいだ時々刻々と状況変化に順応する(34)。

私たちは、ヘンリーが鏡映描写、回転追跡、両手追跡など数種の運動スキルを獲得できることを実験によって実証した。これらの新しい運動スキルを獲得し、日常生活において歩行器を巧みに使うのに、彼の正常な第一次運動野が役立ったと考えられた。けれども、ヘンリーの脳内で、他の領域――なんらかの運動機能や認知過程を司る領域――に有益な変化が起きたということもありうる。

運動学習は通常は長い練習期間を経てゆっくりと起きるものであり、スキル獲得の複雑なメカニズムは学習が進むにつれて変化する。トレーニングによって生じる可塑性は灰白質（ニューロンの細胞体）と白質（異なる種類の神経細胞をつなぐ神経線維）の双方の膨張に見ることができる。まず、第一次運動野と隣接する運動領域がオンラインになり、前頭前野、頭頂皮質、小脳も活性化する。その後、運動がより自動的になると、学習にはまだ第一次運動野がかかわる一方で、線条体と小脳もこれに加わる。運動表象は運動野と他の皮質領域（計画立案、運動知覚、眼球運動制御、空間関係の計算に特化した領域）において膨張する。これらの領域が連携して運動記憶を形成する。運動スキル学習には脳内の複数の回路がかかわっているとはいえ、ヘンリーが教えてくれたように、内側側頭葉内の回路は不必要なのである。[35]

現代の脳イメージングツールによって、健常者がスキルを練習しているあいだに、重要な回路がどのようなはたらきをしているのか観察できるようになった。研究者が知りたいと考えたのは、私たちがある課題の初心者から熟練者に変わるにつれて、どの領域が活性化するか、ということである。二〇〇五年、系列学習課題のトレーニングを十分に受けた場合（すでに述べたニッセンとバルマーの課題）、熟練者の脳活動が初心者のものと異なっていることを、神経科学者たちがｆＭＲＩを使って示した。最初は、前頭前野の領域と、より深部の運動領域である尾状核とが高度に活性化するが、練習を経て運動が自動的になるとこの活動は低減し、したがって認知の統制的処理過程への依存が減少したことがわかる。運動系列にかかわる知識の獲得に線条体（尾状核と被殻）が関与するという知見は、いずれも線条体の病変がかかわるパーキンソン病とハンチントン病患者において運動学習障害が見られることと符合する。[36]

トレーニング・セッションごとに学習がしだいに進むというアイデアにもとづき、モントリオールにあるコンコーディア大学の神経科学者二人が二〇一〇年に野心的な研究に取り組み、連続した五日間にわたるスキル獲得時に起きる脳活動の変化を記録した。すべてのトレーニング・セッションで被験者をスキャンする必要はなかったので、同じ運動学習課題を一日め、二日め、五日めにはスキャナ内で、三日めと四日めにはスキャナの外で行なった。被験者が課題に習熟するにつれ、当初活性化した運動領域の一部は活動が低減していった。これは学習が進むにつれて脳が反復刺激に注目しなくなり、エラーを修正する必要に迫られなくなったためと思われる。また、習熟度が増すにつれて、第一次運動野の小領域と小脳の活動に増加が見られた[37]。

全体に活動が鈍ったネットワークでそこだけ活性化した場所は、最終的に運動記憶が貯蔵された領域かもしれなかった。研究者たちは、第一次運動野の異なる二つのニューロン群が、運動系列学習の異なる側面を符号化し表出すると考えた。実行エラーによって活性化する一方のニューロン群は高速学習に特化し、陳述記憶のネットワークにかかわる。忘却を防ごうとする他方のニューロン群は、段階的学習に特化し、学習手続き——「いかに」それを行なうか——のネットワークにかかわるというのである。これらの二つのニューロン群は互いに連携してはたらく。

現在の私たちは、複雑なスキルの初心者から熟練者への進歩が単一の過程ではないという、動かしがたい証拠を入手している。運動記憶には異なる時間の尺度が存在し、それぞれの寄与は時とともに変わるのだ。神経学的に異なる過程を分けて駆使する力が脳に備わっていたおかげで私たちは、リーチング課題でメカニカルアームにかかる余分な力に応じて自分の動きを調節したヘンリーの進歩を理解することができた。彼はスキルを保持することはできたが、学習速度においては対照者に劣っていた。健常者の小脳は学習の初期段階に重要なはたらきをすることが知られており、二〇一〇年に行なったfMRI実験の結果から私は、ヘンリーの緩慢な上達は小脳の損傷が原因かもしれないと考えるようになった。

たいていの人では、陳述記憶と非陳述記憶が分かちがたく絡み合っている。自転車に乗っているときその行為をはっきりと言葉にはできないかもしれないが、補助輪をつけて自転車に乗っていたころのことや、父親か母親がはじめて自転車を支える手を離し、一人で自転車に乗った日のことを思い返すことはできる。スキル、経験、知識はどれも互いにつながっているのだ。ヘンリーの症例が興味深いのは、スキルの背後にある経験の記憶が取り返しのつかないほど失われてもなお、そのスキルが脳内で開花する様《さま》を見せてくれたからだった。

第9章　覚えることのない記憶II——古典的条件づけ、知覚学習、プライミング

一九八〇年代なかばから一九九〇年代末にかけて、私とわが研究室のメンバーが学習行動の本質の研究を進めるうえで、私たちの考え方や取り組みは大きな進展を見た。広い理論的文脈で言うなら、非陳述記憶を説明する種々の認知および神経メカニズムを突き止めるための、新たな実験をデザインしたのである。これまで見てきたように、ヘンリーは新しい運動スキルを無意識のうちに獲得することができた。さらに彼はその他の非陳述記憶課題もやってのけた。古典的条件づけ、知覚学習、反復プライミングにかかわる私たちの研究において、ヘンリーは意識に上る陳述記憶ではなく、課題の遂行をとおして学習を達成したことを実証した。彼の上達ぶりは、運動学習のような無意識の学習が内側側頭葉以外の脳回路で起きることを示していた。ヘンリーはこうした非陳述的な性質の知識それぞれにかかわる考え方の発展に大きな役割を果たした。

研究をとおして私たちは、研究対象としてヘンリーが計り知れない価値をもつことに気づいた。自分と同時代になされた科学的発見のなかで、ヘンリー研究と実は関連していることがわかったり、ヘ

ンリーの研究によって裏づけが取れたりするものが実に多いことに、私たちは驚かされどおしで、ヘンリーの研究はわが研究室の名声にとってかけがえのない宝物だった。私たちが公表した研究成果のうち彼にかかわるものは全体の二二％にすぎないとはいえ、これらの論文はこれまでも注目の的であって引用回数も多く、これからもそうであるに違いない。

古典的条件づけは、唾液の分泌や膝《しっ》反応、瞬きなどの反射作用を利用した学習行動である。この種の非陳述的学習は、何十年もの昔から動物やヒトの研究において重要なツールだった。古典的条件づけを利用する実験では、ベルの音のような中性刺激を食べ物のような別の刺激（唾液の分泌のような反射作用をかならず起こすことがら）と繰り返して関連づける。すると、やがてベルの音だけで反射作用が起きるようになる。被検体がベルの音に反応して唾液を出せば、ベルの音と食べ物を対にして繰り返し提示したことで、被検体が両者の連合を学習したことがわかる。

ロシアの生理学者イヴァン・パヴロフは、一九世紀から二〇世紀にかけてイヌの消化を研究している際に古典的条件づけを発見した。この現象が起きるプロセスとして彼が目をつけたのが、食べ物を口にすると動物が唾液を分泌するという単純な反射作用だった。食べ物の匂いをかぐ、食べ物を与えてくれる人を見る、あるいはその人の足音を聞いただけでも、同じような反射作用が起きることにパヴロフは気づいた。イヌは、これらの感覚的手がかりがもうすぐ食べ物をもらえることを意味すると学んだのだ。パヴロフの実験では、助手がイヌに食べ物を与える直前にドアベルを鳴らした。これらの関連づけられた刺激――ベルと食べ物――に反復してさらされると、イヌはベルの音を聞いただけ

でも唾液を出す。つまり、イヌはベルの音と食べ物の連合を学んだのだ。(1)
事物と感情のつながりを確立するのは、広告業界でよく使われる戦略である。素敵なカップルが談笑しながら、夕暮れにビーチを散歩したり、熱帯魚と一緒に泳いだり、マッサージを楽しんでいたりするカリブ海のリゾート広告を頭に思い浮かべてみよう。もし熱帯で休暇を過ごそうと決めたら、私たちはおそらく楽しみとロマンスの関連を条件づけによって刷り込まれたそのカリブ海リゾートを選ぶだろう。

私と同僚たちは、条件反射の形成に小脳と海馬がいずれもかかわっていることを以前の実験から知っていたとはいえ、この種の学習にどちらがどれほど寄与するのかを探りたいと考えた。もし正常な海馬のないヘンリーが刺激に対して条件反射を示すとすれば、おそらく残された小脳がこの学習を可能にするのだろうというのが私たちの考えだった。ヘンリーが条件反射を示さなければ、結果は解釈不能になる。海馬と小脳のいずれか、あるいは両方の損傷が原因であるのかは確認できないのだ。一九六二年までさかのぼるヘンリーの神経学的実験のすべてが小脳の障害の兆候を示しており、彼のMRI画像からは小脳がひどく萎縮して、細胞死を起こしていることがうかがえた。ところが海馬と小脳の広範囲にわたる損傷にもかかわらず、ヘンリーは私たちの実験では条件反射を示したのである。彼の学習は同じ年齢の成人男性に比べるとずっと遅かったが、最初の学習セッションから二年後に行なわれた実験で条件反射を示すという、ヘンリーの驚異的な記憶保持能力が明らかになった。

私たちが古典的条件づけにかかわるヘンリーの能力を瞬目《しゅんもく》条件づけ実験ではじめて調べたのは一九九〇年で、この実験では目に空気を吹きつける前に聞こえる音に反応して瞬きする、という条件反射を彼が示すか否かが調べられた。彼はＭＩＴ臨床研究センターの静かな部屋にある快適な椅子にすわってこの検査を受けた。頭に巻いたベルトには、空気噴射器と瞬きを記録する器械がついていた。実験者はヘンリーに次のような指示を与えた。「どうぞゆったりと楽にしてください。ときどき、音が聞こえてきて、目に空気が吹きつけられます。瞬きしたくなったら、そうして結構です。ご自分がしたいようにどうぞ」[2]（図23）

八週間の期間をとおして、私たちは遅延条件づけと痕跡条件づけという二種類の条件づけ課題を行なった。遅延条件づけでは、まず音が聞こえて、直後に空気が吹きつけられ、どちらも同時に止まる。各トレーニング・セッションは約四五分続き、九〇試行あった。うち八〇試行で、ヘンリーは音と空気の吹きつけの両方を経験し、両者を無意識に関連づける機会を与えられた。音と空気の吹きつけのあいだの非常に短い時間内――一秒未満――に瞬きが起きると、それは条件反射として数えられた。瞬きはヘンリーが音とそれに続く目への空気の吹きつけの連合を学習し、吹きつけを予期して無意識に瞬きしたことを意味する。残りの一〇回の試行では、ヘンリーは音だけを聞き、彼が直後に瞬きした場合には、それは条件反射とされた。結果をまとめるのは容易だった。音＋空気の吹きつけの条件と、音のみの条件で、彼が条件反射を示した回数を数えればよいのだ。痕跡条件づけでは、音と空気の吹きつけのあいだに無音の期間があり、音をその後の空気の吹きつけと連合するには、ヘンリーの脳は音を〇・五秒保持せねばならない。以前と同じく、ヘンリーは音の直後に瞬きした場合には条件反射を示したと認められた。[3]

条件づけのセッションをとおして、私たちはヘンリーがなにか楽しいことに注意を向けるよう、映

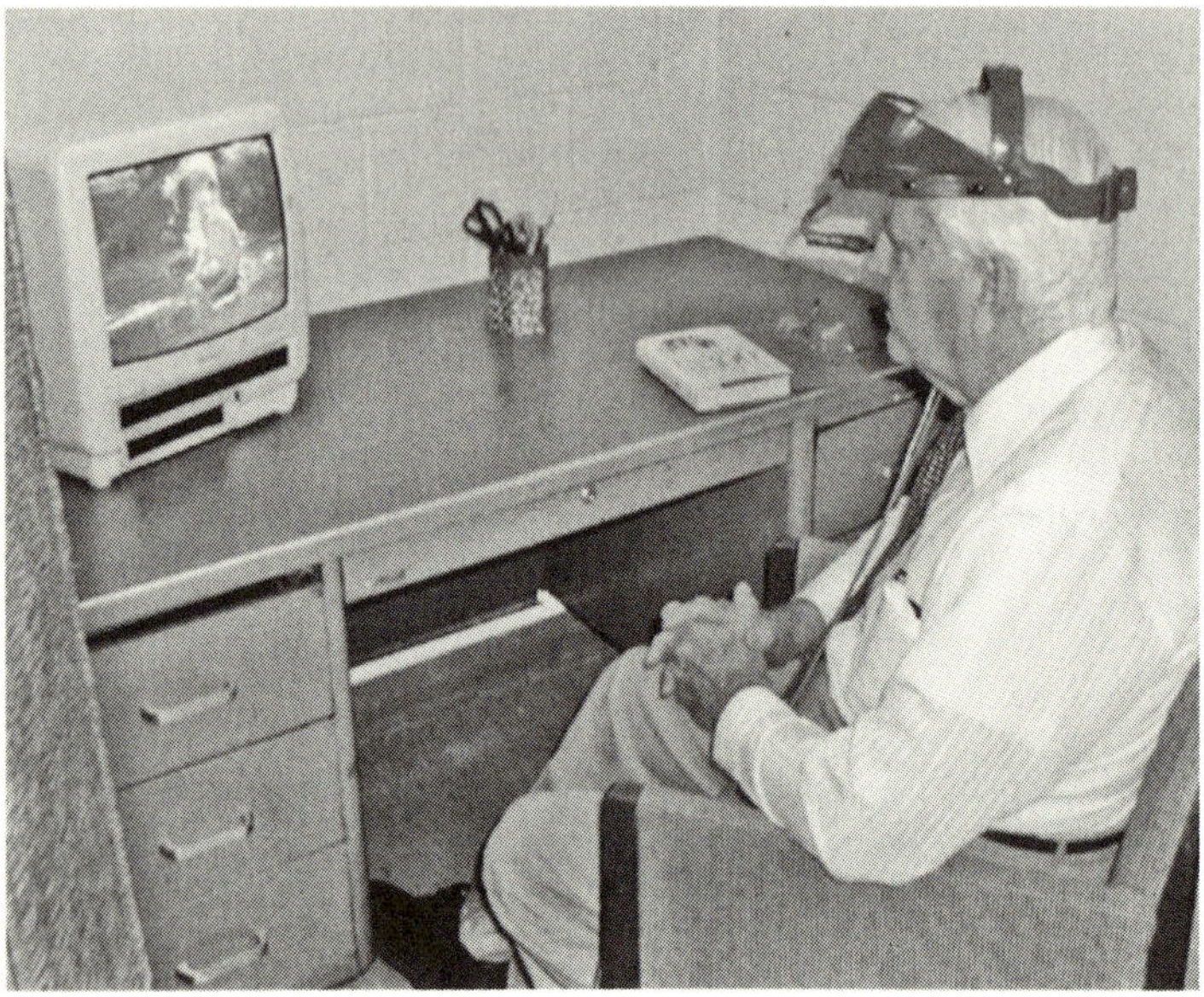

23.　瞬目条件づけ課題。この課題では、ヘンリーは快適な椅子にすわり、頭に巻いたベルトには空気噴射器と瞬きを記録する器械がつけられていた。次のような指示が与えられた。「どうぞゆったりと楽にしてください。ときどき、音が聞こえてきて、目に空気が吹きつけられます。瞬きしたくなったら、そうして結構です。ご自分がしたいようにどうぞ」。8週間をとおして、ヘンリーは遅延条件づけと痕跡条件づけという2種類の条件づけ課題を行なった。彼の成績は対照者より劣っていたが、遅延条件づけと痕跡条件づけ双方において条件反射を示し、このことは非陳述学習が可能であるという証拠だった。

画を見てもらった。彼の好みの映画にチャーリー・チャップリンの『黄金狂時代』と、一九三九年のニューヨーク万国博覧会のドキュメンタリーがあり、彼は母親とこの博覧会を見にいったという。ヘンリーに実験の音が聞こえるように映画の音声は絞ったが、ヘンリーは不満を漏らすこともなく実験を楽しんだ。この間《かん》、彼は自分が記憶実験に参加しているという自覚はなく、したがってこの課題は真に彼の非陳述記憶過程を反映している。私たちは彼の条件づけ成績を健康な六六歳の男性のものと比較し、ヘンリーの条件づけ能力に障害があるか否か、あるとすればその程度がどれほどかを調べた。(4)

ヘンリーは遅延条件づけと痕跡条件づけの双方において条件反射を示したが、このことはここで行なった非陳述トレーニングのあいだに彼の脳に神経修飾がもたらされたことを物語っている。けれども彼の成績は全般的に対照者の男性に劣っていた。学習基準――音のみの提示で九回の連続試行のうち八回で瞬きする――をクリアするには、彼は対照者より多くの試行を必要とした。遅延条件づけの場合、対照群の男性が三一五回の試行で目標――正しい九回の試行のうち八回――に達したのに対し、ヘンリーの場合は四七三回だった。遅延条件づけ実験の五週間後、私たちは痕跡手続きを導入した。彼は痕跡条件づけでは、対照者は最初の試行で学習基準に達したが、ヘンリーは九一試行を要した。彼は遅延条件づけと痕跡条件づけの双方に問題があるようだった。(5)

音は提示されたが空気は吹きつけられなかった試行を調べることで、私たちはヘンリーの学習成果について一定の理解に達した。これらの試行の一部で、彼は音のあとで瞬きをしたにはしたが遅すぎた――四〇〇ミリ秒が経過しており、これは条件反射と認められる時間間隔外である――ため、条件反射と認められなかったのだ。この反応の鈍さが、ヘンリーが遅延条件づけの学習基準をクリアするのに一〇〇試行以上も余分にかかった理由の少なくとも一端と思われる。しかし、二つめの学習指標である五週間後の記憶を調べると、ヘンリーが遅延手続きで学んだ内容を一部覚えていることがわかった。このときヘンリーは二七六回の試行後——前回より一九七回減っている——に条件づけ効果を示したのに対し、対照者は九一回で、前回より二四回減っていた。対照群の男性の七九％に比べれば、ヘンリーの四二％という改善はさほど感心したものでもないかもしれないが、彼が条件反射の獲得にかなり上達したのは明らかだ。この実験から、遅延条件づけと痕跡条件づけのどちらにおいても、古典的条件づけが起きるのに海馬は必要ないことがわかる。ヘンリーの学習能力は低いには違いないが、彼に残された小脳のどの部位がこの学習を可能にしたのかという疑問が残る(6)。

最初の条件づけ実験から二年後、私たちはこの学習がどれほど保持されているか調べた。今回の新たな実験では、ヘンリーは自分が非陳述的学習をしたことを立派に実証してみせた。たったの九試行で彼は痕跡条件づけの学習基準をクリアし、このことから、二年という歳月を経て学習した条件反射が固定化され、脳内に強固に貯蔵されたことがわかる。この明白な結果は、音の痕跡を空気の吹きつけと関連させて〇・五秒保存するのに海馬が必要ではないことを示している。条件づけが起きたことから考えて、ヘンリーは自分に残されている小脳と大脳皮質領域を駆使し、学習した反射を二年にわたって保持したに違いない。すなわち実験結果は彼が無意識で非陳述的学習をしたことを示していたが、彼にはその経験の陳述記憶はなかった。彼は以前の実験の研究者、装置、指示、手続きをまったく覚えておらず、自分が学んだ内容を認識してはいなかった(7)。

遅延条件づけと痕跡条件づけの違いをさらに理解するために私たちが注目したのが、カリフォルニア大学サンディエゴ校の三人の記憶研究者による研究である。二〇〇二年に彼らが発表した論文では、動物とヒト——健忘症患者が含まれていた——を使った実験で得られた証拠をもとに、痕跡条件づけには認識が必要だが、遅延条件づけの場合にはその限りでないことが強調されている。こうした学習課題において、認識とは音と空気の吹きつけ間の関係——音は直後に空気が吹きつけられるという合図になる——にかかわる陳述的な知識のことにほかならない。私たちの実験で対照群だった男性はこの陳述的な知識——意識性——をもっていたに相違なく、それは彼が痕跡条件づけを一度の試行で獲得したことから知れる。実験が進むにつれ、健康な参加者は音がすれば間もなく空気の吹きつけがあると意識し、それを予期するようになる[8]。

ヘンリーにはこの陳述的な知識（意識性）は欠けていたが、九一回の試行を必要としたとはいえ、やがては痕跡条件づけの兆候を示すようになった。したがって、ヘンリーの学習を可能にしたメカニズムは常人と異なるはずだった。カリフォルニア大学の記憶研究者たちによる研究では、小脳は遅延条件づけと痕跡条件づけに必要であるとはいえ、〇・五秒という痕跡間隔（訳注　条件刺激と無条件刺激の提示のあいだに置く時間）にわたって音の表象を保持することはできないことが示唆されている。つまりヘンリーの場合、条件反射——非陳述的知識——の獲得に寄与したのは、彼に残された聴覚野における音の表象であったことになる[9]。

私たちが行なった瞬目古典的条件づけ実験はヘンリーの脳が可塑性を備えていることを立証した。これらの手続きをとおして、彼は連合学習を達成する（音と目への空気の吹きつけを結びつける）ことができたのだ。この非陳述的学習は不随意な行為であり、それを行なう脳回路は彼の意識の埒外にある回路に限定されていた。反対に、仮に彼が意図的に音と空気の吹きつけを関連づけようとすれば、主治医の名前と顔を結びつけられないのと同じで失敗するだろう。彼はそのような仕事をするための関係性にかかわる陳述記憶回路をもってはいなかったものの、意識には上らない二種類の条件反射——遅延および痕跡条件反射——を獲得するためのネットワークであればもっていた。

古典的条件づけと同じように、知覚学習がなされたか否かが示されるのは、課題遂行を通じてである。視覚系における知覚は、運動を検知し、目に映る物体、顔、形、肌理《きめ》、線の傾き、色を識別する精神のはたらきである。同様に、触覚は粗さ、温度、形、肌理、弾性を教えてくれる。

知覚学習は知覚とは異なる。それは刺激の基本的処理にもとづいて起きる。知覚学習はトレーニング後になにかをより正確かつ容易に識別する能力であり、それは学習しているという意識なく偶発的に起きる。経験に応じて知覚が細かく調整される例は日常生活では珍しくない。クラシックカーならどの仕様やモデルでも熟知しているクラシックカー・マニアから、製品の欠陥を瞬時に発見する製造ラインの品質管理マネジャー、はたまたＭＲＩ画像の陰影から腫瘍を見つける放射線技師まで枚挙に暇《いとま》がない。(10)

私と同僚たちは、ヘンリーの損傷した内側《ないそく》側頭葉が本人の意識に上ることなく新しい知覚情報を獲得できるか否かを知りたいと思った。私たちがこの疑問に取り組んだのは、一九六八年にミルナーがヘンリーに知覚学習検査の一つである〝ゴリンの不完全図形検査〟を受けてもらったときだった。この検査はヘンリーの視知覚を検査するというより、ある図形を一度見たあとに同じ図形の不完全なバ

線描1

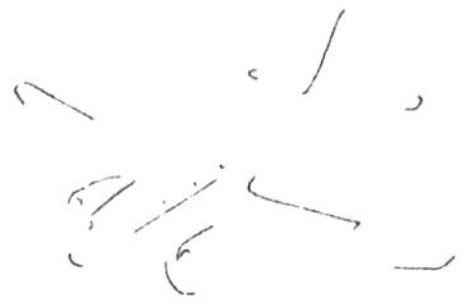

線描2

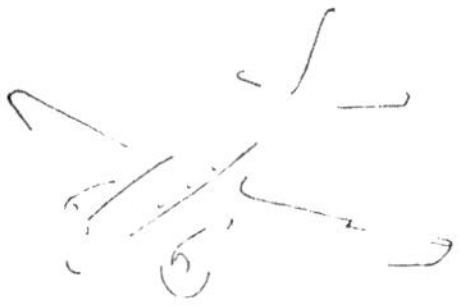

線描3

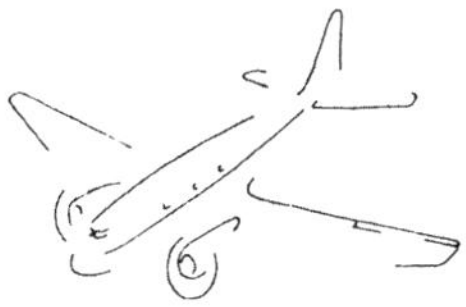

線描4

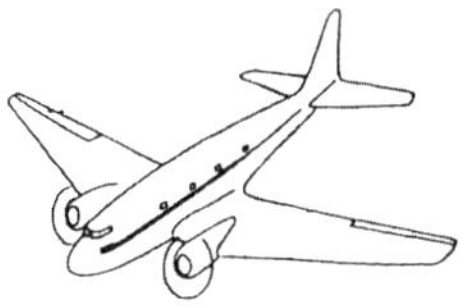

線描5

24.　ゴリンの不完全図形検査。この課題は知覚学習の指標となる。ヘンリーは、まず、飛行機やカモなど20種の一般的な物体や動物の簡単な線描を眺める。検査は各物体の数カ所のみ描かれた、非常におおまかで識別がほぼ不可能な図形から始まり、最後は完全で認識可能な図形で終わる。ヘンリーは最初にいちばん断片化度の高い図形を1つずつ、それぞれ約1秒眺め、なんの図形に見えるかを答えた。その後、どんどん完全に近づいていく図形を20種すべて答えられるまで見た。彼は4回の試行で間違いを犯すことなく検査を終え、驚くべきことに、彼の答えの正確さは対照者10人をわずかながら上回った。1時間後、ミルナーが前触れなく同じ図形を見せたところ、ヘンリーはより少ない試行で断片的な図形を識別した。彼は知らず知らずのうちに知覚スキルを学習し、それは維持された——彼の脳内に残されている大脳皮質領域に強固に貯蔵されていたのである。

ージョンを二度めに見たときに識別する彼の能力を調べるものだった。この課題では、実験参加者は飛行機やカモなど二〇種の一般的な物体や動物の簡単な線描を眺める。ヘンリーは各物体を五段階の断片化度で見た。検査は各物体の数カ所のみ描かれた、非常におおまかで識別がほぼ不可能な図形から始まり、最後は完全で認識可能な図形で終わる。ヘンリーは最初にいちばん断片化のはなはだしい図形を一枚ずつ、それぞれ約一秒眺め、なんの図形だと思うかを答えた。その後、どんどん完全なかたちに近づいていく図形を二〇種すべて答えられるまで見た[11]（図24）。

ミルナーは、ゴリン検査を次のような指示とともに二日続けてヘンリーに受けてもらった。「これから省略された図形をお見せします。完全なかたちになったらどういう図形になるか、わかったら答えてください。答えがわからなければ、推測してもかまいません」。短い練習のあと、もっとも難しい最初の二〇枚のカードが提示され、彼の間違いが記録された。次に、少し完全に近い図がさっきとは異なる順番で見せられた。これは彼が次に来る図形を予期できないようにするためで、彼女はヘンリーに「今度は少しだけ当てるのがやさしいですよ」と言った。このようにして、ヘンリーが二〇個の図形を識別するまで、試行ごとに図形がより完全になっていった。彼は四回の試行で間違いを犯すことなく検査を終了し、驚くべきことに、彼の答えの正確さは一〇人の対照者をわずかながら上回った。ヘンリーが二一個の図形を誤って識別したのに対し、対照者は平均して二六個だったのだ[12]。

私たちは他の検査結果からヘンリーの視知覚が優れていることは承知していたものの、一度これらの図形を見たことで次に見たときの成績が上がるだろうかという疑問をもった。彼は知覚学習するだろうか。一時間後、ミルナーは前触れなくヘンリーに同じ図形を見せた。ヘンリーは同じ検査を受けたことがあるのを覚えてはいなかったが、より少ない試行で断片的な図形を識別した[13]。

とはいえ、ヘンリーは対照者ほどの上達は見せなかった。なぜだろう？　対照者はヘンリーより恵まれた立場にいた。彼らは図形の名前を長期記憶に保存するので、二度めに断片的な図形を見たときには正しい名前の選択肢をすでにもっていた。たとえば、彼らは図形の一枚がカモであることを知っており、くちばしと尻尾らしきものがあれば、カモだと見当がつくのだ。それでも、ヘンリーは試行ごとに上達し、驚いたことに、私が一三年後に同じ検査を彼に施したところ、彼の識別能力はさらにその正確性を増していた。それぞれの図形を見たという意識的な記憶こそなかったが、彼は知らず知らずのうちに知覚スキルを学習し、それが保持された——彼の脳内に残された大脳皮質領域に強固に貯蔵されていたのだった[14]。

現在の私たちは、脳の各部位が情報をどう検知し分類するかについて多くを知っている。たとえば、一九九〇年代初期に、ある脳領域が顔の処理と認識を担うことが解明された。ポジトロン断層撮影（ＰＥＴ）という機能イメージング技術を用いて、モントリオール神経学研究所のある認知神経科学者が実験参加者に顔を識別するよう依頼したところ、視覚情報の処理を担う側頭皮質内に脳血流の局所的な増加——神経活動の増加——を認めたのだ。五年後、ＭＩＴのある認知神経科学者は、ポジトロン断層撮影より正確な画像が得られる脳イメージング法を用いた。彼女は機能的核磁気共鳴画像法（ｆＭＲＩ）プロトコルを開発して側頭葉内の顔選択領域の境界を定め、その機能を明確にし、紡錘状回顔領域と命名した。この領域はヘンリーの脳内でも損傷を受けておらず、彼は手術後も両親や親戚、友人、有名人を認識できたのだが、それはこれらの人びとの画像を手術前に長期記憶に貯蔵しておいたからである。もしMRIスキャナ内で彼にはじめて見る顔を見せたら、彼の紡錘状回顔領域はそれらの顔を見ているあいだ活性化しただろう。それでもスキャナから出たあとでは、彼はこれらの顔を覚えていないはずだ。彼の側頭葉内には、これらの新しい記憶を形成するための領域がないからである。[15]

ＭＩＴの研究者によるきわめて重要なこの発見にヒントを得て、ヴァンダービルト大学の科学者チームは、脳が他の専門知識の地図をどのように作成するかをｆＭＲＩ研究によって調べた。その結果、鳥類や自動車にかんする広範な知識にも、やはり脳内の紡錘状回顔領域がかかわることが判明した。実験では、参加者は鳥類専門家群と自動車マニア群に分けられ、ＭＲＩスキャナ内で自動車のペアと鳥のペアを見て、自動車どうしが同じモデルか否か、また鳥どうしが同じ種に属するか否かを答えた。自動車と鳥にかかわる脳活動を両群で比較すると、自動車マニア群では鳥より自動車の提示で脳がより活性化し、鳥類専門家群ではこれと逆だった。自動車マニア効果も鳥類専門家効果も顔認識と同じ大脳皮質領域で起きているのであって、このことはこの小さな領域における活動が数種の専門分野――顔認識と物体の専門知識の認識――を特異的に支持することを示唆している。[16]

これらの実験は、個々の人間の脳がもつ可塑性――顔、自動車、鳥類など特定の物体にかかわる長期知覚学習によって、厳密に定義された領域内で起きるニューロンの活動――を例証している。この能力は他人や環境との良好な相互作用に欠かせない。手術後のヘンリーは顔、自動車、鳥類を知覚することができたし、〝ゴリンの図形〟検査で正常な知覚学習――この能力は損傷を受けなかった視覚野に依存していた――も示した。とはいえ彼にとって、新しい顔や物体をふつうの意味において覚えるには、これらの過程のみで十分とは言えなかった。

　私たちは、脳がどのようにして学習し情報を分類するのかを研究しつづけた。二〇〇九年に神経科学者が、顔と物体処理にかかわる視覚野を扁桃体と海馬につなぐ白質経路を同定した。私たちはヘンリーの解剖後の脳を調べる際に、この経路に損傷がなかったか否かを確認するつもりでいる。けれども、内側側頭葉構造につながるこれらの経路は彼の脳では無傷であっただろうというのが私たちの考えであり、もしこれらの経路が除去されなかったのであれば、顔や物体にかんする情報は内側側頭葉構造まで達したはずだった。ヘンリーに欠けていたのは、顔の情報を受容し、符号化し、記憶として固定するメカニズムだったのである。[17]

　あらゆる種類の非陳述的学習が刺激や手続きへの暴露を必要とするわけではない。反復プライミングは一度の学習試行後でも起こりうる。ヘンリーの場合、実験室で一連の単語や図形、パターンを見たあと、次の検査で二度めに見たとき、彼の知覚や反応は一度見た経験があるために促進されることがしばしばだった。この強化された学習は反復プライミングと呼ばれる。彼は刺激をすでに見た経験があるために、それに対してある特定の応答をするように「プライミング」されていたのである。意図して過去を思い出そうとしたわけではなかったものの、経験が無意識のうちに記憶に影響を与えたのだ。[18]

　反復プライミングは日常生活で頻繁に起きるけれども、本人が気づくことはあまりない。たとえば、朝いちばんにラジオである歌を耳にすると、訳もなく一日中その歌を口ずさんでいることがある。プライミングは広告業界が好んで使うツールだ。テレビや雑誌である特定のブランドを頻繁に目にした私たちは、広告で見たという事実は意識しないにしても、そのブランドを頻繁に処理し、他のブランドよりもそれを選ぶようプライミングされているかもしれない。政治運動にもプライミングが利用される。知名度の低い候補者でも、有権者が繰り返しその姿を見て名前を聞けば一夜で有名人になる。投票用紙に彼らの名前を見たとき、その名前がすんなり処理されるため、これらの候補者がすばらしい経歴をもつベテラン政治家だと勘違いしてしまうのかもしれない。

一九八〇年代なかば、私たちはヘンリーにプライミング効果が通用するか否かを詳細に調べたいと考えた。こうした形式の記憶が健忘症によって損なわれるかどうか、また異なる種類のプライミングが健忘症患者で等しく有効であるかどうかに興味があったのだ。私たちの研究のもう一つの眼目は、検査項目がヘンリーにとって新しいものであるときと、慣れ親しんだものであるときとで、プライミング効果に違いがあるかどうかを調べることにあった。

一九八〇年代末と一九九〇年代をとおして、私たちはさまざまなプライミング課題を使う一連の実験によってこれらのテーマを掘り下げた。どの検査も二部から構成されており、ヘンリーは学習フェーズでは単語や図形を見て、検査フェーズでは既学習または未学習の単語や図形の完成課題に挑んだ。たとえば、ある学習フェーズでは、私たちは単語のリストをコンピュータ画面に表示し、単語にアルファベットのAが含まれていれば「イエス」、含まれていなければ「ノー」と答えるようヘンリーに指示した。この指示によって、ヘンリーは私たちがアルファベットのAを見つける彼の能力を検査していると考え、自分が記憶検査を受けているとは考えなかった。

EPISODE
FACULTY
RADIUS
STOVE
CALCIUM
ROUGH
CLAY
STAMP
FROST

次の検査フェーズでは、これらの単語の最初の三文字を、学習リストになかった同条件の単語の最初の三文字と混ぜて示した。

CLA
SER
CAL
ROU

MED
TRO
EPI
FAC
SWI
RAD
BRE
REC

三文字の語幹はそれぞれ英単語のはじめの部分なので、それを完成形にするようにヘンリーに指示した。ただし、すぐ頭に浮かんだ最初の単語を書くように告げ、学習リストについては触れなかった。ヘンリーは自分の記憶が検査対象であることに気づかぬままだった。

まず、健常者に語幹を見てすぐに頭に浮かんだ単語を答えてもらうパイロット実験を行ない、得られたいちばん一般的な三つの完成形以外の単語を既学習単語とした。ちなみに、CLA, CAL, ROU の語幹のいちばん一般的な完成形は clap, calendar, round である。CLAY, CALCIUM, ROUGH はさほど一般的でない完成形だった。驚いたことに、学習リストを一度見たヘンリーは、より一般的でない単語を答えてプライミング効果を示した。彼のプライミング成績は偶然正解した単語数を考慮して調整した。その単語数とは、語幹が既学習単語に完成された回数から、他の語幹が同条件の未学習単語

――文字数と出現頻度において既学習単語に匹敵する単語――に完成された回数を差し引いた数字である。検査では、学習リストで見たばかりの単語の表象がヘンリーの脳内で活性化してプライミングが起きた[19]。

私たちはこの非陳述記憶課題のヘンリーの成績を、同じような既学習単語を意識して思い出す陳述記憶課題（二つの指標――想起と再認――を用いた）の彼の成績と比較した。陳述記憶課題では、彼は非陳述記憶課題と同じく学習リストをコンピュータ画面で見て、しばらくしてからさっき見たばかりの単語を口頭で答えるよう指示された。次に想起・再認記憶検査を行ない、この検査ではCLAY、CLAM、CLAPのような同じ三文字の語幹で始まる単語が三個コンピュータ画面に表示された。ヘンリーに課せられた課題は、この三つの単語から学習リストにあった単語を選ぶことだった。いずれの指標――想起と再認――でも彼の成績は低かった[20]。

これらの陳述記憶課題と非陳述記憶課題の決定的な違いは、被験者に与えられる指示にある。想起・再認記憶検査では、ヘンリーは学習リストから意図的に単語を選び出すよう告げられた。つまり、これは伝統的な意味での記憶検査であると言える。得られた結果からは、彼が陳述的学習と非陳述的学習で別々の神経網を活性化させたことがわかる。想起・再認記憶検査の成績が振るわなかったことは彼の陳述回路に問題があることを示していたが、一方、単語完成プライミング検査で正常な成績を収めたことは、彼の非陳述回路が無傷で残っている証拠と言えた[21]。

健忘症患者が正常なプライミング効果を示すことを可能にする脳メカニズムはなんだろう？　一九八四年、ペンシルヴァニア大学の心理学者たちが、健忘症患者と日常会話を交わしていた際に得た鋭い観察が最初のヒントとなった。この研究者たちによれば、重症の健忘症患者は、特定の単語や概念――たとえば、イヌやイヌの種類――を長時間見たあとで一五秒にわたって別の課題をすると、会話した覚えもないし、話題がなにであったかも見当もつかないと主張する。ところが、なんでもいいから話そうと言うとこれらの患者は、今している会話とさっきの会話のつながりには気づかないが、さきほどの会話の話題や単語――たとえば、イヌやテリア――を話題にすることが多い、というのである。[22]

ペンシルヴァニア大学の研究者たちは、プライミング検査で健忘症患者が良好な成績を収められたのは、痕跡――正常な心的表象、すなわち情報の記号コード――の活性化によるのだろうと考えた。参加者がCANDLE, PLEASANT, BUTTONなどの単語を読み上げるとき、その単語の心象が活性化されるというのである。ヘアドライヤーがスイッチを切ってからしばらく熱いままであるように、この活性化は数分から数時間続き、これは健常者でも健忘症患者でも同じように起きる。参加者に続いて課せられたCAN, PLE, BUTという語幹を示され、それにつづく最初に想起した完全な単語を示すという検査では、CANDLE, PLEASANT, BUTTONの単語がより強く活性化され、したがって数ある候補のうちからこれらの単語が挙げられることが多かった。[23]

一九八〇年代なかばに反復プライミング効果を研究しはじめたとき、私と同僚たちにはいくつかの目標があった。その一つとして、ふだん見慣れないパターンを検査刺激に用いることで非言語的プライミングを調べる、ということがあった。健忘症患者にプライミング効果が見られる例のほとんどは読み、綴り、単語完成などの言語課題だったが、健忘症患者のプライミングにかんするより広範な理論を創ろうとするなら、言葉以外の情報をも考慮すべきだろう。健忘症患者が単語を見せられた場合、彼らは健忘症にかかる前に獲得したこれらの単語にかかわる知識を利用することができる。刺激はすでに彼らの心的辞書に収められており、活性化してプライミングできるのだ。しかし、はじめて遭遇する情報ならどうだろう？　健忘症患者が正常なプライミング効果を見せるのは、プライミングされた反応を知っている――その刺激の正常な表象をすでにもっている――場合に限られるのかもしれない。研究者にとって言語的プライミングを支える単語知識を同定するのはたやすいが、非言語的（パターン）プライミングの背景知識がなんであるかはあまりわかっていなかった。

一九九〇年、わが研究室のメンバーは、刺激が紙に描かれたパターンであったとき、ヘンリーが正常なプライミング効果を示すか否かを調べることにした。私たちは三行三列の正方形行列の九点のうち五点を結んでターゲット図形を六個作成した。そこでヘンリーと対照群の参加者に、六個のドットパターンのそれぞれの五点を直線で結んで好きな図形を描くように指示した。これらの図形が参加者の基準図形、すなわち好きな図形を描けと言われて描く図形である。六時間後にプライミング検査が行なわれた。学習フェーズでは、参加者は六個のターゲット図形が描かれた紙を渡され、同じ紙面の対応するドットパターンに同じ図形を写すよう指示された。用紙が回収され、参加者は妨害課題――二〇世紀に活躍した有名なエンターテイナーの名をできるだけたくさん書く――を三分間行なった[24]（図25）。

検査フェーズでは、ヘンリーと対照者は六個のドットパターンが描かれた新しい紙を渡され、各パターンの五個の点を直線で結んで自分の好きな図形を描くよう指示された。私たちが期待したのは、

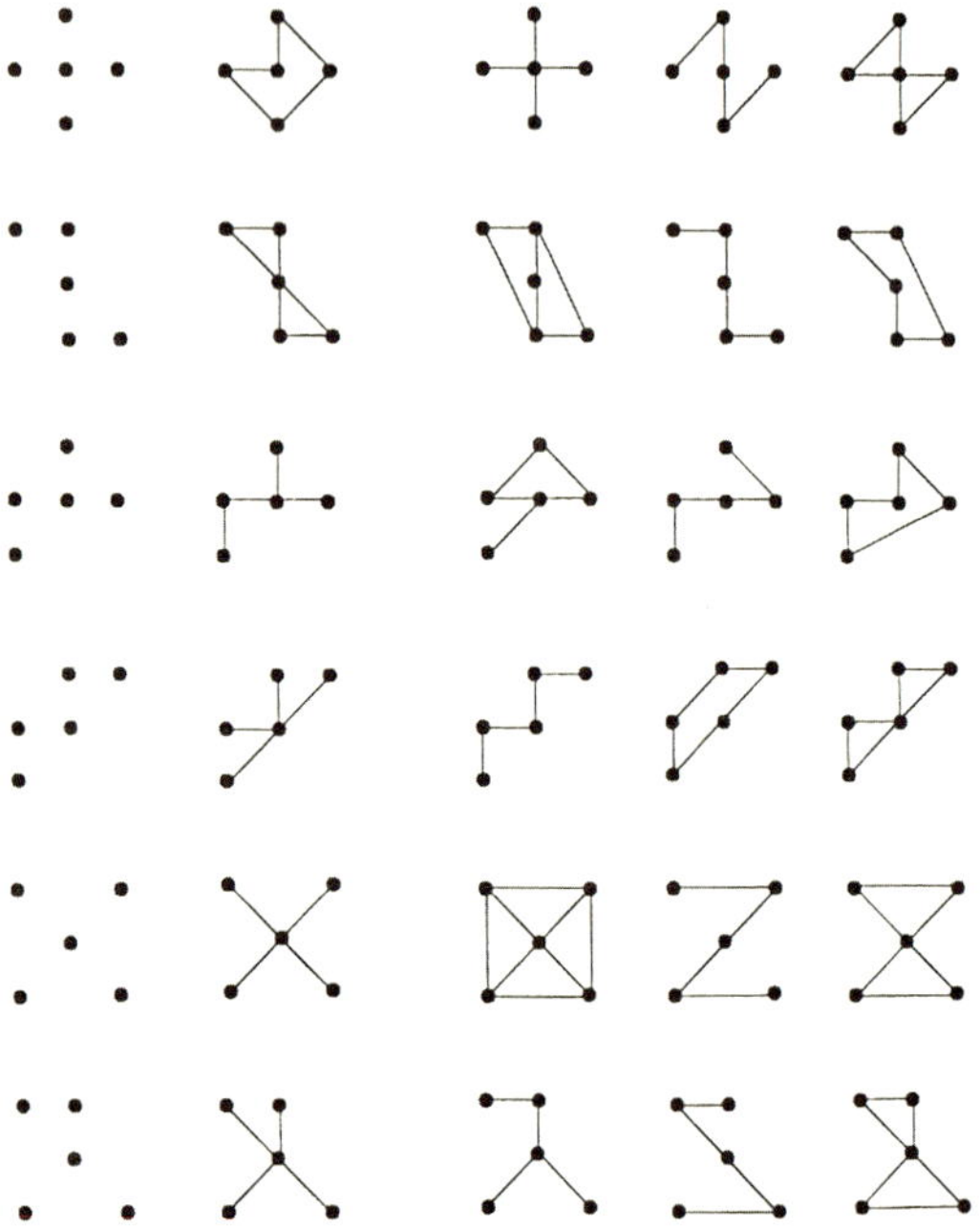

25. パターン・プライミング。パターン・プライミング用のドットパターンを第1列に示す。ヘンリーが写したターゲット図形の例を第2列に、ほかに描かれる可能性のある図形を残りの列に示す。ターゲット図形をドットパターンに写したあと、なんでもいいから図形を描くよう指示されると、ヘンリーはこれと同じ図形を描きがちだった。3度にわたって行なわれた3種の異なるパターン・プライミング検査では、ヘンリーは正常なプライミング効果を示した。このことは彼の非陳述記憶が正常であることを実証している。

参加者がさっき写したターゲット図形を描くかどうかを確認することである。もし描いた場合には、それが彼らがプライミングされた証拠になるからだ。プライミングされた（写し終えた）状態でヘンリーと対照者が描いたターゲット図形の数は、基準状態で彼らがたまたま描いたターゲット図形の数を大幅に上回っていた。要するに、ターゲット図形をドットパターンに写したあとで好きな図形を描くようにと指示されると、参加者はターゲット図形を描きがちだということになる。ヘンリーは、異なる三度の時期に行なわれた、異なる三種の検査で正常なプライミング効果を示した。(25)

初めて出会う刺激に対してプライミング効果を示したということは、学習がヘンリーの手術前に形成された記憶表象ではなく、特定のターゲット図形の新たに獲得された表象に結びついている、と考えられた。この発見は、記憶障害のある人における正常な非言語プライミングにかんする初の報告であり、健忘症患者に残されたプライミング能力が言語刺激に限られていないという強力な証拠でもあった。(26)

パターン・プライミングはどう説明できるのだろうか。健常者もヘンリーもターゲット図形の記憶表象をあらかじめもっていたということはありそうもないため、パターン・プライミングが長期記憶表象の活性化であるとは考えづらい。では、これとは別の説明があるだろうか。ターゲット図形をドットパターンに写すあいだに、ヘンリーも対照者もそれらの新しい連合を形成した、ということになる。この新しい連合が知覚処理に影響し、これによってドットパターンに特定の構造が与えられ、プライミングされた図形が描かれたのだ。ヘンリーの健忘症は重症だったので、正常なパターン・プライミングが想起・再認メカニズムを反映しているという可能性は除去できる。したがってエピソード記憶に重度の障害がある場合でも、知覚的プライミングを可能にする新たな連合を非陳述的に確立することができる、という結論が導き出せる。(27)

留意すべきは、パターン再認課題では、陳述記憶が実際に必要である場合には、ヘンリーの成績は対照者よりかなり低かったという点である。私たちがヘンリーと対照者を対象に行なった新しいターゲット図形をドットパターンに写し、三分の休憩後に四つの図形から自分が写した図形を選んでもらうというもう一つの検査がある。陳述記憶に劣るヘンリーにとって、自分が写したばかりのターゲット図形を再認するのは難しかったが、対照者の場合は違った。(28)

ヘンリーにパターン・プライミングの能力があるということは、この種の記憶が想起・再認記憶を担う内側側頭葉構造に依存しないことを意味していた。パターン・プライミングを可能にする知覚連合は、おそらく大脳皮質の後部における視覚処理の初期に確立されると思われる。これらの連合は意識に上ることがあまりない。この観察がさらなる実験——種々のプライミングを司る特定の大脳皮質回路を同定する広範な試み——に結びついた。私たちは一連の研究を実施し、反復プライミングの機能的構造を解明しようとした。ヘンリーがこの研究に主要な役割を果たすとはいえ、他の脳領域に障害のある他の参加者も必要である。そこで、異なる脳領域に病変のあるアルツハイマー病患者その他の人びとの参加を求めた。それに加えて、年齢、性別、教育レベルにおいて各患者群に匹敵する健常な成人にも対照群として参加してもらった。

私たちの研究がはじめて成果を生み出したのは一九九一年で、このとき私たちはプライミングが多義的な概念であり、さまざまな学習過程の総称であることを実証した。アルツハイマー病患者の研究により、大脳皮質内の異なる領域が異なる二種類のプライミングにかかわっていることを示すことができた。ヘンリーと同じように、アルツハイマー病の患者は内側側頭葉構造に損傷があり、陳述記憶の指標（想起や再認など）に劣る。また一部の大脳皮質領域に細胞の消失が認められるが、残りの領域には見られない。私たちの実験によれば、アルツハイマー病患者は検査フェーズに単語を視覚で同定したとき——知覚的同定にかんするプライミング——には正常なプライミング効果を示したが、意味にもとづいて単語を思いつくとき——概念的プライミング——には示さなかった。この発見はこれら二種のプライミングに明確な違いがあることを示しており、単純な視覚記憶にもとづくプライミングは、より複雑な思考にもとづくプライミングとは異なる神経網に依存することを示唆する。ヘンリーがいずれの指標においても正常なプライミング効果を示したのは、内側側頭葉が必要とされなかったからである。[29]

知覚的プライミング課題、および概念的プライミング課題は、いずれも学習条件と検査条件から成る。学習条件はどちらの指標についても同じ——患者も対照者もコンピュータ画面に一個ずつ表示される一連の単語を見て、各単語を音読した——だった。検査条件は課題によって異なった。知覚的プライミング課題で実験者は、終えたばかりのものとは関係ない課題をこれからすると参加者に告げる。次に一連の単語を画面に短い時間表示し、参加者にその単語を音読するよう指示する。単語の半分は学習リストにあったもので、残りは新しい単語である。既学習単語の同定に要した時間——ミリ秒単位——が未学習単語の同定に要した時間より短ければ、プライミング効果があると認められた。アルツハイマー病患者群のプライミング効果は、同じ条件の対照群と同等であり、認知症はその症状の重さにかかわらず知覚的プライミングの妨げにはならないことが判明した。このことは、この種のプライミングにかかわるアルツハイマー病患者の脳回路が損傷を受けていないことを示す[30]。

概念的プライミング課題では、参加者はコンピュータ画面に表示された三文字の語幹を見て、最初に頭に浮かんだ完成形の単語を答えた。うち半分は学習リストにあったもので、残りは新しい単語である。この課題では、各語幹を完成した単語に変えるとき、アルツハイマー病患者が答えた既学習単語は、たまたま頭に浮かんだ単語の数より多くはなかった。彼らが示す概念的プライミング効果はかなり低かった[31]。

アルツハイマー病患者の解剖結果から、この病気によって大脳皮質が受ける損傷が患者によって一様ではないことを私たちは承知していた。視覚、聴覚、触覚をとおして基本的な情報を受容する大脳皮質領域と、運動指令を生成する大脳皮質領域が損傷を免れがちであるのに対し、複雑な認知過程にかかわる前頭葉、側頭葉、頭頂葉内の高次領域は損傷を受ける。後頭葉の視覚野内の記憶ネットワーク――アルツハイマー病では正常なままである――が知覚的プライミング効果を担うのに対し、それとは別の、側頭葉と頭頂葉内のネットワーク――アルツハイマー病では損傷を受けている――が概念的プライミング効果を担うことが私たちのプライミング研究から推測できる。ヘンリーの脳ではこれらの領域はすべて損傷がなく、彼がどちらのプライミング効果についても問題がなかったのはこのためだった[32]。

一九九五年、脳の視覚野に損傷のある患者を対象に行なわれた私たちの研究によって、知覚的プライミングと概念的プライミングが異なる過程であるという説がさらに裏づけられた。この男性のＭＲ

Ⅰ画像は複数の異常部位を示しており、これらの異常部位はとりわけ視覚野に集中していて、視知覚検査の成績は低かった。しかし、彼には健忘症の兆候はなく、内側側頭葉構造は正常なままだった。この男性にアルツハイマー病患者と同じ検査を受けさせたところ、結果は正反対だった。彼は短いあいだ提示された単語や擬単語を同定する知覚的プライミング能力は皆無だったものの、意味にもとづいて単語を完成する概念的プライミング能力は正常で、過去に見たことのある単語なら顕在記憶として想起することができた。この男性が概念的プライミング課題では正常な成績を示し、対照的に知覚的プライミング課題ではプライミング効果の欠如を示したという事実は、私たちの見方を強力に支持するものだった。アルツハイマー病患者に見られる正反対の傾向と考え合わせると、得られた結果は〝異なる神経回路に依存する二つのプライミング過程が存在する〟ことの強力な証明と言える[33]。

ヘンリーその他の患者を対象に私たちが行なった反復プライミングの研究は、本人の明確な自覚のないところで経験が私たちに影響を与える過程を解明する一助となった。私たちがプライミング実験に陳述記憶を評価する指標を盛り込んだことから、結果としてプライミング（非陳述記憶）と、意図的検索（陳述記憶）の差異が明確なものとなったのだ。こうして私たちが実験室で細心の注意を払って見定めた違いは、実は日常生活においてもあらわに見てとることができるものである。誰かとの約束や友人の誕生日をうっかり忘れたとき、それは私たちの記憶力の問題だ。ところがテニスで負けたとき、私たちはそれを記憶力のせいにしてこう言ったりはしない。「サーブの正しい運動シーケンスを思い出すことができなかった」。記憶という言葉を前者では使うのに後者で使わないのは、陳述記憶と手続き記憶が別物だと認めていることになる。

とはいえ、日常の経験は脳の機能的組織に区別があるという証拠にはならない。この区別を科学的に証明するにはヘンリーその他の患者が必要だった。ヘンリーは陳述記憶――経験や情報を意図して覚える能力――に海馬と周辺組織が不可欠であることをすでに証明していた。彼がプライミング実験で正常な成績を収めたことは、概念的および知覚的プライミングが前頭葉、側頭葉、頭頂葉の高次連合皮質内の記憶回路――複雑な認知機能を司ることが知られている――に局在することを裏づけている。これらの回路は内側側頭葉の記憶回路とは独立して機能するのだ。

ヘンリーは、意識の埒外で作用する種々の記憶の理解にとって重要きわまる存在だった。古典的な瞬目条件づけ、知覚学習、反復プライミングにかんする私たちの研究によって、彼が非陳述的な知識を新たに獲得する能力をもつことが突き止められた。左右の脳半球にある海馬とその周辺構造がひどく損傷されて健忘症を患ったにもかかわらず、彼は記憶の意図的な想起（＝検索）過程を駆使することや学習された出来事を意識して思い起こしたりすることなく、学習することができた。遅延および痕跡条件づけで条件反射を示し、これらの学習された過程を数カ月後でも保持していた。彼は頭の中で不完全な図形を完成するという課題を通じて、これらの図形をあらかじめ見ていることがどのように有利なのかを示し、言語的および非言語的検査項目のいずれでもプライミング効果を示した。これらの成果はヘンリーに認知能力とその神経基盤が残されているという証しである。

私とわが研究室のメンバーは、自分たちが非陳述的学習と記憶について行なった実験の成果を科学雑誌の論文や本の一部というかたちで医学界と科学界に熱心に広めた。ヘンリーの貢献が認められたのは、私たちの研究が他の研究者に引用される回数を見れば歴然としている。

第10章　ヘンリーの世界

夫を亡くして数年間、ヘンリーの母親は息子の面倒を見つづけたが、やがてそれも難しくなった。ヘンリーが四八歳を迎えた一九七四年、彼と母親はリリアン・ヘリックと同居することになった。ヘリック夫人の前夫はヘンリーの母方の遠縁にあたる。夫人は看護師の資格をもち、退職する前はコネティカット州ハートフォードにある高級な精神医学治療施設、〈ザ・インスティテュート・オブ・リビング〉に勤めていた。六〇代になったいま、日常的に介助を必要とする高齢者をときおり自宅に受け入れていた。

ヘリック夫人は、ハートフォードのトリニティーカレッジ近くに延びるニューブリテン・アヴェニューにある高級住宅街に夫と暮らしていた。その大きな三階建ての木造の家には玄関ポーチがあり、周囲は高い樹木に囲まれていた。ヘリック夫人の子息であるM氏は、母親を「几帳面で、礼儀正しく、いかにもイギリス人らしい」と形容している。彼女はユーモアにあふれ、よく笑った。家の中では昔ながらのハウスドレスで過ごしたが、ドレスアップして外出するのも好きだった。M氏は母親がズボンをはいているのを見たことがない。

ヘリック夫人は最初の夫を亡くしていたが、モレゾン一家との交流を絶やさず、ヘンリーを不憫に思って、彼や彼の母親と長年にわたって連絡を取りつづけてきた。この絆が年老いて体が弱ってきたモレゾン夫人に幸いした。ある日モレゾン家を訪ねてきたヘリック夫人は、モレゾン夫人の右脚に大きく腫れ上がった潰瘍を見つけて胸を痛めた。すぐさまハートフォード病院の救急治療室（ER）にモレゾン夫人を連れていったが、それからの二日間を通して、モレゾン夫人は右脚を失う瀬戸際にいた。幸いにもモレゾン夫人の脚は快癒し、その後ヘリック夫人は二〜三週ごとにヘンリーと母親の様子を見にくるようになった。

一九七四年一二月、ヘリック夫人はモレゾン家の近くに住む一家の友人から電話をもらった。クリスマスのお菓子を届けにいったところ、モレゾン夫人は相手が誰だかわからなかったというのだ。ヘリック夫人はその日が〈ザ・インスティテュート・オブ・リビング〉での勤務日だったが、休みの連絡を入れてモレゾン家に駆けつけた。彼女によれば、モレゾン夫人は「床に寝そべって呆けたようだった」という。夫人になにが起きたのかは不明だったが、ヘンリーはなにか良くないことが起きていることに気づいておらず、母親はただ休んでいるか寝ていると思っている様子だった。人事不省に陥ったモレゾン夫人は救急車で救急治療室に運ばれた。医師たちは夫人をすぐに老人ホームに入れようとしたものの、心根の優しいヘリック夫人は一九七五年一月にモレゾン夫人とヘンリーを自宅に引き取った。

ヘリック夫人はまず二人の衛生状態が悪いことに気づいた。二人とも下着が汚れ、体がひどく匂う。

ヘリック夫人は二人の服装を整え、彼女自身の言葉を借りれば、モレゾン夫人を「以前のようなこざっぱりとした状態に戻した」。ヘリック夫人の家に来た当初、ヘンリーと母親の関係は荒れていた。それまでにも二人のあいだに葛藤があったかもしれないが、誰もそれを確かめられる立場にいなかった。ヘリック夫人によれば、モレゾン夫人はとめどなく息子にがみがみ言い、ヘンリーは「狂ったように怒って」夫人の向こう脛を蹴ったり、額をコップで殴ったりした。ヘリック夫人はただちにあいだに割って入り、モレゾン夫人を二階へ、ヘンリーを地下に移した。二人が一緒のときには、ヘリック夫人はその部屋にとどまって問題が起きないようにした。この方法はうまくいき、ヘンリーはかなり落ち着きを取り戻した。

ヘリック夫人はヘンリーの暮らしに日課を組み入れた。毎朝、朝食をとり、薬をのみ、髭をそって、用を足す。夫人は、引き出しからきれいな下着と靴下をもってきて着替えるようヘンリーにうながした。平日には、九時一五分前にヘリック夫妻のどちらかが、ヘンリーを知的障害者のための「学校」——ハートフォード知的障害者協会（ＨＡＲＣ）——へ車で連れていった。ヘンリーほか数名がテーブルを囲んですわり、ハートフォード市内の企業が提供する、段ボールのディスプレイにキーホルダーを陳列する内職などをした。報酬として、彼らは小額ながら隔週で小切手を受け取った。一九七七年六月のヘンリーの労働報告には「仕事にうまく適応している」とある。監督者はヘンリーの「仕事能力」についてこう記している。

ヘンリーは指示を覚えられない。ときどき、指示を繰り返す必要がある。仕事内容の変更には喜んで対応しようとするが混乱を来《きた》す。仕事には一生懸命に取り組む。ヘンリーの仕事はときおり確認せねばならない。何度同じことを繰り返しても改善することはない。仕事の出来具合はそれに要する手順の数が増えると落ちる。込み入った組み立て仕事には向いていない。口頭指示を守ることはできる。

監督者は、ヘンリーは仕事の手順が三つ以上あると対応できないと特記している。

休み時間がはさまると、事務所に自分はなにをしたらいいか尋ねに行くこともしばしばだったが、自分の机を見せられると、なにをすべきかはっきりと悟る。その状況の文脈によって自分がなすべき仕事の手順——自分の非陳述記憶回路に保存し、適切な環境的手がかりによって活性化するスキル——を思い出すのだ。

学校からヘリック夫人の家に戻ると、ヘンリーは手を洗っておやつを食べる。彼はライフルの雑誌とクロスワードパズルをもってパティオにすわるのが好きで、誰かが外にいると言葉を交わす。母親と二人きりで暮らしていたときより人づき合いが良くなった。家事にも参加したがり、ゴミ缶を外に出したり、庭仕事を手伝ったりした。夕方には、フカフカの肘掛け椅子にすわってテレビを見たり、クロスワードパズルを解いたりする。ヘリック夫人が「九時半に消すこと」というメモをテレビに張りつけておいたので、ヘンリーはかならずこれを守った。九時半か一〇時には自ら進んで床についた。カトリック教徒として育てられたヘンリーは、日曜の午前中はテレビで日曜礼拝を一度か二度見て、それがすんだらヘリック夫人によくドライブと夕食に連れ出してもらった。彼は夕食を外でとるのが大好きだった。この午後の外出には何時間もかけられた。ヘンリーは行く先を詮索することはなく、夫人が連れていってくれるところなら喜んで出かけた。「ヘンリーは車でならどこまでも行きます」と夫人は語った。

ヘンリーはヘリック夫人の家の中で迷うことはなかった。自分の部屋はわかったし、照明を消すのも忘れなかった。家周辺の安全にも気を配った。あるとき、ヘリック夫人が台所でなにかを煮ていると、ヘンリーは夫人が火をつけたままどこかへ出かけたと考え、ガスを止めたことがある。ある夜などは、夫人が髪を整えるために二階に上がる前に、「あとで戻ってくるから台所の灯りをつけておいてね」とヘンリーに言い残した。ところが夫人が二階に姿を消してから、ヘンリーはなにを頼まれたか思い出せなくなり、彼女が戻ってくるまで寝ないで四五分待ったという。

ヘリック夫人との会話や手紙から、夫人がヘンリーの世話をよく焼いていること、彼のために温かいけれども規律正しい環境をつくっていることを私は確信した。夫人の家に移ったとき、彼は毎日一箱半の煙草を吸っていたが、ヘリック夫人は少しずつ本数を減らして一〇本にし、やがて五本にした。ヘンリーがヘリック夫人と暮らした六年のどこかで、健康診断で撮ったヘンリーの胸のレントゲン写真に肺気腫が映っていたため、夫人はヘンリーに完全に禁煙させた。禁煙後、彼の胃痛はおさまったが、煙草を吸いたいという願望は消えていなかったのではないかと私は考えている。ちょうどこのころ、私が彼の検査をしていると、彼がなんの気なしに胸のポケットに手を伸ばすことがあったのだ。なにを探しているのかと訊くと、彼は「煙草です」と答えた。習慣が根強く残っていたのだ。ヘンリーの非陳述記憶は正常だった――彼は煙草に手を伸ばすという手術前に学習した動作を覚えていたが、彼の陳述記憶は失われていた――なぜポケットが空なのか彼にはその理由が思い出せなかった。

衛生状態を良好に保つため、ヘリック夫人は「手を洗う」「便座の蓋を上げる」などの注意書きを家中に貼りつけた。ヘンリーは母親と暮らしていたときより健康状態が良く、注意力が研ぎ澄まされ、よりバラエティに富んだ食事をとっているようだった。ヘンリーは日課を守った。「学校」を休むのは大発作とその後の嗜眠状態に襲われたときのみだった。こうした大発作が起きるのはまれだったが、小発作――一時的な意識消失――はまだ頻繁に起きた。ヘリック夫人によれば、ヘンリーはそんなときテレビを見ていて突然「放心したようになる」けれども、数秒で元に戻るという。夫人は彼の治療に注意を払い、私たちの研究室に彼が訪問する段取りを決め、ありがたいことに私たちが彼に会いたいと言えばいつでも検査のためにＭＩＴに送ってきてくれた。

モレゾン夫人もヘリック夫人にたいそう世話になった。しかし一九七七年二月、モレゾン夫人はヘリック夫人の言葉を借りれば「ふたたび容態が悪化」し、高血圧で入院した。一週間後には退院したものの、八九歳のモレゾン夫人の世話はすでにヘリック夫人の手に負えないのは明らかだった。モレゾン夫人は老人ホームに入所し、認知症と妄想に取りつかれたままホームで生涯を閉じた。母親がどこにいて、その理由がなんであるかを思い出す能力のないヘンリーは、彼女がいない状態に慣れるのに苦労した。彼はよく両親はいつ会いにきてくれるのかと尋ねたものだった。その年、わが研究室のあるメンバーが、彼が二つのメモを書いて財布に忍ばせているのに気づいた。一方のメモには「父さんは死んだ」、もう一方には「母さんは老人ホームにいるけど元気だ」と記してあった。ヘリック夫人にこういうメモを書くようにうながされたのか、あるいは夫人からこれらのことを聞いたときに自分でそうしたのか、私たちにはわからない。いずれにしても、このメモがあったおかげで、彼は両親の所在がわからないという不安感から逃れることができた。

ヘリック夫人はときどきヘンリーを母親に会いに連れていった。彼は母親に会うのがいつでもうれしく、彼女が元気と知ると安心してホームをあとにした。彼女は一九八一年一二月、九二でこの世を去った。ヘンリーの介護をしていたある人によると、母親の訃報に接したとき、彼はさほどひどく落ち込む様子は見せず、悲しみに打ちひしがれるようなこともなかった。彼は自分の母親はすばらしい女性で、一生彼の世話をしてくれたと語るのみだった。

ヘンリーはヘリック夫人がガンの宣告を受けた一九八〇年まで夫人とともに暮らした。このときすでに五〇代なかばだったヘンリーは、近隣のコネティカット州ウィンザーロックスにある、ヘリック夫人の弟ケン・ビックフォードとその妻ローズが創立した長期療養施設、〈ビックフォード・ヘルス・ケア・センター〉に移った。施設の温かい環境のもと、ヘンリーはそれから二八年におよぶ余生を、専門知識をもった大勢の熱心な介護者による二四時間体制の介護を受けて暮らした。当初、施設のカルテに私は「唯一の連絡可能な親類、友人、または関係者」として記載されていた。彼がきちんと面倒を見てもらうのをこの目で確かめるため、私は彼の入所に立ち会った。施設でのヘンリーの介護費用と近隣の病院への通院費用は、メディケア、メディケイド、社会保障法によってまかなわれた。

ヘリック夫人亡きいま、私はヘンリーの幸福に責任をもつ、彼に残された唯一の番人となった。私は彼を見守るようになった。MIT臨床研究センターを訪れると、彼はかならず身体と精神両面の健康診断を受けるようになり、なにか新しい症状が現われたらすぐに診断して治療できるようになった。

MIT医学部の設備にせよ〈ビックフォード〉のスタッフにせよ、医師の指示を守るうえであてにできたのは幸いだった。私はヘンリーの世話をする〈ビックフォード〉の人たちと緊密に連絡を取るよう心がけ、彼らはヘンリーが大発作を起こしたり、足首の骨を折ったり、騒動を起こしたりするなど、なにか新たな心配事がもち上がるたびに私に電話をくれた。また私はヘンリーに衣服やカード、写真、映画のビデオ、ビデオデッキなどを送り、彼が心豊かに暮らせるよう心を配った。

もはや、私よりヘンリーを知る立場にいる人はいなくなった。ヘリック夫人はモレゾン一家の休暇や家族のイベントを記念する形見の管理者となっており、それを私に託していた。一九九一年、コネティカット州ウィンザーロックスの検認裁判所は夫人の息子であるM氏をヘンリーの後見人に指定した。つまり、M氏はヘンリーの利益を守り、私生活全般を監督する立場に置かれたのだ。彼はヘンリーの過去にかんする最良の情報源になり、モレゾン一家の歴史を詳しく教えたり、一家の記念品を収めた箱を譲ってくれたりした。この箱は何度か一般の方々に公開してきた。こうした情報や形見によって一家の過去の全貌が見えてきた。

五〇年にわたって健忘症を患ったヘンリーの人生――最初は両親とともに、やがてヘリック夫人と一緒に、最後に〈ビックフォード〉で過ごした日々――は、不遇だったように思われるかもしれない。つねに誰かが世話を焼いてくれ、自分なりに楽しみを見つけられたし、苦しむ様子を見せたのはまれであったとはいえ、記憶のない人生はいったいどんなものだったのだろう？　一瞬という時に永遠に閉じ込められていたのだとしたら、彼は真に人らしい人生を送ったと言えるのだろうか。哲学者や心理学者、神経科学者のなかには、記憶がなければ自己を保てないと主張する人もいる。ヘンリーは自分というものを意識しただろうか。

たとえそれが断片的であったにしても、ヘンリーが自意識をもっていたということを私は少しも疑っていない。長年にわたって彼を研究した結果、私たちは彼の個性、そしていかにも彼らしい習性や気質を知るようになった。ヘンリーの信念や希望、価値観がそこにはいつでもあった。彼は基本的に利他的な性格で、彼の研究が他の人に役立つといいとよく言っていた。それが彼の生き甲斐だったのだ。

ヘンリーは自分が手術を受けたことを知っていたし、ものを覚えるのが苦手なことを認識していたものの、自分の記憶喪失がどれほど昔にさかのぼるのかは知らなかった。一九九二年に自分の手術について私と交わした会話を一部引用しよう。

私　　　それ［手術］について教えてください。
ヘンリー　覚えてはいるのですが……それがどこだったか思い出せなくて……
私　　　医師の名前を覚えていますか。
ヘンリー　いいえ、覚えていません。
私　　　スコヴィル先生という名前に聞き覚えは？
ヘンリー　はい、あります。
私　　　スコヴィル先生について教えてください。

ヘンリー　あの、それは、先生は……ほうぼう旅をしました。それから、その、……人間の医学研究をしたんです。ヨーロッパ人や王族や映画俳優なども。
私　あなたは彼にお会いしたことは？
ヘンリー　はい、会ったと思います。何度か。
私　どこでお会いしましたか。
ヘンリー　先生のオフィスだったと思います。
私　それはどこにありますか。
ヘンリー　そうですね、ぼくが思うにハートフォードです。
私　ハートフォードのどこ？
ヘンリー　いや、じつは住所とかそういうことはわかりません。でも、それがハートフォードの中心街付近だったことはわかっています。それは……中心部を外れた……メイン……。
私　病院でしたか。
ヘンリー　いいえ、最初に会ったのは先生のオフィスでした。私が入院する前です。そこで、あの、先生がぼくを診てわかったことが他の人の役に立って、ぼくはそのことがうれしいのです。

ヘンリーの記憶は大筋において正しかった。彼はスコヴィルや彼が行なった手術の結果に対して恨みがましいことを言ったためしこそなかったが、手術の結果なにかとても悪いことが起きたということをあるレベルでわかっていたようだった。脳外科医になりたかったと何度も言ったことがあるが、自分は眼鏡をかけているし、なにかミスをして患者を傷つけるのも嫌だからその夢はあきらめたと語っていた。この話のいろいろなバージョンを一日のうち三、四度繰り返すことも珍しくなかった。あるシナリオでは、医師であるヘンリーの額を拭いていた看護師がうっかり彼の眼鏡を落とし、別のシナリオでは眼鏡に血しぶきが飛んで前が見えなくなり、また別のシナリオでは眼鏡に細かな汚れがついてなにも見えなくなった。いずれの場合も、ヘンリーがなにかヘマをしたせいで、患者が感覚を失ったり、麻痺したり、死んだりした。このように何度も彼の脳裏に浮かぶ物語と彼が語る自身の経験は驚くほど似通っている。一九八五年、ヘンリーは自分の思いをわが研究室のポスドクでニュージーランド生まれの神経心理学者、ジェニー・オグデンに漏らしている(1)。

オグデン　いつ手術を受けたか覚えていますか。
ヘンリー　いいえ。
オグデン　そこでなにが起きたと思いますか。
ヘンリー　そうですね。それは、その――すぐ自分に聞いてみますよ。あの手術を受けたのはぼくが三番めか四番めで、そのとき、あの、きっと、なにかがうまくいかなかったのです。でも、そのためになにか発見がありました。

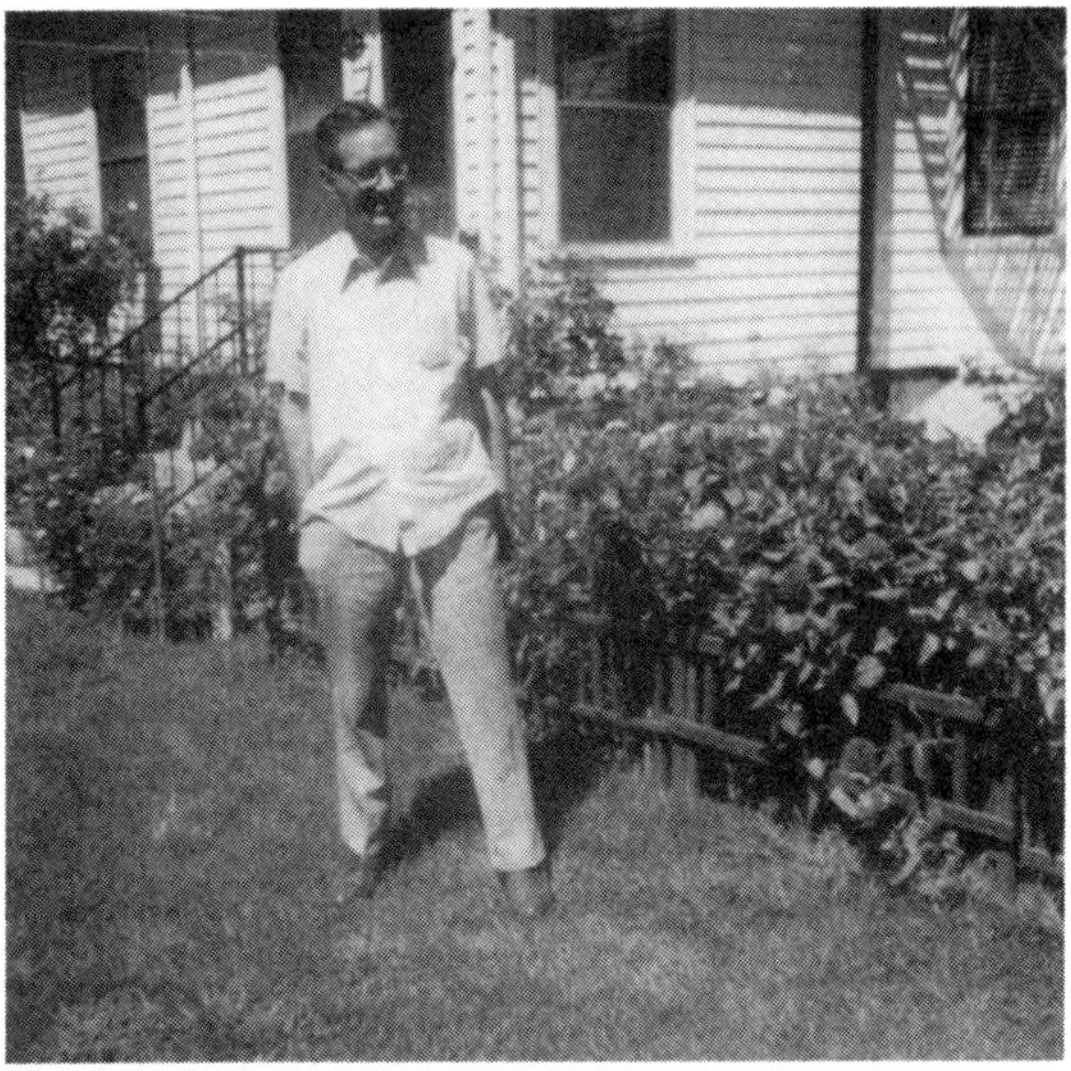

26.　ヘンリー（1975年）

ヘンリーはいろいろな面でとても親切だった。人には礼儀正しく、友好的で、女性に優しかった。ＭＩＴ構内のある棟から別棟に舗道を一緒に歩くときなど、彼は私の肘に手を添えて守ってくれた。ユーモアのセンスがあり、自分をコケにするジョークでもかまわず飛ばすのだった。一九七五年、私の同僚と話している最中に、日付のことでいつものように「ぼくは自分と議論しています」と漏らした。同僚が「で、どっちが勝ってる？　君か？　それとも君か？」と冗談を飛ばした。ヘンリーは笑って「君か？　それとも君か？」と口移しに真似た。四六年間でヘンリーが私に噛みついたのはたった一度きりだ。小難しい手順を教えようとしていたところ、堪忍袋の緒を切らした。「もう、なにがなんだかわかりません！」と、彼は私を叱ったのだった。

私たちが知るヘンリーという人物を形成した要素はおそらくいくつかあるだろう。生来の性格、保護された環境、そして手術である。彼の行動は部分的には左右の扁桃体除去に影響されていた。大脳辺縁系の一部をなすこのアーモンド形の構造は、情動、動機、性的関心、疼痛反応、とりわけ攻撃と恐怖の処理に欠かせない。この人の良い従順な男性は手術が生み出したのだろうか。私たちが知る限り、ヘンリーは人当たりのいい、おとなしい人物――振る舞いが父親に似ている――で、両親は手術前と後で息子が変わったと言ったことはない。事実、ヘンリーは情動を失ってはいなかった。ハートフォード地域センターでスタッフを突き飛ばしたときや、母親と争ったときなど、攻撃的になることすらあったのだ。また愛する人を失ったときにはその死を悼んだ。一九七〇年のＭＩＴ訪問でわかったように、彼は母親を恋しがったし、しばらくぶりに会うと彼女に優しくした。彼の情動は手術で鈍くなったかもしれないが、他の人が経験する感情の大半を示した。

とはいえ、ヘンリーには多くの基本的側面において自己認識が欠けていた。自分の身体状況を判断することができなかったのだ。自分が病気か健康か、元気か疲れているか、お腹が空いているかどうか、喉が渇いているかどうかがわからなかった。ヘンリーが体の痛みを訴えることはあまりなかった。ときたま胃痛や歯痛のような苦痛を訴えることはあったにしても他の、痔核の出血などのような症状には気づかなかった。足首を捻挫したときには、怪我はたいしたことなく、レントゲン写真を撮るまでもないと考えた。ヘンリーはめったに腹が空いたとか喉が渇いたとか言わないけれども、お腹が空きましたかと尋ねると、「いつでも食べられます」と言うのだった。一九六八年、モレゾン夫人は自分が尋ねたら息子がはじめてお腹が空いたと認めたと話した。彼は、「きっとお腹が空いていると思う」と答えたという。彼は自分から食べ物を求めたことは一度もなく、いつも介護者が頃合いを見計らって与えた。

ヘンリーが自分の体調に気づかない理由のどれほどが健忘症のせいで、どれほどが失った扁桃体のせいだったのだろう？　痛み、空腹、喉の渇きなどの身体状況についてヘンリーがほとんどなにも言わないという観察事実を科学的に記録するため、私たちは一九八〇年代初期に二つの実験を行なった。一方の実験では苦痛の知覚を調べ、もう一方の実験では食事前と後に空腹度と喉の渇き具合を判断してもらった。健常な対照者も同じ二つの課題を行なった。弱い記憶力のせいで体の調子に気づかないことも考えられるため、彼の成績を扁桃体が摘出されていない健忘症患者の成績と比較した。[2]

神経科学者は一九世紀のはじめから扁桃体を研究しており、この部位が苦痛、空腹、喉の渇きなど多様な行動において、構造的かつ機能的に多様な役割を果たすことが解明されていた。ヘンリーは左右の扁桃体をほぼ全部除去されており、この損傷がこれらの既知の機能に与えた影響を調べることが肝要だった。各扁桃体は他の二領域――一方が中脳水道周囲灰白質で、他方が前頭葉直下にある前帯状皮質――を含む、苦痛処理に特化した回路の一部をなしていた。このネットワークは動物やヒトを災難から守り、生存の可能性を高めるように進化したものである。視床下部をはじめとする他のいくつかの脳領域と協力し、扁桃体は空腹や喉の渇きを検知するようにもはたらく。[3]

一九八四年、わが研究室ではヘンリーが苦痛、空腹、喉の渇きにかかわる信号をどの程度処理できるかを調べはじめた。まず、ヘンリーの皮膚に熱を加えるヘアドライヤーに似た装置を使って痛覚を検査した。私たちは自分の前腕の六カ所に異なる強度の熱を加えるよう、彼に指示した。熱は皮膚に火傷を起こすほど熱くならないようにしてあった。三回の検査セッションで彼は、各熱刺激を一一点のスケール——まったく感じない、少し感じる気がする、わずかに温かい、温かい、熱い、とても熱い、ごく弱い痛みを感じる、弱い痛みを感じる、痛い、とても痛い、手を引っ込める（耐えられない）——で判定した。三回行なった検査でヘンリーが示した苦痛の知覚を評価した。彼の反応の分析は、痛覚にかんする二つの指標——異なる強度をもつ二つの刺激を正確に見分ける度合い、そして刺激を痛みと感じがちである傾向——にそって行なわれた。ヘンリーの成績を健常な対照者のそれと比較すると、彼はいずれの指標においても劣っていた。彼は異なるレベルの熱を区別するのに健常者と比べて困難を経験したのみならず（これは彼が刺激について混乱しがちであることを意味している）、刺激がどれほど強くとも苦痛とは判断しなかった。驚いたことに、熱を加える三秒間が終わる前に熱刺激を止めたことは一度もなかった。他の健忘症患者の成績も対照者と似たり寄ったりであることを考慮すると、苦痛を自覚しないというヘンリーの障害は健忘症にともなう症状ではない。彼は扁桃体除去によって苦痛の知覚に障害を負ったのだ。[4]

別の実験では、ヘンリーの空腹感の知覚能力を健常者と他の健忘症患者のそれと比較した。食事時になると、私たちの大半は自分の内面をさぐって空腹感——なにか食べたいかどうか——を見きわめることができる。食後には満腹と感じ、デザートはやめておこうかなどと思う。ヘンリーがこの二つの指標で測られる食欲というものを覚えるのか否か調べると、主観的な食欲（どれくらい空腹か？）と満腹感（どれくらい満腹か？）は彼の場合どちらも正常にははたらいていなかった。[5]

一九八一年、私たちはヘンリーに空腹感を０（飢えている）から１００（もうひと口も食べられないほど満腹）のスケールで食事前と後に判定してもらった。彼の判定は食事前と後で５０という同じ値のままだった。ある夜、夕食をひととおり食べてトレイが下げられたあと、キッチンスタッフがなにも言わずにさっき食べ終えたばかりのものと同じ夕食を出した。ヘンリーは二度めの夕食をいつものゆったりとした一定のペースでたいらげ、残したのはサラダだけだった。なぜサラダを残したのか訊くと、彼はたらふく食べたとは答えず、「もうすみました」と言ったのみだった。二〇分後、どれくらい腹が空いているかふたたび尋ねてみた。彼は75と答えた。いくらか腹がくちくなったことに気づいているということだ。もう一度十分食べたかと念を押して訊くと、結局は判定を50に変えてしまい、これは満腹というにはほど遠い(6)。

苦痛の知覚検査からわかったのは、皮膚への軽い接触を検知するヘンリーの能力が正常であるのに対して、痛覚をおぼえる彼の能力は突出して低いということだった。異なる強度の疼痛を区別できたとはいえ、彼の成績は他の健忘症患者や健常な対照者より劣っていた。彼が自覚した疼痛の程度は熱刺激が増えても変わらなかった。

扁桃体に損傷のない健忘症患者には痛覚異常が認められなかったため、ヘンリーが示した異常な疼痛耐性は左右の扁桃体除去に起因すると私たちは推測した。食事前と後で空腹感や喉の渇き具合の自覚に変化が見られないこと、満腹感を味わえないことは、そのときの体内状況を示す情報がまったく得られてないか、他の健忘症患者に比べて少ないという私たちの結論を裏づけている。疼痛や空腹、喉の渇きなどの体内状況を表現して他の人に示せないという彼の障害は、記憶障害ではなく扁桃体除去が原因であると私たちは考えた。

ヘンリーが痛みを感じなかったり、食欲に気づかなかったりするという日常的な観察事実は、私たちの実験によって実際に確認することができた。体内の状態をあまり自覚しないのは、扁桃体が両側とも除去されたためだと私たちは結論づけた。扁桃体が両方ともないために、ヘンリーは腹が減っても喉が渇いてもそのことに気づかないし、十分食べたり飲んだりしたことを知らせる脳回路がはたらかない。幸いなことに、食べ物の好き嫌いにかんする感覚は失せていなかった。サラダよりケーキが好きだと教えてくれたし、フレンチトーストが好みで、レバーが嫌いだった。

扁桃体は性的欲求を調整する役割も果たしており、扁桃体除去は患者の性的衝動を抑制することも亢進させることもある。私たちが知る限り、ヘンリーは性的関心や性的行動を手術後に見せたことはない。手術から一五年後の一九六八年、スコヴィルはヘンリーが「性的なはけ口をもったことはなく、またそうした欲求もないようだ」と記している。ヘンリーに性的衝動がないのは手術の災禍かもしれない。若いころ少女たちと交流があったことや二人の友人から受け取った手紙などを考え合わせると、彼が手術前には女性に興味があったことがわかる。もっとも、真剣な恋愛に発展したケースはないようだ。ヘンリーの家族写真に、魅力的な若い女性がポーズを決めて写っているものがあり、それには「ヘンリーへ愛を込めて、モード。一九四六年五月一日」と添え書きがある。むろん、恋人がいないのは彼の重いてんかんと、服用している抗てんかん薬のせいかもしれなかった。いつ発作が起きるかもしれないことを承知していれば、人間関係において極度の引っ込み思案になるだろう。デート中に痙攣が起きたり薬のせいで居眠りしたりした場合の恥ずかしさを考えれば、デートしないというのももっともな話だ。

ヘンリーがどういう人物で、彼がどんな世界に生きているのかを理解するための最大の障害は、手術前の記憶がかなり不完全なことにある。彼が前向性健忘症――手術後に起きた出来事や事実を覚えることができない――にかかっていることについて疑問はなかった。けれども、彼は逆向性健忘症――脳損傷が起きる前の特定の出来事を思い出すことができない――も患っていた。

逆向性健忘症の研究は前向性健忘症の場合に比べて難しい。前向性健忘症を検査するには、研究者はなにか思い出す項目――写真、文章、物語、複雑な絵――を患者に示し、あとで患者がその情報を保持しているか否か調べるだけで足りる。一方、逆向性健忘症の検査はもっと難しいのだが、それは患者が過去にどのような情報を保存したかを知るのが難しいからである。このため、研究者は患者の人生や知識に特有の出来事や事実を用いて、患者ごとに検査手順を調整することもしばしばだ。

一九八六年、ボストン大学の二人の記憶研究者が、記憶障害患者にかかわる過去の大半の研究では注目されてこなかった、逆向性健忘症に光を当てる一つの症例にかかわる研究を発表した。この研究のテーマは、逆向性記憶がすべての期間において等しく影響するか否か、あるいは健忘症発症の数十年前に保存された情報が発症時前後に保存された情報より強固であるか否か、だった。二人の研究者は、患者が過去にもっていた知識にかかわる情報の重要性を強調する、慎重につくり上げた実験を行なった。彼らがつきとめたのは、患者P・Zのために特別にデザインされた検査を用いて、この患者の遠隔記憶が比較的よく残されている一方で、健忘症発症時前後の近時記憶がかなり失われている、ということだった。(7)

著名な科学者で大学教授でもあったP・Zは、六五歳だった一九八一年にアルコール性コルサコフ症候群と診断された。前向性健忘症と逆向性健忘症のどちらも重かった。Ｐ・Ｚは多作な書き手だったため、二人の記憶研究者は健忘症罹患前の彼の知識を明確に把握することができた。Ｐ・Ｚは脳損傷が始まる前に自伝も書いており、自伝に書かれた出来事を思い出す能力を調べたところ、彼の成績は全体に低かった。興味深いことに、成績は一様ではなく、遠い昔に起きた出来事については正しい答えを返す傾向にあった。幼少期のことはよく覚えていたものの、健忘症発症前の数年についてはほとんどなにも思い出せなかった。この研究や他の研究が示すように、遠い昔の長期記憶は最近の長期記憶より忘れられることが少ない。

この現象をより細かく調べるため、彼らは有名な科学者――Ｐ・Ｚが個人的に知っており、多くは自身の研究でも引用している七五人の研究者――のリストを作成した。これらの科学者はそれぞれ異なる時期に著名になった人びとだった。ある実験では、研究者たちは科学者の名前を一名ずつＰ・Ｚに見せ、その学者のおもな研究分野と科学に対する貢献を尋ねた。Ｐ・Ｚが最悪の成績を示したのは一九六五年以降に全盛を迎えた仲間たちで、一九八一年に健忘症が始まる前の一五年間の記憶は逆向性健忘症によって失われたことをうかがわせた。いちばんいい成績だったのは一九六五年以前の記憶だった。Ｐ・Ｚのような患者が、なぜこのようなパターンの記憶喪失を経験するのかについてはまだわかっていない。

ヘンリーも逆向性健忘症にかかっていたが、彼の健忘の真の性質を私たちが把握するには数十年という歳月を要した。私たちが行なった実験の結果によって、彼は自伝的記憶に海馬が果たす役割にかかわる科学論争のただなかに置かれたのだった。脳がどのようにして異なる種類の記憶を保存、検索するのかについて、ヘンリーの健忘症、ことに逆向性健忘症を詳細に研究することで私たちが学んだことは少なくない。脳は個人的な経験にかかわるエピソード記憶（たとえば、先生があなたをいちばん格上のリーディンググループに入れると決めた朝のこと）を検索するにあたり、個人的な経験にかかわる意味記憶の場合（たとえば、あなたが通った小学校の名称）とは異なるプロセスを用いる。ヘンリーを半世紀にわたって調べた私たちの研究がこの発見のカギとなった。

当初、スコヴィルとミルナーはヘンリーの健忘症はかなり単純だと考えていた。手術後の新しい情報は覚えられず、手術直前の記憶も相当失っているものの、人生初期の記憶ははっきり想起できると思っていたのだ。一九五七年、彼らはこう報告している。ヘンリーは「三年前に大好きだったおじが亡くなったこと、入院中のことはなにも覚えていないにもかかわらず、入院直前に起きた細かなことを思い出せるという意味において部分的な逆向健忘症である。彼の若いときの記憶は鮮やかで損なわれていないようだ」。同様に、一九六五年六月、ヘンリーは手術前の一年間に起きた出来事にかかわる知識を一部失っているとある神経学者が述べている。たとえば、ヘンリーは手術の一カ月半前に取った休暇をかならず二カ月前の休暇と取り違えた。この神経学者はさらに、ヘンリーが保持していた記憶——手術の二年以上前に起きた出来事、手術前に知っていた親族や友人、かつてもっていたスキルや能力——を記録してもいる。一九六八年、スコヴィルのオフィスから届いた情報と、ヘンリーと母親との略式のインタビューの情報にもとづいて私たちは、手術以前の遠い昔に起きた出来事（たとえば、小中学校のこと、高校でのガールフレンド、一〇代後半から二〇代前半の仕事など）を思い起こすヘンリーの能力に変化はないと報告した。二七歳で受けた手術に先立つ二年間の記憶については曖昧模糊としているようだった。(8)

遠隔記憶検査がより標準化されて洗練されると、私たちは自分たちの当初の印象が正しくなかったことに気づいた。一九八二年から八九年まで、私と同僚は術前と術後について異なる種類の情報にかかわるヘンリーの記憶を探るために、客観的な検査を導入した。最初に行なったのは、公的知識——有名な楽曲(『クルージング・ダウン・ザ・リバー』や『イエロー・サブマリン』など)、広く知られる歴史的事実(第二次世界大戦中に物資の配給や価格維持をした組織はなにか。ジョンソン大統領が軍隊を送ったのは南米のどの国か)や、名高い場面(星条旗を硫黄島に立てている海兵隊員や月面に立つニール・アームストロング)にかんする検査である。これらの検査にはヘンリーが手術前に知っていた項目と、手術後に起きた項目を取り混ぜて盛り込んだ。一九四〇年代から七〇年代——つまり、術前と術後の両方——に起きた公的な出来事については、彼は四つの選択肢から驚くほど正確に答えを選んだ。たとえば、「フランクリン・ルーズヴェルトが三度めに大統領選に出馬したときの対抗馬は?……」と訊かれたとき、ヘンリーは正確にウェンデル・ウィルキーと答えた。「キャンプ・デービッドでカーター大統領が会見した外国の要人は誰?」と尋ねられると、彼はベギンとサダトと正しく答えた。(9)

私たちの検査結果によれば、健忘症であるにもかかわらず、ヘンリーは手術後に知った歴史上の有名な人物や出来事を一部認識することができた。基本的になにも覚えられない男性が、明らかに陳述記憶をもっているかに思えるこの事実はどう説明できるのだろう? 私たちは彼の暮らしぶりに答えを求めた。彼はテレビを見たり雑誌を読んだりするのに相当な時間をつぎ込んでおり、現在の出来事や有名人にかんする情報を符号化する機会を豊富にもっていた。この反復行動によって表象——情報を表わす符号——が大脳皮質に十分な強度で確立されたため、検査でその人物や出来事を知っていると言うことができたのだ。世に名高い場面にかんする多肢選択再認検査では、ヘンリーは三つの選択肢——一つが正しく、二つは誤っている——から一つの答えを選ばねばならなかった。たとえば、硫黄島でアメリカ国旗を立てている海兵隊員の写真を見せられたとき、彼は三つの実際の出来事——南太平洋の硫黄島、ヴェトナムのハノイ、韓国のソウル——から答えを選んだ。さらに、三つの日付——一九四五年（三九年前）、一九五一年（三三年前）、一九六五年（一九年前）から答えを選ぶよう求められた。このように検査すると、手術後の場面でも、ヘンリーは正しい答えを選ぶこともしばしばだった。メディアに日頃接していることで徐々に形成された記憶痕跡が、自分はこれを見たことがあるという感覚（熟知性）につながり、ヘンリーの再認記憶を支持したのだ。けれども、より難しい課題——名高い場面の場所と日付（硫黄島、一九四五年）を手がかりなしに答えさせる——を行なうと、彼はそれほど良い成績を収めることはできなかった。このような想起検査は自分で答えに行き着かなければならないので、再認検査に比べると誰にとっても難しい。健常者と比べると、ヘンリーが経験する困難は手術後の情報の場合には飛び抜けて大きかった。一九四〇年代の出来事では正常な成績を収めたものの、一九五〇年代から八〇年代の出来事では低成績にとどまった。(10)

私たちはヘンリーの自伝的記憶も調べた。「木（tree）」「鳥（bird）」「星（star）」など一〇個の一般名詞を用い、それぞれの手がかりから想起される個人的な出来事について尋ねたのである。答えは人生のどの時期の記憶でもよいとされた。彼の回答を0から3のスケールで評価し、思い出した記憶の時と場所がどれほど詳細であるかにもとづいて評価した。記憶が刺激手がかり（bird）がかかわる特定の自伝的出来事を含み、時と場所が特定され、細部まで明確である場合には、参加者は3をもらえる。たとえば、こんな場合だ。「二一歳の誕生日のことでした。ぼくはラスヴェガスへ行き、ロビーに緑と赤のオウムがいるホテルに滞在しました」。記憶に刺激手がかりのかかわる特定の自伝的出来事が含まれているけれども、時と場所がはっきりせず、細部があやふやな場合には2と判断された。「ぼくは両親の家の近くにある湖で鳥をよく見たものだ」などという回想がこれにあたる。記憶が自伝的内容を含むが、刺激手がかりと詳細に欠ける場合には1とされた。たとえば、「ぼくはよく野鳥観察をした」などという思い出がそうだ。回答がないときや自伝的要素のない一般的な話をした被験者は0をもらった。「鳥がほうぼう飛び回る」などという発言がそうだ。[11]

得られた結果は示唆的だった。ヘンリーが個人的出来事を思い出したのは、いずれも検査の四一年以上前――手術の一一年前で、まだ一六歳だった――のころの記憶だった。手術によって手術の直前の記憶の大半は失われたが、遠い昔の記憶は失われずにすんだのだ。一九八〇年代なかばに得られたこうした結果が示していたのは、ヘンリーの逆向性健忘症は時間的に限られていたとはいえ、記憶の失われた期間は一九五〇年代や六〇年代に考えられていたよりかなり長いということだった。認知症患者をはじめとする前向性健忘症患者は長期にわたる逆向性健忘症も併発することがあり、彼らは記憶障害が始まる直前の出来事より若いころの出来事のほうがはっきり思い出せる。この現象は「後入れ、先出し」と呼ばれる。[12]

それ以降の遠隔記憶実験デザインの発達により、私たちは二つの新たなツールを得た。まず、より詳細な自伝的記憶インタビューによって、特定の時と場所における単一の出来事を、文脈の細部にいたるまで追体験する実験参加者の能力を評価できるようになった。次に、それに伴う、公的な出来事にかんするインタビューでは、特定の時と場所で起こった出来事の文脈を調べることができる。二〇〇二年、私たちは遠い昔と最近に起きた出来事にかんするヘンリーの記憶を調べるために新たな実験をした。一九九二年に私が行なったインタビューで、彼が自伝的なエピソード記憶を失っていることが判明しており、今回の実験はこのインタビューの手がかりから始めた。[13]

インタビューで私は彼にこう尋ねた。「お母さまについてよく思い出すことはなんですか」

「そうですね、その――ぼくの母親だということです」

「でも、なにか特別な出来事を思い出すことはできますか。休暇やクリスマス、誕生日、イースターとか」

「クリスマスのことでは自問します」

「クリスマスのなんのことで？」

「あの、ぼくの父は南部生まれでしたから、南部では北部でやるようにクリスマスを祝ったりしません。樅の木とかそういうものがありませんから。それで、その、でも父はルイジアナ生まれでしたが、北部に引っ越しました。だから、ぼくは父が生まれた町の名を覚えています」

ヘンリーの思い出話はクリスマスで始まったが、だんだん話がずれていき、質問を忘れて別の話題で終わっている。何年にもわたってインタビューを重ねても、ヘンリーは母親か父親と一緒だった出来事にかんする記憶は一つも思い出せなかった。彼の答えはいつも曖昧で変化に乏しかった。主要な休暇について訊かれたら、私たちの大半は、けっして忘れられないような感覚的な細部に満ちた、鮮やかな瞬間について話すことができる。ところがヘンリーは、自分の家族と育った環境にかんする一般的知識にもとづいて事実を整理して答えようとした。

ヘンリーの記憶評価に飛躍的な前進をもたらしたこの研究は、手術前の記憶がそれまで考えられていたより曖昧であることを示している。彼は一般的な知識——たとえば、父親が南部生まれであるということ——に依存した記憶をたぐり寄せることはできたものの、父親がくれた特定のクリスマスプレゼントなどの個人的経験にかかわることはなにも思い出せなかった。個人的に経験した出来事のあらまし、簡単な事実なら思い出せても、特定の出来事を思い出すことはできなかったのである。(14)

一九八二年一〇月、私たちはヘンリーの手術前の人生の記憶を自然な環境で探る、またとない機会を得た。彼の同窓生たちが、イースト・ハートフォードのマルコ・ポーロ・レストランで、三五周年の同窓会を開くということを耳にしたのだ。私とわが研究室のポスドク、ニール・コーエンは、〈ビックフォード〉のスタッフからその夜ヘンリーが外出するための許可を取った。彼をパーティー会場に連れていくためにウィンザーロックスまで車で迎えにいくと、ヘンリーはすっかり着替えをすませ、集まりを心待ちにしている様子だった。

レストランは、同窓生とその配偶者を合わせて一〇〇名ほどで混み合っていた。ヘンリーの同窓生の何人かは彼を覚えており、温かく迎え入れてくれた。ある女性などは口づけまでしてくれて、彼はまんざらでもない様子だった。けれども私たちにわかる限り、ヘンリーは容貌でも名前でも誰のこともわからないようだった。しかし、それはなにも彼に限ったことではなかった。ある同窓生はこの場にいる人は誰も覚えていないと私たちに話した。参加者の多くと違って、この女性はハートフォードを離れ、もう長いあいだ同窓生の誰とも連絡を取っていないという。

もちろん、ヘンリーにしてもそれは同じだった。そういうわけで、彼が同窓生を見分けられない理由のどれほどが三五年間交流がなかったことによるものか、あるいは健忘症によるものか判断がつかなかった。それでも、皆の顔が懐かしくは思えなかったにしても、名前のカードを見ればその人をいくらかは覚えているはずだった。こういう言葉が口をついて出てもいいくらいなのだ――「ダニー・マッカーシー、ホームルームで覚えているよ！」あるいは「ヘレン・バーカー、ぼくは英語のクラスで君の隣にすわっていた。宿題でぼくを助けてくれたよね」など。だが彼がそうした言葉を口にすることはなく、高校での記憶はほとんど失われていたようだった。

長期にわたってヘンリーを研究した結果、彼の障害は自伝的記憶に限られていることを私たちは突き止めた。なぜなら、彼は自分自身の人生経験を思い出すことはできなかったが、公的な出来事についてはかなりはっきりと思い出すことができたからである。たとえば、一九二九年（彼はまだ三歳だった）の世界株価大暴落や、米西戦争においてセオドア・ルーズヴェルトがサン・フアン・ヒルへの突撃を指揮したこと、あるいはフランクリン・ルーズヴェルトや第二次世界大戦について話すことができた。ところが個人的なことに話がおよぶと、彼の障害は顕著になった。マサチューセッツ州にある美しいモホーク・トレイルを両親と何度もドライブしたというぼんやりした記憶はあるものの、特定のドライブで起きた特定の出来事にかんする細部は思い出せなかった。彼は事実なら思い起こせても、経験となると思い出せないのだった。

認知科学の巨人、エンデル・タルヴィングによる画期的な理論のおかげで、私たちはヘンリーに検索（＝想起）できる情報と、できない情報の区別を理解するようになった。一九七二年、タルヴィングは長期記憶の二つの主要なカテゴリーを提案した。外界にかかわる事実、信念、概念を貯蔵する意味記憶と、個人的な人生における特定の出来事を貯蔵するエピソード記憶である。意味記憶は特定の学習経験につながってはいない。たとえば、私はいつどこでパリがフランスの首都だと学んだかは知らない。一方、エピソード記憶は意味記憶とは違って時間の流れに沿って出来事の進展を記録しており、私たちはその出来事がなにであって、いつどこで起きて、他の出来事の前に起きたか後に起きたかにかかわる表象を参照することができる。私たちは仕事の面接に合格した知らせの電話があったときの状況を鮮やかに思い起こすことができるし、頭の中で時間をさかのぼる能力によってこの特別な出来事を後日ふたたび経験することができる。ヘンリーにはこの昔に戻るという芸当ができないのだ[15]。

では、個人的な意味記憶——若いころに出会った人びとや行ったことのある場所にかかわる事実の記憶はどうだろう？　ヘリック夫人がくれたヘンリーの古い家族写真には、一家が幸せだったころ——結婚式、釣り上げた大きな魚、家族でなにかを祝う夕食の席——がとらえられている。それは彼の個人史を語る物的証拠だった。一九八二年、私はヘンリーの幼少期の記憶を調べるためにこれらの写真から三六枚選び、私自身の家族写真を同じ数だけ混ぜ入れた。私の家族写真のどれにも私は写っていなかった。写真をスライドに起こし、一枚ずつ研究室のスクリーンに投影して、各写真に写っている人物を知っているか、それがいつどこで撮られたものかをヘンリーに尋ねたのだ。ある写真では、ヘンリーと父親がモホーク・トレイルの北米先住民像の前でポーズを決めている。ヘンリーは一二歳で、短ズボン、眼鏡、白のドレスシャツ、ネクタイという恰好で、両手を後ろで組んでカメラのほうを向いている。背丈のある痩せ気味の父親もドレスシャツにネクタイを締めているが、ズボンは長い。両手を腰にあてて一方の脚を前に出して遠くを見つめるという洒落たポーズだ。

「この人たちが誰かわかりますか」と私はヘンリーに尋ねた。

「はい、一人はぼくです」

それがどちらかと訊くと、彼は答えた。「小さいほうです。もう一人は父のようですね。それで、この写真は——すぐ頭に思い浮かぶのはモホーク・トレイルです。でも、そのことでは自分と議論していますーーそれは像ですか。背景にあるのが像——北米先住民の——であるのはわかります。けれども、遠景にあるのが山なのかどうかはわかりません」

いつ撮った写真かと訊くと、「だいたい三八年、三九年、……三八年。最初に言ったのはそっちでしたね」。写真の正確な日付は知らないけれども、彼の後見人と私は彼がおよそ一二歳と推測し、それから計算すると写真の日付は一九三八年ということになる。したがって、彼の答えは正しいようだ。

ヘンリーは三六枚の家族写真のうち三三枚に収まっている人物を見分けた。これと同様に重要なのが、彼が私の家族写真に写っている誰一人として見おぼえがあるようなことを言わなかったことだ。ヘンリーの家族写真のうち記憶がよみがえらなかったのはたった三枚だった。一枚は夕食の席についている遠縁にあたる人物のもので、ヘンリーは写っていなかった。彼はその小さな男の子に見覚えがある気もするけれども、その名前も、この写真がいつどこで撮られたかもわからないと答えた。彼がその家族とあまり親しくなかった可能性もある。ヘンリーと母親が彼の五〇歳の誕生日を祝っている写真では、彼は母親はそれとわかったものの、横顔が写っている自分を認識できなかった。この場合のヘンリーの間違いは説明しづらい。というのも彼は他の写真に収まっている自分は見分けられたからだ。彼が認識できなかった三枚めの写真は、ハリケーン襲来後に撮られたもので、屋根が吹き飛ばされたおばの家の外観が写っている。家はフロリダ州にあったので、ヘンリーはそこに行ったことがないか、この写真を見たことがないのかもしれない。その他の家族写真ではどの場合も、写っている人や物を特定することができた。私の家族写真の一枚に写っていた名所（ハートフォードにあるエリザベス公園で私の母が私の娘を抱いており、足元にはカモが七匹いて、背景に湖と木々が見える）を彼が知っていたのには感心した。彼は公園を正しく見分けられたが、ハートフォードで生まれ育ったのでそこを訪れたことがあるのだろう。それに彼は、その写真に写っている被写体で自分が知っているものと知らないものをきちんと見分けた。

ヘンリーの成績は、彼に個人的な意味記憶──自分の出身地、家族史、自分の過去──があることを物語るものだった。自分が何者であるかについておおよその感覚があるのだ。ところが、自伝的知識──個人的な独特の出来事──の消失は、彼の自己認識がきわめて限定されていることを意味していた。

なぜ逆向性健忘症が前向性健忘症の発症時から時をさかのぼって記憶を消していき、そのために遠い過去がいちばん鮮明で、近時が色褪せるのかについて、記憶の研究者は久しく頭を悩ませてきた。

標準固定説によれば、記憶は数カ月から数十年という長期間をかけて固定される。この仮説を一九〇〇年にはじめて唱えたのは、ゲッティンゲン大学の心理学者、ゲオルク・エリアス・ミュラーとアルフォンス・ピルツェッカーだった。一九九〇年代なかば、カリフォルニア大学サンディエゴ校の神経科学者ラリー・スクワイアと彼の同僚たちは、この標準固定説を逆向性記憶にかかわる彼らの理論の柱とした。彼らの説によれば、脳は記憶を保存し検索する固定の初期においては海馬系を必要とするが、やがて前頭葉、側頭葉、頭頂葉、後頭葉内の領域が記憶を長期にわたって維持する役割を果たすようになると、海馬系は必要とされなくなる。いったん記憶が強固に保存されると、ふたたびアクセスするときに海馬系はいらない。要するに、海馬ネットワークはあらゆる種類の記憶にとって一時的な役割を果たすにすぎないのだ。この説によれば、健忘症と認知症の症例でより最近の記憶が失われるのは、これらの新しい記憶が十分に固定されておらず、いまだに海馬系に依存しているからだという。[16]

標準固定説の欠点は、外界の一般的知識（意味記憶）であれ、個人的経験（エピソード記憶）であれ、記憶はすべて同じ処理を経ると仮定している点にある。ところが、ヘンリーの記憶想起の仕方を見ると、これら二種の記憶間に重要な違いのあることがわかる。ヘンリーは手術以前に知り得た事実を思い出すことはできたが、ある特定の時期に自身に起きた出来事を思い出すのは難しかった。陳述記憶がどれも同じ処理を経るわけではないのである。ヘンリーの研究をとおして、詳細で鮮やかな自伝的記憶を保存し検索する能力はかならず海馬系に依存しているのに対し、事実や一般的な情報を思い出す能力は海馬系に依存しないということを私たちは知るにいたった。[17]

ヘンリーの逆向性記憶の理解により適しているのは、一九九〇年代末に神経科学者のリン・ネーデルとモリス・モスコヴィチが提唱した記憶固定の多重痕跡説である。ヘンリーの症例が彼らの独創的な理論に寄与したわけではないとはいえ、私たちがヘンリーをとおして得た発見は、彼らの説にかんする強力な傍証だ。この説は、私たちが事実と自分独自の経験とを異なる過程によって処理するというタルヴィングの主張にもとづく。標準固定説と同様に、多重痕跡説によれば、意味記憶——外界にかかわる知識——はいずれ海馬系から独立するものであり、それはこの種の記憶が私たちがそれを獲得した文脈を思い出すことも、保存された情報をつなげたり関連づけたりすることも必要としないからである。たとえば私たちは、コロンブスがアメリカを最初に発見した年号を、二年生のクラスで後から二列めにすわっていたときに学んだ事実を思い出すことはない。ただ、それが一四九二年だったと覚えているだけである。ところが自分が二一歳の誕生日をどう祝ったかを思い出すには、いつ、どこで、なにが起きたかその細部の情報をアクセスせねばならない。多重痕跡説によれば、「一四九二年」のような事実を海馬系を経ずに取り出すことは可能だが、「誕生会」のような自分独自の経験を取り出すには、海馬系と大脳皮質領域間の連絡が絶対条件となる。ヘンリーの症例から得られた証拠は標準固定説より多重痕跡説に有利だが、それは後者によれば、自伝的な出来事は保持と検索について、永久に海馬系に依存しているからである。(18)

多重痕跡説は、健忘症患者が最近の経験より若いころの経験を覚えている理由に別の説明を提供してくれる。この説によれば、海馬内の神経過程は、私たちの経験の記憶が保存された、大脳皮質内の場所を示すポインターまたは見出しになる。地元の図書館に行ったと仮定すると、私たちはたとえば

「カリブ海の鳥」をカードカタログで調べ、書棚から目当ての本を探し出す。ある記憶を追想したり新たな情報を追加したりしてその痕跡が活性化されるたびに、その記憶にたどり着く新たなポインター、いわば、カードカタログの見出しが作成されるわけだ。こうして就職の面接に合格したことを知らせる心躍るような電話の記憶は、私たちの海馬系内の複数のポインターに、その瞬間を再現したり他の人に話したりしたときの連合ネットワークを介してつながっている。このモデルでは初期の記憶は脳内に強固に組み込まれるが、それは時がたつにつれてこれらの記憶のポインターが脳内に蓄積されるからだ。逆向性健忘症が新しい記憶に大きな影響を与えるのは、新しい記憶はまだあまり多くの錨につながっていないために消去されやすいからである。

標準固定説と多重痕跡説の論争は、自伝的記憶に集中している。意味記憶や一般的な記憶とは異なり、自伝的記憶はエピソード記憶なので詳細な情報が多く、研究者が実体験に近い細部――ある特定の出来事にともなう特定の音、情景、味、匂い、思考、情動――と呼ぶものを含む。標準固定説では、自伝的記憶は一定の時間は正常な海馬に依存し、その後は海馬から独立して大脳皮質に保存されると考えられている。したがってこの説にしたがえば、手術以前のヘンリーの自伝的記憶は消えないはずだった。

一方で多重痕跡説は、自伝的な出来事の検索には海馬が不可欠だとしている。この考え方によれば、海馬は出来事の感覚的、情動的側面を保存する皮質領域への記憶見出し、つまり、ポインターということになる。仮に多重痕跡説が正しいとすると、若いころの自伝的出来事を思い出すヘンリーの能力は失われていなければならない。

ヘンリーが話してくれる手術前の自伝的な出来事は少なく、私が知るのは二つのみだ。最初の出来事は一九五〇年代に彼がブレンダ・ミルナーに漏らしたもので、彼が一〇歳のときに起きた重大な出来事だった。「ぼくははじめて煙草を吸ったときのことを覚えています。それはチェスターフィールドでのことでした。父の煙草を一本失敬したのです。ひと口吸ったときの咳のひどさといったら！　聞かせてあげたかったですよ」。何十年にもおよぶ交流で、ヘンリーが私たちに話してくれた自伝的記憶はこれだけだった(19)。

私たちがヘンリーの過去における二つめの自伝的経験を知ったのは二〇〇二年だった。このとき私たちは、個人的経験の細部を知るために新しくデザインされた構造化インタビューを用いて、ヘンリーの自伝的記憶を体系的に調べていた。わが研究室のポスドク、サラ・シュタインフォルトが、ヘンリーのインタビューのセッションをいくつか担当し、彼女は幼年期、一〇代、初期成年期、中年期、現在までの五つの時期それぞれにおける出来事を一つずつ話すよう彼に指示した。次にその出来事の細部をできるだけたくさん話すよううながした。出来事が思い浮かばないときには、彼女は結婚式や新しい家への引っ越しなど人生の典型的な出来事を挙げて手助けした。この研究が成し遂げられたのは、まさに忍耐力と持続力のたまものである。インタビューでとりあげる期間から期間へと移る前に、シュタインフォルトはよくある出来事をヒントとして与えるなどして、ヘンリーの記憶を引き出すのに三〇分は費やしたかもしれない。また彼女はヘンリーが過去に何度も話した出来事を選ばないように心がけた（私たちには誰にでもこういった類いの逸話がある。あまりに何度も同じ話を繰り返すとだんだんその話が退屈になってしまい、豊かな感覚的経験をふたたび鮮やかに経験することがなくなってしまう）。ヘンリーに質問するとき、シュタインフォルトは彼の人生の異なる時期を一緒に振り返ったものの、彼はどの時期にかんしても詳細を答えることはできなかった。たとえば幼少期の出来事について訊いたとき、彼は父親が警察署長だった少女に恋したことを話してくれたとはいえ、その経験に関連した特定の出来事――ある特定の時と場所に起きたこと――を挙げることはできなかった。[20]

そんなある日、ヘンリーは驚くべき話をしてシュタインフォルトを喜ばせた。

「幼いころから一一歳までのあいだのことで、なにか特別な出来事、数時間くらい続いた出来事を思い出すことはできますか」彼女は粘り強く尋ねた。「そんな出来事を思いつきませんか」

「いえ」とヘンリーが答えた。

「では別の時期に移って、なにか覚えているか考えてみますか」

「そのほうがいいかもしれませんね」と彼も同意した。

「オーケー、じゃあ、やってみましょう。なにか思い出すかもしれませんね。一一歳から一八歳のあいだにご自分に起きた特別な出来事を思いつきますか」

彼がしばらく黙っていたので、彼女は質問を繰り返したが、彼はそれでも答えなかった。

「ヘンリー、疲れましたか。少し休んだほうがいいかしら。それとも、あなたはただ……」

「ぼくは考えているんですよ」

「そうでしたか、ごめんなさい。邪魔するつもりではなかったのですが」

「はじめての飛行経験のことを考えています」

「なんですって？」

「はじめての飛行経験です」

「あなたがはじめて飛行機に乗ったときのことですか」

「はい」

「話してください」

ヘンリーは、一三歳のときに単発の飛行機で三〇分にわたって「空の旅」をしたときの経験を事細かに話した。ライアン機の構造、計器類、操縦桿、回転するプロペラなどを正確に描写した。彼はパイロットと隣り合わせにすわり、パイロットはいっとき彼に操縦を任せてくれた。ヘンリーはフットペダルまで脚を伸ばさねばならなかったことも記憶していた。シュタインフォルトが尋ねると、彼はそれが六月の曇った日のことで、ハートフォード上空を飛んだとき、メインストリート沿いの建物が見えたことを覚えていた。着陸するために空港に近づくと、飛行機はボートが係留された入り江の上空に来た。それは実体験並みの細部（ある特定の出来事の興奮、目印となる建造物や色彩、音）が揃った、手術後に彼が語った二つめの過去の記憶だった。

私はスタインフォルトのインタビューの記録を読んで驚いた。この話を以前耳にした記憶はなかったのだが、それは私の勘違いだった。この本を書くにあたり、私は一九七七年に私たちがヘンリーに行なったインタビュー記録を読み返した。このインタビューでは、一晩かけて睡眠実験をするためにヘンリーの頭部に電極が取りつけられていた。実験者となにげない会話をしているとき、彼は同じような話をしていたのだ。

そう、ブレイナード空港です。まあ、そのこともぼくは覚えています。まだ商用飛行が始まる前で、そこにあったのは自家用飛行機だけという時代でした。なぜこんなことを覚えているかというと、ぼくは三九年に飛行機に乗っているんです。ぼくは空を飛んだ。うん。飛行機でね。ぼくは自分がちゃんと飛べたことがうれしい。それはすごいことだったんです。ぼくの父も母も飛行機を怖がっていましたから。それは卒業する直前のことでした。飛行機に乗せてもらえたのは、ぼくが卒業する予定になっていたからなんです。乗るには二ドル五〇セントかかりました。操縦していたのは、ロックヴィルに住んでいた自家用パイロットで、［不明］に勤めていました。ぼくは特別に長く乗せてもらったのです。

二五年前に得ていた追加の証拠を再発見したとき、私はヘンリーが飛行機に乗ったという記憶は真に自伝的なものであって、作話ではないと確信した。

二〇〇二年のインタビューで、シュタインフォルトは過去に起きたほかの出来事を覚えていないかとヘンリーに尋ねている。彼はそれらしい話を二、三しているが、いずれも飛行機の逸話の鮮やかさにはおよばない。七歳のときに母親と列車に乗ったときの話をしたものの、それはただ事実を述べたきりで特別な出来事ではなかった。二人はハートフォードで列車に乗り込んでニューヨークで乗り換え、そのままフロリダ州に向かった。寝る時は自分が上のベッドで母親が下のベッドで過ごし、食事は列車の中で取ったという。もう一つ、彼は中学生のときに両親とカナダに旅したことも覚えていた。このときウシの乳搾りをしたというので、シュタインフォルトがもっと詳しく話してほしいと言うと、内容を少し教えてくれた。二〇頭ほどウシがいる納屋で椅子にすわり、一方の乳首を引っ張ってから、もう一方の乳首を引っ張らねばならなかったという。この場合も、彼女が促したにもかかわらず、彼が描いて見せたのは乳搾り一般に共通する経験にすぎず、そのときの追体験ではなかった。これでは自伝的記憶とは言えない。

はじめての煙草と飛行経験にかんするヘンリーの強烈な記憶は、手術前の人生にかんする他のぼんやりした記憶と好対照をなす。これらの二つの特別な出来事を鮮やかに描写する彼の能力は、これらの自伝的経験のあいだに彼が感じた強烈な感情に根差している。シュタインフォルトは飛行経験を1から6のスケールで評価するよう彼に指示した。判断基準は、飛行中に自分の情動状態がどれほど変化したか、飛行時にそれがどれほど大切に思えたか、そしてそれがこの検査時にどれほど自分にとって大切に思えるか、だった。ヘンリーは飛行時の自分の情動状態を6——「きわめて大きい気持ちの変化」と判定した。またいま振り返ってみて、飛行時にそれが自分にとってどれほど大切に思えたかについては5、検査時については6とした。このまたとない経験の記憶痕跡がヘンリーの脳に残ったのは、その非凡さと気持ちの上での重要性が、情動情報を鮮やかに符号化し貯蔵する脳領域——海馬、前頭前野、扁桃体——を強力に活性化したからだった。この活性化は実際に飛行機に乗っていたときのみならず、友人にこのことを話すたびに起きただろう。時がたつにつれ、スリルに満ちた記憶はより強力になり、数十年たっても取り出すことのできる豊かな表象となった。[21]

過去の特定の出来事を述べるときに経験する困難とは対照的に、ヘンリーは遠隔意味記憶、すなわち、外界にかんする一般的事実の検査では一貫してずっと良い成績を収めた。その種の検査で、シュタインフォルトがある公的出来事が起きたときのヘンリーの個人的経験ではなく、その公的出来事そのもの――言い換えれば、エピソード知識ではなく意味知識――に集中するよう彼に指示したことがある。彼女は一連の手がかりを彼に与え、特定の公的出来事（たとえば、彼の人生の異なる時期に起きた大犯罪、有名人の結婚）を思い出すよう指示した。ヘンリーは健忘症になる以前の各時期に起きた公的出来事を思い出すことができた。たとえば、彼は「大事件」について話すことを選択し、一九三七年に起きたヒンデンブルク号爆発事件をある程度詳しく述べた。彼にこうした一般的な情報を思い起こす能力があるということは、自伝的記憶と意味記憶が異なる過程によって保存、検索されるという考えのさらなる傍証となった。ヘンリーの公的出来事の記憶に問題はないことから、彼にとって詳細な物語的構造を検索し、想起し、述べることが不可能である原因は、自伝的記憶の障害ではないという確固とした結論が導ける。[22]

科学者は、互いに相容れることのない標準固定説と多重痕跡説の利点について議論を闘わせつづけている。ヘンリーによって得られた私たちの結果は多重痕跡説を支持している。若いころの意味情報を思い出すヘンリーの能力は手術後も万全なままだったが、海馬損傷のために自伝的出来事についてはほぼすべて思い出せなくなった。思い出すことのできた二つの記憶――はじめての喫煙と遊覧飛行――は、彼の人生における二つの非日常的な瞬間をとらえた驚嘆すべき例外だった。

ヘンリーの健忘症の性質を標準固定説によって説明しようとするラリー・スクワイアは、二つの問題を提起した。まず、手術前の自伝的記憶を思い出せないというヘンリーの能力不足は、加齢疾患のせいかもしれないと主張し、その根拠に二〇〇二年から〇四年に撮ったヘンリーの脳スキャン画像を挙げた。しかしながら、この可能性は排除できる。というのも、私たちは一九九二年に行なったヘンリーのインタビューで彼に自伝的記憶がないという証拠を得ており、そのとき彼は父親または母親にかかわるエピソード記憶を一つも思い出すことができなかった。当時、彼の脳は加齢にともなう異常はまったく見せていなかった[23]。

手術前の自伝的記憶を思い出すことができないというヘンリーの能力不足についてスクワイアが与えた二番めの説明は、ヘンリーは手術後しばらく自伝的記憶を保持していたかもしれないが、これらの記憶痕跡は時とともに消失したというものだった。仮にこの推測が正しいのであれば、公的出来事の記憶にも同じ理屈が当てはまらねばならない。これらの記憶も時とともに消失したはずだが、そうはならなかった。公的出来事のインタビューでヘンリーは正常な成績を収めており、このことは自伝的記憶が残っていないまさにその年に起きた公的な出来事を、彼が鮮明に思い起こすことができることを示していた。彼の意味記憶能力は正常なままであるにもかかわらず、自伝的なエピソード記憶は失われている。私たちの実験にもとづいて私は、それがどれほど遠い過去のものであるかにかかわらず、過去の特別な瞬間を追体験するには正常な海馬が必要であるという考え（多重痕跡説に合致する）を支持する。この説を裏づける研究はますます増える一方である[24]。

標準固定説と多重痕跡説の対立を評価する際に重要となるのは、健忘症が自伝的エピソード記憶と意味記憶に与える影響が異なるか否かという問題である。両説はこの点について明確な予測を立てており、ヘンリーの事例は双方の違いを浮き彫りにした。ヘンリーの検査結果は多重痕跡説を支持しており、遠い過去の自伝的情報を検索する際の基盤となる脳領域ネットワークが、遠い過去の意味情報の検索を維持するそれと異なることを教えてくれる。健忘症では前者が損なわれているのに対し、後者は損なわれていない。どちらの記憶でも、当初の符号化、貯蔵、検索に内側《ないそく》側頭葉構造がかかわっている。しかし、それに続く固定過程において、意味記憶は永久に大脳皮質に確立されるが、自伝的エピソード記憶は内側側頭葉構造にいつまでも依存しつづける。したがって、ヘンリーの脳からこの組織が除去されたために、私たちが知る限りにおいて彼には二つの自伝的記憶しか残らなかったのだ。

一九七〇年代末、私たちは記憶の固定に睡眠がどれほど重要であるかを知らなかったし、睡眠が脳の可塑性に果たす重要な役割も理解していなかった。当時、私たちは夢の神経基盤についてほとんど無知も同然だったうえに、夢の認知神経科学的な研究は存在すらしていなかったのである。私たちにわかっていたのは、眼の動きと睡眠の諸段階のあいだに、そして睡眠の諸段階と夢のあいだに関連があることだった。この基本的知識をもとに、私たちはヘンリーの脳における内側側頭葉の大規模な損傷が夢に与える影響を調べることにした。保存されてはいるのに意識して想起できない秘密を、夢によって白日のもとにさらすことができるかもしれないというフロイト的な可能性に心が躍った。私たちは彼の無意識な願望を垣間見ることになるのだろうか。

ヘンリーは手術前の経験を大筋において思い出せるとわかっていたので、私たちはこれらの記憶が彼の手術後の夢のおもな内容になっているかどうかを知りたいと思った。夢は私たちの想像力の所産であり、目覚めているときに心の中に浮かび上がるイメージに似ている。それは脈絡に欠け、奇妙奇天烈で、とらえがたく、辻褄の合った物語にはならない。ラット実験によると、夢は目覚めている時間の出来事と深い関連がある。前日なにをしたかも覚えていられないヘンリーがどんな夢を見るのか、私たちは知りたいと思った。[25]

一九七〇年、私はＭＩＴ臨床研究センターの看護師に、ヘンリーを起こしたときにどんな夢を見たか尋ねるよう依頼した。彼を起こす役目の看護師は毎日変わったが、彼の答えはどれも同じようなものだった。一人の看護師が同じ夢を毎日話してくれたと言ってもいいほどだ。五月二〇日、彼は山中を走っていたか、誰かに運ばれていたと答えた。五月二二日、彼はウシ泥棒を追いかけて酪農家と一緒に山中をトラックで走っていたという。五月二三日、彼は山中にいたが、木は生えていなかった。五月二六日、彼は海近くの田舎にいた。山の多い場所で、「ルイジアナのような切り立った峡谷があった」という。五月二七日、彼は起伏のある原野を二〇歳くらいの若い男性たちと走っており、体を休めて寝られる場所を探していた。六月六日、彼は緑が多く起伏に富む田舎を歩いていた。木はなかった。

ヘンリーの夢を明確に理解するため、私たちは彼の夢の内容を記録する実験をデザインした。この一九七七年の研究の目的は、正常な海馬と扁桃体のない人がどのような夢を見るかを明らかにすることにあった。脳内のニューロン発火によって生じる電気的活動を記録する脳波計によって、私たちは夜間における彼の睡眠パターンを測定した。得られた記録によって、ヘンリーがいまどの睡眠段階にいるかがわかった。二人の学生がヘンリーの夢を知る手助けをしてくれた。彼らはレム睡眠時とノンレム睡眠時にヘンリーを起こして、夢を見ていたか否か、もし見ていた場合にはその中身を尋ねた。健常者と同じように、ヘンリーはどちらの睡眠段階でも夢を見ていたと答えた。

では、ヘンリーの夢の話はほんとうなのだろうか、それともただ相手の期待に応えたい一心で、とっさに作り話をしたのだろうか。私は後者ではないかと考えている。もちろん、もしヘンリーの夢がたいていの人と同じように彼の経験から生まれたのなら、それは手術前の出来事にもとづいているはずだった。彼には夢になるような最近の記憶はなかったからだ。ヘンリーの夢の話はとても現実的で、たいていの夢が持つぶつ切れで非現実的な印象に欠けていた。彼の典型的な答えは、若いころの経験――西部劇を観たり、自然を楽しんだり、マサチューセッツ西部のジェイコブス・ラダー・トレイルやモホーク・トレイルへのドライブ――にかんする覚醒時の説明にあまりにも似通っていた。彼は手術前の経験については少数ながら逸話のレパートリーをもっていた。実際の夢について話すより、協力的な参加者としてできる限りのことをしたかったらしく、話は靄《もや》のかかった過去の記憶のかけらを拾い集めたようなものになった。

たとえばある夜、学生がレム睡眠中のヘンリーを午前四時四五分に起こすと、彼は次のような夢を見ていたと話した。

学生　　ヘンリー？　ヘンリー？
ヘンリー　　なんです？
学生　　夢を見ていましたか。
ヘンリー　　わかりません。なぜ？
学生　　なにも覚えていないの？

ヘンリー　いや、覚えていないことはない。
学生　なにを覚えていますか。
ヘンリー　あの、ぼくはわからなくて——田舎の一軒家で間取りがわからないんだ。それで、びっくりするだろうけど、外科医だった夢を見ていた。
学生　ほんとう？
ヘンリー　うん。脳外科医。それで——ぼくはそれになりたかったものだからね——でも、ぼくは眼鏡をかけていたから止めようと思った。だって、あの、小さな［ごみ］かなにかが眼鏡についていたら、ぼくが手術したらその人は行ってしまう［死ぬ］よね。
学生　なるほど。
ヘンリー　内科医か外科医か脳外科医になりたいって思った話なんだ。それでこれが——話の全部だ——つまり、ぼくがその分野の外科医になりたいと思ったときの。
学生　それで田舎のことを話してましたけど、それはなぜ？
ヘンリー　田舎——手術したり、ただ田舎にいたりするってだけかな。平坦な土地——ぼくはいま思い出してる——平坦な土地について自分で知りたかった。ある意味、これには二つの理由があってね、父は南部出身で、南部は山がないからね。もちろんぼくはコネティカットで育ったし、カナダで乳搾りもした。それで……
学生　これはみんないま起きたの？
ヘンリー　いや、これは現実だよ。

学生　　でも、あなたは夢を見ていたのでは？
ヘンリー　　ぼくは夢を見てた――あれやこれやを一言で言えばね。

ヘンリーが最初に言った「田舎の一軒家」は実際の夢かもしれないけれども、ここで彼の記憶の時間的限界が問題になる。彼の夢の話が真実であるためには、それは彼の近時記憶の限界内（およそ三〇秒）に話したものでなければならない。それを過ぎると夢の内容は消えてしまい、あとのとりとめのない話は昔に保存された知識から得たものだ。

私はヘンリーが夢を見なかったと結論づける証拠を持ち合わせているわけではないが、仮に彼が夢を見たのだとすれば、その夢はきっと健常者のものとは違ったものになっていただろう。夢を見るときに通常駆り出される脳領域の一部は、ヘンリーの脳では液体が満ちた空間になっていた。たとえば、健常者ではレム睡眠中は扁桃体がきわめて活発だが、ヘンリーの脳ではこの活動がないことから、彼の睡眠パターンや夢を見る能力は変化していたと思われる。さらに、彼はときおり夜間に発作を起こすことがあり、その場合彼は翌日には体調が優れない。私たちはできる限り努力を重ねたが、ヘンリーの夜がどのようなものか知るにはいたらなかった。一九七七年、寝ている彼を起こして夢を見ていたか否か尋ねると、彼は「イエス」と答えることも「ノー」と答えることもあった。この回答パターンは、彼が質問を理解し評価したこと、研究者が喜びそうないつもの物語をその場では思いつかなかったことを示している。それでも、彼の夢の内容は謎のままだ[26]。

自伝的記憶に障害があることによって、ヘンリーの自己認識には手術前と手術後双方の経験において限界があった。彼は親族や幼いころの経験について嬉々として話してくれるが、その内容には細部が欠けていた。彼が描く自分史は自分が何者であるかを示す豊かな感覚的、情動的物語をともなっていないのだ。ある出来事から別の出来事へ意識して時をさかのぼる能力に欠ける彼は、「いま現在、この場所」に閉じ込められていた。この限界を考えるなら、彼に自己感があったかどうかを問うのは自然な成り行きであろう。では彼の自己認識は健忘症によって影響されていただろうか。

ヘンリーの話をすると、よくこんな質問をされる。「ヘンリーが鏡の中をのぞいたらどうなるの？」。もし二〇代後半以降のことをなにも覚えられないなら、中年になり、やがて老人になっていく自分を見ることにどうやって慣れたのだろうか。鏡を見ても、ヘンリーは驚いたり、それが誰だかわからない様子を見せたりしたことは一度たりともない。鏡の中から見返してくる人物を受け入れていた。あるとき看護師が尋ねた。「ご自分の姿をどう思いますか」。彼はいつものように控え目な冗談を返した。「もう少年ではないね」

あるとき、研究室でヘンリーに複雑な情景の写真を見せると、数週間あとでその情景を認識したことがある。見たことがあるという感覚はあったが、見たことがあるという明確な記憶はなかった。おそらく彼自身の姿の場合も、同じ理由で彼にとっては驚くことでもなかったのかもしれない。彼は何年にもわたって毎日自分の顔を眺めてきた。脳内の紡錘状回――ヘンリーに残された側頭葉内の部位――に顔処理に特化した領域があることがわかっている。また私たちが自分の顔を見ると前頭前野の諸領域が活性化することも知られている。ヘンリーの脳に残っているこれらの領域のネットワークによって、彼は自分の顔を変化はしているけれども見覚えのある顔と知覚し、心の中で自己像を更新していったのかもしれない。

とはいえ、自分の容姿や健康状態にかんするヘンリーの知識は矛盾だらけだった。年齢や現在の年号を尋ねると、答えが数年から数十年ずれることすらあった。彼は頭に白いものが混じっても自分の髪は茶色だと思っていたし、年を重ねるにつれて体重が増えてからも、自分は「痩せているけれど肉付きがいい」と言っていた。手術前の自分の記憶と現在の姿のあいだでなんとか折り合いをつけていたのだろう。

手術後の数十年間、ヘンリーの世界はさまざまな意味で変化したけれども、彼がそうした変化に衝撃を受けたためしはない。環境の新しい情報に毎日繰り返しさらされたことで、無意識にそうした情報に慣れていき、それが時を経て緩慢な学習――健常者が外界を学習する方法とは異なる――につながった。自分の顔に、自分の世話をしてくれる人に、そして自分をとりまく環境に出くわすたびに、彼の脳は自動的にその特徴を取り込み、保存された人や物の内的表象に組み入れた。さもなければ、白髪を見たら驚いたはずだし、自分がなぜここに住んでいるのかたえず疑問に思うはずだし、テレビになぜ色がついていて、コンピュータはいったいなんなのかと思い煩うはずだ。彼は人生に新しく入り込んできたものや新規なものを、とにかく受け入れたのだ。

ヘンリーは新しい記憶を使うことはできないため、人生が前に進んでも自分史を構築することはできず、自分の過去の物語もおおまかだった。私たちの多くにとって、自分の個人史は自己を定義する根本的なものであり、私たちは過去の経験について思いをめぐらせたり、自分の物語が将来どのように進展するかを想像したりするのにかなりの時間を費やす。私たちの自意識は自分の過去の物語、そして自分が目指す場所――「するべきことのリスト」を含む。自分が出世したり、家庭をもったり、引退して温暖な土地に移り住んだりすることを想像するかもしれない。短期的には、今日するべきこと、今週会う友人たち、次の休暇になにをするかについて計画がある。ヘンリーの手術は彼から陳述記憶を奪っただけでなく、短期、長期の別を問わず心の中で時間を進めることを不可能にした。彼は翌日、翌月、翌年の予定を立てるための内容をもたず、未来の経験を想像することができなかった。一九九二年、私が「明日はなにをするつもりですか」と訊くと、彼は「なにか良いことならなんでも」と答えた。

認知神経科学者はこれまで、未来の出来事のシミュレーションとエピソード検索のつながりに注意を喚起してきた。彼らは過去を思い出すときと、未来を思い描くときに共通してはたらく脳回路を同定した。未来の出来事を想像する過程は、陳述記憶と同じ領域――内側側頭葉構造、前頭前野、後頭頂皮質――に依存する。次の休暇について夢想するとき、私たちは過去の休暇の細部などの知識を得るために長期記憶にアクセスしている。これらの過去の出来事を思い出して組み合わせることで未来のシナリオをつくる過程は、長期記憶から情報を検索することを必要とするため、健忘症がこの過程の妨げとなるのは当然とも言える。未来を思い描くには過去を再生するのと同じく、海馬と前頭葉、帯状皮質、頭頂葉内の領域間の機能的連絡が必要である。このネットワークがないために、ヘンリーは翌日、翌週、あるいは遠い未来になにをするかと尋ねられても答えるためのデータベースを持ち合わせていなかった。過去を覚えられないのと同様に、未来を想像することもできなかったのである。[27]

第11章　事実の知識

ヘンリーが手術前に有していた自伝的エピソード記憶が失われている一方で、同時期における意味記憶は正常であるように思われるという落差は、彼の手術後のエピソード知識と意味知識もまた同じ状態にあるのではないかという問いを突きつけた。私たちは彼の手術後のエピソード記憶が重い障害を負っているという事実——健忘症の特徴——を示す豊富な証拠を手にしていた。しかし新たな意味記憶を獲得するヘンリーの能力は正常だろうか、あるいは損なわれているのだろうか。彼は手術後にはじめて遭遇した意味記憶をどの程度学習し保持できるのだろう？　さらに、手術前に彼が獲得した古い意味記憶がその後どれほど持ちこたえたかも知りたいと私たちは考えた。これらの問いから、わが研究室で多様な研究計画が立てられた。

手術後のヘンリーは正常な注意持続時間を維持しており、手術前に得た知識を利用して話し、読み、書き、綴り、会話することが可能だった。彼が一九五三年の手術前に吸収した意味情報を検索することができたのは、この情報が大脳皮質全般にわたって保存されており、アクセスに海馬を必要としなかったからだ。

私たちはとりわけヘンリーの言語能力に興味を抱いた。なぜなら古い意味記憶――一九五三年より以前に保存した外界にかかわる知識――を維持するために、彼が内側《ないそく》側頭葉構造を必要とするか否かを知りたかったからだ。意味記憶の重要な部分は、語彙記憶――単語にかんする保存情報で、意味と語形（単数か複数）を含む――だ。最大の問題は、過去につくり上げた語彙記憶が健忘症患者で保持されているか否かにある。私たちは三つの問いと取り組むために実験をデザインした。それらの問いは、内側側頭葉の損傷はすでに学習ずみの（手術前の）語彙記憶を使う能力を阻害するか、これらの損傷は文法処理に影響を与えるか、長期語彙記憶は時とともに消失するか、であった。(1)

ヘンリーが会話で発言するとき、その内容は注意深く慎重だった。私と同僚たちは彼の言語処理の特性が常人と同じかどうかという疑問を抱いた。一九七〇年、わが研究室のある院生が、複数の意味をもつ言語的に曖昧な文章を使ってヘンリーの言語処理メカニズムを調べる検査を提案した。一般に、言語には三種の曖昧性――語彙的曖昧性、表層構造の曖昧性、深層構造の曖昧性――がある。

語彙的曖昧性　When a strike was called it surprised everyone.（ストライキに突入したとき、誰もが驚いた／ストライク判定に誰もが驚いた）

表層構造の曖昧性　A moving van out of control is dangerous.（引っ越し業者のワゴン車が暴走して危ない／暴走するワゴン車は危ない）

深層構造の曖昧性　Visiting relatives can be a bore.〔親戚の来訪は退屈だ／親戚の家を訪問するのは退屈だ〕

この院生は、右の三つのタイプの曖昧性をもつ文章を六五と、意味が一つしかない曖昧性の排除された文章〔たとえば、Jim bought a parka at the ski shop〔ジムはスキーショップでヤッケを買った〕〕を二五作成した(2)。

実験では院生が文章を音読し、ヘンリーの前に、「この文章の意味は一つですか。あるいは二つですか」という質問の書かれたカードが差し出された。健常者であれば曖昧な文章の構造を頭の中で調整し、正しい意味を理解することができる。ヘンリーは対照者ほど頻繁に文章の二つの意味を読み解いたわけではないが、読み解いたときには、三種の言語の曖昧性を深層構造の曖昧性〔たとえば、Racing cars can be dangerous〔レーシングカーは危ない／フルスピードで走る車は危ない〕〕を含めてすべて理解した。

この研究は、文章の諸要素とそれらの相互関係を、数秒にわたって保持するヘンリーの能力が正常であることを示している。彼が対照者より曖昧性を検知した回数が少なかったのは、短期記憶が満杯になっても長期記憶が機能してくれないからだ。短期記憶は短いあいだなら少量の情報を保存できるので、ヘンリーの脳もそこまでは問題ないが、短期記憶の容量が限られているために一部の文章の曖昧性を見抜くことができなかったのだ。

私たちと相前後して、カリフォルニア大学ロサンゼルス校（ＵＣＬＡ）のある心理学者が同様の実験にかんする報告を行なっている。当時ＭＩＴのわが脳および認知科学学部の院生だったその人物は独自の、曖昧な文章を三二種作成してヘンリーに音読して聞かせるという実験を行なったのである。ヘンリーに与えた二つの指示は、「文章がもつ二つの意味をできるだけはやく見つけてください」と「見つけたら『はい』と答えて、気づいた順番に二つの意味を答えてください」だった。この研究者は九〇秒という時間制限を設けたため、ヘンリーがその時間内に二つの意味を見抜けなかった場合には試行はエラーとなった。ヘンリーは語彙的曖昧性と表層構造の曖昧性をもつ文章がもつ二つの意味を試行の八〇％以上において読みほどいたものの、深層構造の曖昧性をもつ文章の場合には成績はゼロだった。私たちが以前得ていた結果とは反対に、ＵＣＬＡの研究者は、ヘンリーの脳から除去された構造――「海馬系」――が、言語理解にもっとも重要な役割を果たすと結論づけた[3]。

この結論は私たちのチームには誤っているように思われた。ヘンリーは会話をよくするし、出会った人なら誰とでもその場に応じて言葉を交わした。また一九世紀なかばにさかのぼる数十年にわたる研究から、言語表現や言語理解が海馬系に局在してはいないことも私たちにはわかっていた。私自身も含めた多くの研究者は、言語は大半の人ではおもに左半球にある複数の皮質領域に担われており、海馬や海馬傍回に担われているわけではないと論じた。

私はＵＣＬＡの研究者が用いた文章をヘンリーに自分で提示することでこの結論の正否を判定することにしたが、手続きに重要な変更を加えた。私は彼に文章を音読するよう指示し、読み損ねた単語がある文章を再度読むよう指示した。彼が文章を二度めに読むときには、私は彼が見落とした単語の下を指で示した。そこで、文章の二つの意味がわかったら「イエス」と答え、気づいた順番に意味を答えるよう指示した。ヘンリーは一般になんでもゆっくりするので、UCLAの研究者がしたように一定の時間が過ぎたらエラーにするのではなく、文章の理解に時間制限を設けなかった。私が得た結果では、ヘンリーは実際に深層構造の曖昧性を読みほどくことができるが、それは文章全体を一語も抜かさずに読み、彼のペースで事を運んだ場合に限られた。事実、ヘンリーが効果的に会話を進められるということ――毎日のようにわが研究室のメンバーやMIT臨床研究センターのスタッフと言葉を交わした――は、文章に秘められた深い意味を理解する能力が彼に備わっていることの証左である。

私たちは、ヘンリーが亡くなる直前まで彼の言語能力を調べつづけた。UCLAの研究者とは違って、私たちは左右の内側側頭葉除去によって言語の曖昧性を理解する彼の能力や他の言語処理能力が損なわれたとは考えなかった。私たちの主張が正しいと証明するため、二〇〇一年、わが研究室のある院生とポスドクフェローが、ヘンリーに多数の課題をしてもらい、彼の語彙と文法の運用能力を評価した。一九におよぶ課題で彼が収めた成績を調べた結果、彼が曖昧性を見つけられないのは語彙や文法における基本的障害のためではないと私たちは結論づけた。(4)

ヘンリーは、カラーの絵や線画に描かれた物体の名前をたやすく答えることができた。たとえば、絵と単語の書かれたカードを彼に提示してみた。カードの半分では単語は絵の中の物体であり、残りのカードでは単語と絵に関連はなかった。まれに誤りはしたが、ヘンリーは絵と単語が合致するカードと合致しないカードを区別できた。同様に、基本文法の検査で優秀な成績を収めた。たとえば、彼は名詞の複数形や動詞の過去形を答え、形容詞を名詞に変えることができた（The man is stupid. In fact, his xxxxx is noticeable〔その男は愚かだ。彼の xxxxx は明らかだ〕）。読み上げられる文章を聞いて、それが文法的に誤っているか否かを判定させると、ヘンリーは対照者と遜色のない成績を収めた。[5]

けれども、ヘンリーは語列挙検査には手こずった。ある検査では、「果物」という分類を示し、この分類に入るものを一分以内にできるだけたくさん挙げるよう指示した。別の検査では、F、A、Sの各文字から始まる単語を一分以内にできるだけたくさん挙げるよう指示した。F、A、Sというのは各々の単語の「難易度」を示すしるしでもある。選択できる単語数に注目すると、Fから始まる単語がいちばん難しく、Sから始まる単語がいちばんやさしく、Aから始まる単語がその中間にあたる、という具合だ。これらの語列挙検査のいずれにおいても、ヘンリーは一九人の対照者に劣っていた。とはいえ、他の言語機能にかかわる検査結果は語彙的記憶（語彙力）が保持されていることを示していた。[6]

語列挙検査でのヘンリーの成績は低かった。このことについては疑いを入れる余地はない。この低成績をもっともよく説明するのは、彼の社会経済的地位の低さだった。彼は手術前もけっして弁舌さわやかな人物であったわけではなく、手術後の低い語列挙能力はおそらく言語スキル一般の欠如を反映していたに相違ない。労働者階級という育成環境によって、彼は言語能力を十分に伸ばすことができなかったのかもしれなかった。彼は大学に通ったことがなく、若者時代のスキルや興味は技術や科学に偏っていた。けっして言語に強かったわけではないのだ。第二次世界大戦中に海外に派兵されていた友人がヘンリーに送ってきた手紙は、綴りのミスや文法エラーが多く、彼の仲間社会では言語スキルが大事ではなかったという私たちの印象は強まった。私たちの研究全体が最終的に示したのは、ヘンリーの言語能力は全体として彼の社会経済的地位に対応しており、手術前も同じ状況だったと察せられるということである。

ヘンリーがふだんの会話では語呂合わせや二義性の単語などの言語的な曖昧さを理解することができるというのは、私もわが研究室のメンバーもよく知っていることだった。自分から会話を始めることはめったになかったものの、こちらから話しかけるとヘンリーはいつでも喜んで相手になり、話し好きで、相手を楽しませた。あるとき、私が「あなたは世界一のパズルマニアね」と言うと、彼は「ぼくの趣味は謎を掛けることさ！」と答えた。

ヘンリーの手術が彼の言語能力にほとんど影響を与えなかったのは、言語を構築し理解する脳領域の多くが内側側頭葉以外の場所にあったからである。一九八〇年代末から、機能的脳イメージング実験が始まり、言語理解に新たな次元の情報を与えた。ポジトロン断層法（ＰＥＴ）と機能的核磁気共鳴画像法（ｆＭＲＩ）という二つの新しいツールによって、スキャナ内の健常者が言語を用いるさまざまな課題を行なっているさなかの脳活動を、研究者が観察できるようになった。ＰＥＴとｆＭＲＩはそれぞれ異なるテクノロジーにもとづいている。ＰＥＴ解析では、参加者に投与された放射性薬剤がニューロン——とりわけもっとも活性度の高いもの——に吸収され、これが複雑なＸ線装置によって検知される。得られたデータを解析すれば、研究者は活性化した個々の脳領域と、スキャナ内にいる人が行なっている特定の認知過程を結びつけることができる。ｆＭＲＩは脳と行動を結びつけるのにこれとは異なるテクノロジーを利用する。このテクノロジーでは、課題に関連して活性化した領域がどこかを血流という指標を用いて突き止める。認知神経科学の分野では、ＰＥＴはほぼｆＭＲＩに取って代わられた感があるが、それはｆＭＲＩが参加者を放射線にさらさないし、脳活動の正確な画像を与えてくれるからである。

二〇一二年には五八六を数えるｆＭＲＩ実験について精査が行なわれ、聴解、音声言語、読字にかかわる機能局在の結果がまとめられた。この精査によって、脳の左半球内の皮質、皮質下構造――尾状核、淡蒼球《たんそうきゅう》、視床、そして小脳の右側の二カ所に、三一個の言語関連領域があることが示された。どの領域も一つまたは複数の言語機能（たとえば、音声処理、音声言語解釈、発話、書字処理、綴りから音韻への変換）を担っている。これらの皮質および皮質下領域は白質線維束によって緻密に結ばれ、相互に効率良く連絡することができる。右半球にも言語機能へのかかわりはある。右半球の前頭葉と側頭葉のネットワークによって、音声のリズム、アクセント、音高にかかわる情報が処理されるのだ。(7)

ヘンリーの特殊な事情のため、わがチームはふたたび認知神経科学に衝撃を与える結果となったのだが、今回は言語の分野でそれが起きた。彼の語彙と文法処理の研究は、健忘におけるこれらの能力をはじめて詳細に解析したものだった。彼のデータから、語彙記憶にかんしては、過去に獲得された情報（すでに保存されている）の検索と新たな学習（保存されていない）のあいだに顕著な区別があることが明らかになった。ヘンリーの検査結果は、手術前に学習された語彙情報と文法の保持・運用に内側側頭葉構造が不要であることを明確に示していた。彼は見覚えのある単語を綴り、物体の名を告げ、絵と対応する単語を結びつけ、有名な建造物がある場所を指摘することができた。語彙情報を取り出して効率良く利用するというこの能力は、言語を司る正常な皮質ネットワークに根差しているのである。一方で、新しい語彙情報を学習するには内側側頭葉構造が欠かせないということを私たちはヘンリーから学んだ。このことは、あとで示すように、彼が手術前に自分の語彙にはなかった単語を学べないことからわかる。

ヘンリーが手術前にそなえていた意味知識はどのようにして時の試練に耐えたのだろう？　彼は脳に損傷のない人と同等にこれらの記憶を保持することができたのだろうか。健常者では、意味記憶はエピソード記憶に比べて時を経ても消失しにくい。事実、一九六〇年代に行なわれた実験によれば、若年成人より高齢者のほうが外界にかんする一般情報の検査で好成績を収めた。もちろん、年齢を重ねるにつれ、単語や概念、歴史上の事実などを蓄積し、すでに学んだ情報を再固定する機会は増える。たとえば、スパイ行為（espionage）という言葉を読んだり聞いたりするたびに、あなたは自動的に意味貯蔵庫の中にあるその意味にアクセスして処理する。このようにして、私たちは espionage の記憶痕跡をどんどん豊かにしていくのだ。こうして情報が繰り返し焼き直されるために一部の意味記憶は消えないのかもしれない[8]。

ヘンリーが高齢の健常者と同じように手術前の意味情報を維持したか否か、また単語情報を検索する安定した能力を示したか否かを私たちは知りたいと考えた。数十年にわたって彼を研究してきたことの利点の一つは、何度も実施されたＩＱ検査の成績を比較できることにある。健忘における単語記憶の時間的安定性を調査した研究例はそれまでなかったため、二〇〇一年に私たちは四八年にわたるヘンリーの検査結果を比較検討して新たな一歩を踏み出した。

わが研究室の研究員《リサーチャー》が、一九五三年八月二四日（手術前日のことで、まだヘンリーの脳には損傷が与えられていなかった）から二〇〇〇年のあいだに行なわれた二〇回の検査セッションで彼が収めた成績を分析した。この分析では、標準IQ検査の四つの下位検査における彼の成績を評価した。下位検査は、一般常識（『ハムレット』を書いたのは誰？　ブラジルは何大陸にある？　一年には何週間ある？）、類似度（目と耳はどこが同じ？）、一般的理解（木造よりレンガ造りの家のほうがいいのはなぜ？）、語彙（espionage の意味は？）だった。これら四つの下位検査におけるヘンリーの成績は四八年間一貫していた。事実、概念、単語の記憶は手術前日から二〇〇〇年まで変わっておらず、このことは、手術前に固定した単語知識や概念を保持し利用するのに内側側頭葉構造が必須ではないことを示している。この結果が示した重要な点は、ヘンリーの脳は学習ずみの情報を意図的な手続きによらずに維持できるということだった。健忘症の彼にはエピソード学習は不可能だったが、それでも海馬の代わりに、前頭葉、側頭葉、頭頂葉内にある脳回路を活用して単語の知識を保持することならできた。彼はクロスワードパズルをしたことで記憶力が鍛えられたと考えているが、ことによると彼の言うとおりなのかもしれない。(9)

この種の逆向性健忘研究をすることができたのも、ひとえに私たちがヘンリーの意味知識にかかわる詳細な情報を数十年にわたって収集してきたからにほかならない。これに関連して私たちが掲げた研究目標は、意味記憶をエピソード記憶同様に徹底的に解明することだった。標準検査による一般的評価の枠を超え、彼の記憶を余すことなく調べたかった。

一九七〇年、イギリスの記憶研究者たちが、健忘症患者の記憶障害はつまるところ検索の異常に起因する──新しい記憶を保存することができるけれども、それを意識して取り出すことができないだけだ──と主張した。彼らはまた、一見忘れ去られたかに思える情報もヒントを与えれば健忘症患者からでも引き出すことができる、と論じた。仮にこれが正しいなら、手術後の情報にかかわるヒントをヘンリーに与えれば、彼の成績は正常範囲に収まるはずだった。私たちの研究室では、一九七五年にこの説を検証するための実験を行なった。ハンス＝ルーカス・トイバーのもとで研究するある院生が、一九二〇年代から六〇年代の異なる時点における著名な公的人物の新しい写真を使って、「有名な顔」検査をデザインした。まず彼は、ヒントを与えずにこれらの人物が誰かとヘンリーに尋ねた。それで答えが得られない場合には、二種のヒント──状況ヒントと文字ヒントを与えた。たとえば、アルフレッド・ランドンについてなら、「彼は一九三六年の大統領選挙で共和党候補となり、ルーズヴェルトに闘いを挑んで破れ、カンザス州の知事でもあった」が状況ヒントとなる。それでも、この公的人物が誰かわからない場合には、音韻にかんするヒントを与えた。まず姓の文字数を増やし、次に名前の文字数を増やし、イニシャルから最後には姓名のほぼ全体を与えた。アルフレッド・ランドンの場合の音韻にかんするヒントは、「A.L., Alf.L., Alfred L., Alfred Lan., Alfred Land.」というものになる。健忘症発症以前と以後におけるヘンリーの意味記憶を比較すると、彼は手術前の公的人物にかんする記憶は保持していたものの、手術以降の成績は対照者よりかなり低かった。一九五〇年代以降の公的人物にかんしては、ヒントはほとんど役に立たなかった。ヘンリーはこの意味情報を十分

に符号化し、固定し、貯蔵していなかったのであり、彼の健忘症を検索障害と認めるわけにはいかなかった。(10)

その後の数十年、わが研究室の研究員《リサーチャー》はこの検査を更新し、一九七四年から二〇〇〇年にかけて九回の検査セッションをヘンリー対象に行なった。そこで、この膨大なデータベースを使って、彼が検査期間中に安定した成績を挙げているか否かを調べた。すべてのデータを考慮すると、一九二〇年代から四〇年代にかけての著名人については健常な対照者と同等もしくはより良好な成績だったが、一九五〇年代から八〇年代にかけての著名人については対照者に比べて悲惨な成績となった。たとえば、ヒントがなくとも、一九二〇年代のチャールズ・リンドバーグとウォーレン・G・ハーディング、三〇年代のジョー・ルイスとJ・エドガー・フーヴァー、四〇年代のジョン・L・ルイスとジャッキー・ロビンソンがそうだとわかった。ところが四〇年代以降になると、彼は途方に暮れた。五〇年代のスタン・ムジアルとジョセフ・マッカーシー、六〇年代のジョン・グレンとジョー・ネイマス、七〇年代のジミー・カーターとアン王女、八〇年代のオリヴァー・ノースとジョージ・H・W・ブッシュの名を答えることはできなかった。

とはいえ、ヘンリーがわずかながら新たな情報を保存しているのは明らかだった。ヒントを与えれば、一九五三年以降に有名になりはじめた公的人物を数名認識できたのである。しかし対照者と比べると、彼は平均で五〇%余計にヒントを必要とした。つまり、ふんだんに手がかりを与えても、ヘンリーの記憶を引き出すのは容易ではなかったわけである。豊富なヒントがなくとも取り出せる手術後の情報がほかにも保存されているのは明らかであるにしても、検索の失敗がヘンリーの健忘症のおもな原因だとすれば、この障害によって手術前の情報の検索にも支障が生じるはずだった。そうした事実がないということは、〝健忘症は人生経験を継続的に固定し、保存し、検索する能力の欠如に起因する〟という考え方を強く支持している。

ヘンリーの症例が二種の陳述記憶——エピソード記憶と意味記憶——の形成に内側側頭葉が必要であるという証拠を与えたのは事実だが、この考えはすんなり受け入れられたわけではなかった。新たな意味記憶がエピソード記憶同様に内側側頭葉構造に依存しているということに疑いをもつ研究者もいた。一九七五年、トロントの二人の臨床医が、健忘症患者にはエピソード記憶の獲得と検索を支持する脳構造に損傷があるが、意味記憶の獲得と検索を支持する脳構造には損傷がないと主張した。一九八七年にこのうちの一人は、新しい事実の検索が学習時の明確な記憶があることを必要としない場合には、健忘症患者は新しい事実を学習できるはずだと主張した。この科学者は、ヘンリーのような健忘症患者は、無意識に非陳述記憶回路によって一般的な知識を得ることができるはずだという予測を立てた[11]。

一九八八年、私と同僚たちはヘンリーに新しい語彙を教えることでこの説を検証した。英語の辞書には載っているものの、一般にはあまり使用されない八つの単語（quotidian, manumit, hegira, anchorite, minatory, egress, welkin, tyro）の定義を彼が覚えられるか否かを調べることにしたのである。ヘンリーはこれらの単語のどれにも手術以前に遭遇していないというのが私たちの前提だった。そしてヘンリーは、コンピュータの画面上に現われるこれらの単語とその単一の定義を一つずつ眺めた。そして各単語とその定義を音読した。その後、八つの定義すべてと、八つの単語のうち一つがその下に表示され、彼はその語の正しい定義を選択することを求められた。答えが正しければ、その定義は選択リストから外され、新しい単語が画面の下方に現われる。答えが間違っていれば、別の定義を選ぶよう指示される。この手順はヘンリーが八つの単語それぞれの正しい定義を選ぶまで続いた。対照者は平均して六回以下の試みですべての単語の正しい定義を選んだ。しかし、ヘンリーは二〇回試みても新しい語彙を学ぶことはできなかった(12)。

私たちは二つの補助的な方法――八つの単語それぞれについて一般的な一語の同義語を与える方法と、八つの単語のそれぞれが抜けている文章にその語を当てはめる方法――を用いて、ヘンリーにこれらの単語を教えようと試みた。ヘンリーはどうやら tyro の意味を知っていた模様で(手術前に知ったと考えられた)、彼は毎回その正しい定義と同義語を選び、試みの九〇%で空白を正しく埋めた。しかしその他の単語の意味は最後まで習得できず、管理下の実験室では新しい単語の意味は学習できないという明白な証拠を提供した。一方、対照者は六回より少ない試みで新しい単語を学びつづけた(13)。

とはいえ、これらの実験は人が日常生活で新しい単語を学ぶ自然な状態とは異なるという異論もあろう。ことによると、私たちの実験装置はあまりに人工的で、意味記憶を獲得するヘンリーの真の能力をとらえていなかったかもしれない。日常生活では、私たちはさまざまな状況でその場に合った、意味をもつ文脈の数々にさらされる。私たちはある目的に向かっているときに新しい単語を見聞きすることも多く、そんなときには私たちにはすでに学習の動機がある。この考えにもとづき、一九八二年に別のチームが、健忘症患者が新しい語彙を学べるか否かを異論の余地なく調べるには、その人の母語ではない言語が話されている国にその人を連れていくべきだと主張した。この研究者たちは、患者は子どもがするように新しい言語をゆっくり学ぶけれども、後日そこに行ったことすら覚えていないだろうと予測した。これが実験室より自然な学習環境であるのはたしかで、それは言語を聞き、話し、読み、書くというすべての側面をともなうからだ。ヘンリーのように実験室で学ぶのではなく、外国という環境に置かれた健忘症の人は語句や文章を意味のある文脈（たとえば、パン屋、薬屋、コーヒーショップ、公園）で学ぶのかもしれない。この考えによれば、情報に反復してさらされることで、患者は言語の豊かな心的表象（音声、語彙、概念、文法から構成される）を形成できるということになる。(14)

私たちはこの説が誤っているという印象をもったが、それを証明するには、一九五三年の手術後に英語に組み入れられた単語――日常生活で遭遇した単語――の知識をヘンリーがいくらかでも獲得したか否かを調べねばならなかった。たとえその定義は思い出せなくても、彼が意味を知らない新しい単語がほんとうの単語だと知っているということはありうる。こうした直感は健常者にもよくある。

私たちは、一九五四年以降にメリアム・ウェブスター英英辞典に新しく載せられたもので、おそらくヘンリーが健忘症の発症後に遭遇したであろうと考えられる単語を彼が知っているか否かを調べることにした。検査刺激として用いられた単語は、charisma, psychedelic, granola, Jacuzzi, palimonyといったものである。これらの単語が、古い単語（butcher, gesture, shepherd）や、発音できるが単語ではない文字列（phleague, thweige, phlawse）と混ぜて呈示された。知りたかったのは、ヘンリーが一九五四年以降の単語と、発音できるが単語ではない文字列とを、真正な単語と認識するか否かということだ。各試行はコンピュータ画面に次のような設問が表示されて始まった。「これはほんとうの単語ですか」。ヘンリーは単語を読んで、「イエス」か「ノー」で答えた。真正の単語に「イエス」、ただの文字列に「ノー」と答えれば正解だった。彼は一九五〇年代以前の単語の九三％（対照者の九二％と比較しても正常の範囲）、一九五〇年代以降の単語の五〇％（対照者の七七％に比べて異常）で正しく「イエス」と答えた。単語ではない文字列をそうと認識する彼の能力はかろうじて正常範囲――対照者の九四％に対して八八％――に収まった。この比較的簡単な実験によって、ヘンリーの手術前の意味知識（正常なまま）と手術後の意味知識（欠損が顕著）の区別がいっそう明確になった。(15)

ヘンリーの意味知識の別の側面を検討するため、私たちは彼の公的人物の知識を測定する検査を考案した。有名人の名前を認識したことを示す最小限度の意思表示でも、有名な名前をそれと認識する能力があることを意味する。名前分類課題では、ヘンリーに「この人は有名です（でした）か」と尋ねた。ヘンリーは「イエス」または「ノー」で答えた。有名人というのは映画俳優、運動選手、アメリカの政治家、外国の指導者、作家といった類いの人びとである。この課題では、手術前か後に有名になった人びとの名前に似通った、ボストン近辺の電話帳中の人名が混じっていた。ヘンリーは有名でない人物を有名とは答えないことでは対照者並みの成績を収め、一九三〇年代および四〇年代の有名人をそれと認識することでは健常な対照者の成績をわずかながら上回った（ヘンリーが八八％に対し対照群は八四％）。一九六〇年代、七〇年代、八〇年代に有名になり、手術前にヘンリーはほぼ知らなかったと思われる人物については、彼の成績は五三％という、対照者の八〇％にのぼる正答率を大きく下回るものだった。結果に表われたパターン――手術以前の公的人物にかんする正常な記憶と、手術以降の公的人物にかんする記憶障害——は、ヘンリーが健忘症の発症後に起きた事実関係の情報の保存と検索を十分に行なうことができないという結論をさらに裏づけた[16]。

　けれども、検査成績こそ振るわなかったが、ヘンリーの意味貯蔵庫は手術後に彼が経験したことの痕跡をわずかながらとどめていた。私たちは彼の健忘症が絶対的ではないという心が弾むような証拠を見出した。彼の再認記憶は全面的に失われたわけではなかったのだ。検査用紙に印刷された四つの選択肢から単語や語句にもっとも近い定義を選ぶよう指示したところ、彼は一九五〇年代以前の定義については五六%、一九五〇年代以降の定義については三七%認識した。後者の成績は低いとはいえ、まぐれ当たり同様のレベル（二五%）より高い。同時に、これらの単語や語句を想起する彼の能力は明らかに低下していた。一九五〇年代以前の単語や語句については六一%認識したものの、一九五〇年代以降の単語や語句については、認識できたのは一四%に過ぎなかった[17]。

　また単語・非単語課題（これはほんとうの単語ですか——thweige）と名前分類課題（この人は有名です〔でした〕か——リンドン・ベインズ・ジョンソン）も、わずかとはいえヘンリーに一九五〇年代以降の単語や名前の知識があることを示していた。実験者が健忘症発症後に辞書に載せられた単語の定義をヘンリーに尋ねたところ、彼はたいてい答えを知らなかった。けれどもただ「わかりません」と答えるのではなく、彼は知識を駆使して推測しようとした。彼は単語や語句の一部がもつ字義どおりの意味を答えることが多かった。たとえば、angel dust（麻薬）を「天使がつくった埃で、雨と呼ばれる」、closet queen（カミングアウトしていない同性愛嗜好の男性）を「ガ」、cut-off（近道）を「切断」、fat farm（減量道場）を「酪農場」と答えた。古い単語や名前の意味情報を保存するヘンリーの皮質領域は、新しい単語や名前を学ぶためには使えなかったのだが、それはこれらの重要な皮質領域と残された海馬回路間に連絡がないためだった。たいていの場合、彼は新しい意味記憶を固定することはできなかった。健忘症の人が外国に行ったら言葉は学ぶけれども、そこに行ったことは忘れるかどうかという問題に戻ると、ヘンリーの成績から推し量って、言葉を意味ある文脈で聞き、話し、読み、書くという自然な学習環境においても、彼に自分の語彙を拡張できそうには思えなかった。これが、深い傷害を負ったヘンリーの陳述記憶のありのままの姿だった[18]。

この考えにしたがって私たちは、新しい単語の意味学習能力がヘンリーに欠如していることを再確認する追跡実験をいくつか一九九〇年代なかばに行なった。私たちがとりわけ興味を抱いたのは、陳述記憶をとおして新しい情報を獲得する際に起きるこの障害が、正常であることがわかっている非陳述記憶にまで影響をおよぼすかどうかだった。彼は意識して新しい単語を回想することはできなかったが、これらの単語のプライミング効果を示すだろうか。これらの単語を正常なままの非陳述記憶回路によって正常に処理できるだろうか。なかでも、健忘症の発症後に一般に使われるようになり、彼にとっては新しい単語――granola, crockpot（電気調理器具）, hacker, preppy のような一九六五年以降の単語と、blizzard, harpoon（銛《もり》）, pharmacy, thimble（指ぬき）のような古い単語とのあいだで、ヘンリーのプライミング効果に違いが出るか否かに私たちは興味があった。

わが研究室の院生が四つの反復プライミング課題をつくった。うち二つはヘンリーの単語完成プライミング効果を評価するもので、一九五三年の手術以前に辞書に収められていた単語を使ったものと、一九五三年以降に辞書に収められた単語を使ったものだった。残りの二つはヘンリーの知覚的プライミング効果を測定するもので、一九五三年以前の単語と一九六五年以降の単語をそれぞれ使っていた。四つの課題はどれもヘンリーの非陳述記憶回路を動員するものだった。この実験では、各プライミング課題に学習条件と検査条件があった[19]。

単語完成プライミング課題の学習条件では、ヘンリーはコンピュータ画面に一個ずつ提示される単語を音読した。検査条件は一分後に始まり、彼はコンピュータ画面に提示される三文字の語幹を一個ずつ見た（granola の GRA-、thimble の THI-）。語幹の半分は学習条件の単語（既学習単語）で、残りの半分は学習していない単語（未学習単語）である。実験者は語幹を最初に頭に浮かんだ単語に完成するようヘンリーに指示した。もし彼が THI- で始まる一般的な単語（think, thin, thief, thick）でなく thimble と完成させたなら、彼は thimble に前もってさらされた効果、すなわち、単語完成プライミング効果を示していることになる。単語完成プライミング課題の成績は、thimble のような既学習単語に完成される語幹の数から、完成させたら似たような未学習単語にたまたまなったベースライン単語数を差し引いた値になる。示された語幹からでき上がったもののうち、未学習単語より既学習単語がかなり多かった場合、ヘンリーはプライミング効果を示すと判断された[20]。

知覚的プライミング課題にも学習条件と検査条件があった。学習条件では、単語を一つずつ画面に〇・五秒以下という短い時間表示し、ヘンリーに各単語を読み上げるよう指示した。検査条件では、ヘンリーはふたたび画面にきわめて短い時間表示された単語を見て読み上げた。単語の半分は学習条件で見た既学習単語で、残りの半分は未学習の新しい単語だった。知覚的プライミングの成績は、正しく認識した単語数から正しく認識した未学習単語のベースライン単語数を差し引いた値になる。へンリーは、今度もプライミング効果を示した。検査中に単語が一瞬表示されたのち、彼が読み上げたものは、未学習単語より既学習単語のほうが多かった。学習条件では、ヘンリーが単語を読み上げるたびに、その経験が残した記憶痕跡がその語の表象を強化される。検査で既学習単語と未学習単語をほんの一瞬見たとき、強化された心的表象のおかげで彼の読み上げるものは既学習単語にかたよったのだ。[21]

ヘンリーはこれら四つのプライミング課題で明確な結果を出した。一九五〇年以前の単語——blizzard, harpoon, pharmacy, thimble——については、彼はいずれのプライミング効果についても正常な成績を収めた。単語完成プライミング課題では完成される単語は未学習単語より既学習単語のほうが多く、知覚的プライミング課題では短時間表示された未学習単語より既学習単語を正しく読んだ。ところが、一九五〇年以降の単語——granola, crockpot, hacker, preppy——については二つの課題で異なる結果となった。ヘンリーの知覚的プライミングの成績は正常だったものの、単語完成プライミングの成績はゼロだったのだ。なぜか。単語完成プライミング効果が起きるために必要となる、新しい単語の意味表象がヘンリーの心的辞書になかったからである。知覚的プライミングにはこの表象は必要とされないが、それはこの課題が言語とは独立した下位の視覚過程を用いるからだ。新しい単語に対して単語完成プライミング効果は見られないのに、同じ単語に対して強力な知覚的プライミング効果が見られるという発見は、それぞれのプライミング効果——一方はヘンリーには認められないが、もう一方はまだ機能していた——を支持するメカニズムが異なる、ということを教えている。[22]

二つの非陳述記憶課題——概念的プライミングと知覚的プライミング——でヘンリーが異なる結果

を出したことは重要である——なぜなら、これら二つの効果が情報処理の異なるレベルで脳回路を活性化するという事実が、これで浮き彫りにされるからだ。単語完成プライミング効果は側頭葉と頭頂葉に保存された単語知識のレベルで起きる。granola という単語はヘンリーにとって見慣れないものであり、彼の心的辞書——意味貯蔵庫には表象されなかった。その結果、学習リストにあるその語を読んだとき、検査で提示された語幹 GRA- を granola に完成する処理に必要となる表象の持ち合わせが彼にはなかった。それでも彼が GRA- を grandmother に完成できたのは、それがすでに手術前の外界知識の一部となっていたからである。ヘンリーに見覚えのある単語で検査すれば、彼は正常な単語完成プライミング効果を示すということを私たちは過去の研究で確認しており、今回の実験はこれを追認したかたちとなった[23]。

一方で、知覚的プライミングは視知覚という、より原始的なレベルで起きる。ヘンリーはリストにあった granola をただ音読するだけであり、検査でこの単語が画面上にほんの一瞬表示されたときに、これを音読するのに必要なのは、視覚野における処理だけである。ヘンリーが一九五三年以前と以降の単語で同等の知覚的プライミング効果を示したのは、これらの評価が行なわれる後頭部の視覚野は、意味をもつ文字列（blizzard）と、彼にとって意味をもたない文字列（granola）のどちらに対しても同じ処理をするからである[24]。

ヘンリーをはじめとする健忘症患者は、プライミングのような非陳述記憶課題で学習効果を示すという特徴がある。単語完成プライミング課題でヘンリーの成績が振るわなかったのは例外なのだ。この障害は、一九五三年以降の単語を固定し保存する能力が彼に欠けていることの直接的な結果だった。

このプライミング課題で彼は、コンピュータ画面に表示された granola, crockpot, hacker, preppy などの単語を読んだが、彼の心的辞書にはこれらの単語を活性化するための見出しがなかった。これらの単語を読んでもなにも得られず、GRA- を見たときに granola と答えられなかったわけである。彼の成績は、こうした類いのプライミング効果を担う脳回路が、同じ単語に対して正常な知覚的プライミング効果を担う脳回路と別物であることを示していた。こうした分業は私たちの脳内でも起きている。[25]

ヘンリーは新たな意味記憶を形成し、新たな事実を学び、それを保持する能力を失っていることを何度も実証したにもかかわらず、覚えているはずのないことを覚えていて私たちを驚かすこともときおりあった。ある日の雑談中に共同研究者のエディス・サリヴァンが、エディスという名前を聞いたらなにを連想するかとヘンリーに尋ねた。彼が「エディス・バンカー」と答えたので、彼女は面食らった。エディス・バンカーといえば、一九七一年に始まったTVショー《オール・イン・ザ・ファミリー》の登場人物の名前である。翌日、彼女はこの話題をふたたび持ち出して尋ねた。「番組の主役の名前はなんだった?」

「アーチー・バンカー」とヘンリーは答えた。

彼女はアーチー・バンカーが義理の息子をなんと呼んだか尋ね、「あまりうれしい名前じゃないわ」とつけ加えた。

長い間があって、ヘンリーが答えた。「ミートヘッド」

こうした仰天するような、一見脈絡のない新しい記憶が、なにもない海から打ち寄せてくる流木のようにたまさか現われるのだが、このことは、ヘンリーがものを覚えられないとはなから思い込んでいる私たちにはちょっとした奇跡のように思われた。はじめのころには、ヘンリーの母親は息子の病状が良くなっていると考えた。彼女はよく言ったものだ。「知っているはずのないことを知っているんです」。いま振り返ってみると、ヘンリーの健忘症が慢性であることは明らかであり、こうした記憶の断片はどちらかと言えば例外なのだ。健常者と比べると、人生経験を思い出すヘンリーの能力はいつでも惨憺たるものだった。一九七三年、彼は当時ニュースに頻出した一般的な名称や名前、「ウォーターゲート」「ジョン・ディーン」「サン・クレメンテ」を認識できなかった。テレビで毎晩のようにこれらの名前を何度も聞いていたはずなのに、である。現職の大統領が誰か知らなかったが、「ニ」で始まる名前だと水を向けると「ニクソン」と答えた。

一九七三年七月、ヘンリーに「スカイラブ」について教えてと訊いてみた。彼は「ぼくは、あの、宇宙ステーションだと思う」と答えた。さらに、そのときスカイラブに三人が搭乗していると正しい答えを返したが、すぐに「自分と議論してみたら三人か五人でした」と付け足した。「そこで動いたらどんな感じなのかな？」と尋ねたら、「重さがないんです――浮いてしまわないように磁石を使って金属部分にくっついて、そうしたら自分で動き回れるし、一つの場所にとどまることもできるし、間違ってどこかに行ってしまうこともない」と答えた。ヘンリーはコンピュータ化された検査などの新しいテクノロジーを顔色一つ変えることなく受け入れているが、時の流れについていけないときもある。たとえば、あるとき彼はヒッピーはダンサーだと誤って言ったことがある。周りの世界は変わっても、ヘンリーはたいてい時代に置いてきぼりにされていた。

長年のあいだにヘンリーが見せた記憶の片鱗のおかげで、私たちは彼の意味記憶をより念入りに調べたいと考えるようになった。ふたたび有名人にかんする知識を調べようと決めたのだが、それは彼がよく雑誌を読んだりテレビを見たりしていて、有名人や大事件にかんする情報源としているのであれば、それを調べない手はないからだった。ヘンリーが七六歳のときに行なった二〇〇二年の実験では、一九五三年の手術後に有名になった人びとの詳細を探っていくことで、彼の意味学習の深さがより詳細に見えてきた。私たちの以前の研究では、手術後に彼が獲得していた情報がどれほど深みのあるものだったか、調べ切れてはいなかった。私たちの過去の実験で彼が示した知識は断片的なものだったため、陳述記憶と非陳述記憶のいずれでもこれらの知識の獲得に寄与できたと考えられる（私たち以外の二つの記憶研究グループがそれぞれ独立に、重症の健忘症患者が何週にもわたってトレーニングを受けると、新たな意味事実を徐々に学んで保持できることを示していた。患者たちは検査の成績というかたちで事実にかかわる知識をわずかながら得ることができると実証したものの、学習したという事実を意識して思い出すことはできなかった。学習は非陳述的だった）[26]。

私たちの研究室では、二人の院生が未解決の論争に挑んだ。一部の研究者は、厳密な意味での海馬以外の領域も一部の意味的な学習——意識的にアクセスできる学習成果——の基盤となりうると予測した。一方で、健忘症患者のエピソード記憶回路と意味記憶回路は同等の障害を負っているため、エピソード記憶をもたないヘンリーのような患者に意味学習は不可能だと論じる別の研究室もあった。そこで私たちは意味知識を得る経路を探るための実験を案出した。この実験の案出を行なうきっかけとなった新たな理論上の問題は、新しい情報はすべて出来事として脳に入ってきて、その後一般的な知識になるのか否か、ということだった。たとえば、はじめてピーチ味のアイスクリームを食べておいしいと思ったのが、一二歳でビーチに行ったときだったとしよう。何年もたって、その出来事は忘れてもピーチ味のアイスクリームを好みつづけることがある。この事実はエピソード記憶として始まったが、のちに意味記憶になったのだ。したがって問題は、あらゆる記憶はこのようにエピソードで始まるのか、あるいはエピソード回路を迂回して脳に意味知識として入ることもあるのか、にある。エピソード学習には海馬が必要とされるので、この問いは次のように書き換えることもできる。すなわち、意味学習は正常な海馬のない状態で起こりうるのだろうか。ヘンリーの海馬は完璧に損傷しており、彼のエピソード記憶はほぼゼロと見なしてよいので、彼はこの仮説の検証にうってつけだった。[27]

　私たちの最初の実験では、ヘンリーは有名人の名前を聞き、すぐに頭に浮かんだ姓を補って姓名を完成するよう指示された。この課題は有名な名前を必要とはしなかった──どんな名前でも良かった──ため、潜在（非陳述）記憶が意識とはかかわりなく自動的に課題を行なうことを可能にした。たとえば、ヘンリーはレイをチャールズで完成したが、それはレイ・チャールズが有名だと知っていたからではなく、レイとチャールズを一緒に聞いたり読んだりしたときに両者の連合リンクを無意識に形成したからだった。ただチャールズが頭の中に浮かんだだけなのである。ヘンリーは名前の五一％を手術前の有名人の姓で完成し、三四％の名前を手術後に有名だった人の姓で完成したが、この三四％というのは驚くべき数である。彼はソフィアをローレン、ビリー・ジーンをキング、マーティン・ルーサーをキングで完成した。こうした類いの情報を獲得するヘンリーの能力は健常な参加者に比べると明らかに劣っていたが、得られた結果は、ヘンリーの手術後に世に名を馳せた人物にかんする知識を、少なくとも彼らの姓と名前をつなげられるほどには持ち合わせていたことを示唆していた。[28]

翌日、私たちは各人物にかんする意味をもつ手がかり――「有名な画家、一八八一年スペイン生まれ、キュービズムの創始者、代表作は『ゲルニカ』――をヘンリーに提示した。この手がかりのあと、「パブロと聞いて、最初に頭に浮かぶ単語はなにですか」という質問をした。こうした手がかりによって、ヘンリーの姓同定成績は術前と術後にそれぞれ有名だった人について等しくなった。一九五三年以降の名前の姓同定に際しても、ヘンリーが五三年以前の名前の場合と同程度に、意味手がかりを生かして正解にたどり着くことができたという事実は、新しい知識が手術前の知識と同じようにスキーマ（心的図式）に組み込まれていることを示唆していた。これらの組織化された意味ネットワーク、すなわち相互に関連する情報のクラスターは、意識的な想起行動の基盤の役割を果たすことができる。この発見は、ヘンリーが限定的とはいえ陳述的な意味学習をすることができるといういま一つの証拠になる。[29]

ある付帯実験で、私たちは有名人について与えられる情報量に注目し、ヘンリーの新しい意味知識の程度を調べた。まず、彼に二つの名前を横並びに提示した。片方は有名な名前で、もう片方はボストン近辺の電話帳からランダムに抽出した名前だった。「有名な人の名前はどちらでしょうか」と訊かれると、彼は手術前に遭遇した名前については九二％正しい答えを返し、手術後に遭遇した名前についても八八％という驚くべき高率で正しい答えを返した。次に、ヘンリーが有名な人物として選んだ人について、私たちは単刀直入にこう訊ねたのである。「この人はなぜ有名なのですか」。ヘンリーが一九五三年以降の有名人について答えた意味情報は、対照者の回答や一九五三年以前の有名人について彼自身が与えた情報に比べてお粗末だったとはいえ、結果は驚嘆すべきものだった。彼は一九五三以降に有名になった一二人の特徴を物語る正確な情報を提示できたのだ。彼はジュリー・アンドリュースが「ブロードウェイの歌手として有名」であること、リー・ハーヴェイ・オズワルドが「大統領を暗殺した」こと、ミハイル・ゴルバチョフが「スピーチがうまいので有名で、ロシア最高会議の議長だった」ことを知っていた(30)。

この実験によって、確認できる海馬機能がない状態でも意味知識はわずかながら獲得できることが実証された。ヘンリーには損傷した海馬しかなかったにもかかわらず、彼は自身の手術後に著名になった人物にかかわる情報を学べることを示し、エピソード学習が無理でも意味学習は少なくともわずかなら起きるという動かしがたい証拠を提供した(31)。

海馬機能がない状態で意味学習がどの程度可能であるかというのは興味津々なことがらだが、この学習が対照者の学習とどう違うかというのも同様であろう。ヘンリーがその人にかんする意味知識を披露できた人物の数は対照者に比べて微々たるものだった。さらに、自分が知っている手術後に有名になった人について彼が答えた情報は、対照者が答えた情報、さらに手術前に有名だった人について自分が答えた情報に比して少なかった。一例を挙げれば、ヘンリーは自分が選んだ有名人の一部については性別すら知らなかった。ヨーコ・オノは「日本の有名な男性」だと答えた。対照者が昔より最近有名になった人にかかわる知識をよく答えたのに対し（このことは健常者に典型的に見られる一般的な忘却パターンに合致する）、ヘンリーの成績はこれと逆のパターンだった。また、手術後に有名になった人にかんする情報を答える彼の能力は不安定だった。たとえば、以前の実験で有名人にかんする彼の学習能力を評価したとき、彼はロナルド・レーガンを大統領、マーガレット・サッチャーをイギリスの政治家と答えたはずなのに、今回の実験では両者の職業を答えられなかった。二〇〇二年の実験ではジョン・F・ケネディは暗殺されたと答えたが、以前はケネディはまだ生きていると答えていた[32]。

ヘンリーが示した意味知識に限界があることから、彼が意味知識を得るときのメカニズムは、健常な成人が豊かな意味知識を無意識に得るときのメカニズムと同じではないように思われた。ことに、意味知識を素早く学習する彼の能力は限られており、これは左右の海馬を除去されたためと考えられた。ヘンリーに残された唯一の学習メカニズムは遅い学習であり、何度も反復される情報を少しずつ学んでいくしかないのだ[33]。

この実験結果を解釈するにあたり、限定的ながら意味情報を獲得したヘンリーの行動がほんとうに陳述的学習であって、非陳述的な知覚記憶（視覚をとおして自動的に得られる情報）ではないかどうかを検討することが肝要だった。ヘンリーの学習は非陳述記憶といくつかの重要な点において異なっていた。第一に、陳述記憶の特徴は意識してアクセスできる点にあり、意図的に言葉やイメージで想起することができる。これに対して、非陳述的学習は、その知識を学習したときに行なっていた作業を再現することによってのみアクセスできる。ヘンリーは少数の手術後の有名人――「最初のロケット操縦者」のジョン・グレン、または出来事——ジョン・F・ケネディの暗殺——なら彼らにかんする特定の詳細を自在に思い起こすことができた。第二に、非陳述記憶の表出はそれが獲得されたときの方法によって厳密に決まる一方で、意味知識はさまざまな刺激に応じて自由に再現することができる。少数の著名人については、ヘンリーは質問の文言や刺激の様相《モダリティ》（言語または絵）にかかわらず何度でも情報を取り出せた。第三に、名前を聞いたときに聞き覚えのある姓を答えるヘンリーの能力は、非陳述記憶による自動的な刺激 - 反応作用として説明できたかもしれない。しかし、手術後の名前についても手術以前の名前と同程度に意味手がかりが有効だった事実は、この知識が手術前の知識同様に意識して想起できる意味ネットワークに組み入れられたことを立証していた。この証拠にもとづき、私たちはヘンリーが陳述的で意味的な学習を少しならすることができると結論づけた。この並みはずれた学習はヘンリーの脳内のどこで起きるのだろう？　候補に挙げられたのは、除去箇所周辺に残された記憶関連皮質——嗅周皮質と海馬傍皮質——そして情報を保存する膨大な皮質ネットワークである。[34]

ヘンリーがこの実験で有名人にかんする意味学習能力を発揮したのに、以前の実験では新しい語彙を学習できなかったのはなぜなのか。一つの可能性は、刺激に対する暴露の頻度と種類の違いだ。対象が有名人の場合、情報を符号化する機会が豊富に得られるものだが、ヘンリーはジョン・F・ケネディやジョン・グレンなどの名前に豊かで異なる文脈で何度も遭遇したのかもしれない。彼は毎晩午後六時から七時までニュースを見て、雑誌にもよく目を通した。こうして日常生活で情報にさらされたことが、研究室で minatory, egress, welkin のような孤立した単語を処理する場合に比べて豊かで柔軟な記憶痕跡の形成につながったのかもしれない。もう一つの可能性は、ヘンリーに提示された名前が少なくとも一部は手術前に耳にしたことのある名前に関連していたということだ。たとえば、ジョン・F・ケネディにかんする詳細を彼が思い出せたのは、一九三〇年代から四〇年代にかけて得たケネディ一家の知識のおかげかもしれない。同様に、ライザ・ミネリの両親はいずれも著名人で、歌手で女優のジュディ・ガーランドと映画監督のヴィンセント・ミネリだった。[35]

元々もっていた知識は別の実験——彼が好んで暇つぶしにするクロスワードパズルを用いた——でもヘンリーを助けたようだった。一九九八年から二〇〇〇年にかけて私たちが行なった実験は、以下の疑問を解明するためのものだった。すなわち、ヘンリーは健常者と比べてどの程度クロスワードパズルに長けているか。彼は手術後の出来事につながる手術前のカギ（訳注　クロスワードパズルのヒントとなる文章）を解けるか。ヘンリーが同じパズルを何度も解けば、正確性や速度が上がるか、の三つである。ヘンリーのためにとくに用意された資料をもとに、私たちは彼が新しい意味情報を古いものに結びつけることができるという証拠をさらに集めた。それぞれ二〇のカギをもち、異なる時代の意味知識を盛り込んだパズルを三種用意した。最初のパズルは、一九五三年以前の歴史的人物や出来事を使っており、カギは「一九三〇年代にホームラン記録を打ち立てた野球選手」のようなものである。私たちはこれを前・前パズルと名づけ、ヘンリーはこのパズルのカギは解けるだろうと予想した。二つめのパズルは、一九五三年以降に広く知られるようになった歴史的人物や出来事にもとづくカギ（「ジャッキー・オナシスの夫で、アメリカ大統領の職にあったときに暗殺された」）を使った。このパズルは後・後パズルと名づけられ、ヘンリーにはこのパズルのカギは解けないだろうと考えられた。三番めのパズルはこれら二つの時代を組み合わせたもので、一九五三年以前の答えに一九五三年以降のカギを与えた（カギは「ソークワクチンによって治療できるようになった小児疾患（一九五三年以降の知識）」で、答えは「ポリオ」（一九五三年以前の知識）」。このパズルは前・後パズルと名づけられ、ヘンリーはパズルを解くうちに古い知識をうまく利用するようになる可能性が高いと予想された。ヘンリーに与えられた指示は、パズルを好きなように解き、書いた答えを消して書き直してもいいというものだった。時間制限は設けなかったが、一つ終えるごとに私たちに知らせるよう指示した。ヘンリーは三つの同じパズルを一日一回、六日続けて解いた。各パズルは一日一度解くのみで、次のパズルに移る前に短い休み時間をはさんだ。各検査セッションの最後に、実験者は正しい答えを彼に見せた。このときヘンリーは誤った綴りをすべて直し、空白も残らず埋めた[36]。

三番めのパズルで正しい言葉——一九五三年以前のカギと一九五三年以降の答えの組み合わせ——を繰り返し目にすることで、一九五三年以前の知識にかかわるヘンリーの意味ネットワークが正しい答えにたどり着くか否かに私たちは興味があった。実際にそうなる可能性はあると思われたのだが、そう考えたのは、彼がすでにあるスキーマを利用して新しい事実（ケネディ大統領の暗殺）を獲得することがときたまあるという証拠を以前得ていたからだった。一九五三年以前のパズルでは、ヘンリーは誤りをあまり示さず、一貫して良い成績を収めた。けれども二つのもっとも難しい「チャップリン」と「ガーシュウィン」というカギが解けず、全般的な成績は六日にわたって改善することはなかった。一九五三年以降のパズルでは、驚くべきことでもないのだが、彼の答えは誤りが多く、やはり成績は六日間で改善することはなかった。前・前パズルと後・後パズルで学習痕跡が見られなかったのと対照的に、ヘンリーは前・後パズルの五日間では成績の改善を見ているが、それは新しい情報を手術前に形成した表象と結びつけることができたからだった。彼は六つの答え（ポリオ、ヒス、「風とともに去りぬ」、アイク、セントルイス、ワルシャワ）について、手術後の知識を手術前の知識に関連づけることができた。健忘における新しい意味学習は、その情報がその人にとって意味をもつ場合や、その人が興味を抱く場合に促進されると一般に考えられており、この成績向上はこれと符合する。[37]

クロスワードパズル実験で、ヘンリーは手術前の知識を利用できるカギによって答えにたどり着く能力があることを実証した。彼が名前を認識した有名人について細かなことを答えたとき、これと同じメカニズム——手術後の知識を手術前の知識に結びつける——がはたらいていたのだ。彼はジョン・F・ケネディが「大統領になり、誰かに銃撃されて死亡し、カトリック教徒だった」と知っていたから、有名な人にかんする情報をわずかながら符号化し、固定し、貯蔵し、検索することができたのである。[38]

ヘンリーは意外にも新しい意味知識を固定し検索する能力をときおり示したが、これは心的図式（スキーマ）の概念で説明することができる。著名な実験心理学者であるイギリスの哲学者、サー・フレデリック・バートレットにかんする研究にもとづき、バートレットは、一九三二年にスキーマの概念を提唱した。健常な参加者の記憶力にかんする研究にもとづき、バートレットはこう述べた。「思い出すという行為は、硬直してしまって生気の失せた無数の断片的な痕跡を再活性化することではない」。むしろ彼は、思い出すという行為は能動的な過程――外界の内的表象を創造的に再構築する能力――であると見なしていた。彼はこの組織化され、つねに変容する塊体を「スキーマ」と呼んだ。前・後パズルを解くとき、ヘンリーは消えずに残されていた古い知識の構造化表象――スキーマ――を使って新しい情報を理解し、保存し、想起したのかもしれない[39]。

政治討論会を見るとき、私たちの目の前で候補者が自分たちの政策やその実現法を詳細に語る。質問と回答が交換されるなか、私たちは新しい情報を頭の中の枠組みに組み入れていき、各候補者の意見を理解し、評価し、固定する。やがて投票日が迫ってくると、私たちは更新されたスキーマを参照し、その情報にもとづいて投票する人を決める。私たちが効率良く選択できるのは、必要な意味情報を組織化された知識として保存してきたからだ。ヘンリーは手術前に形成されたスキーマを保持しており、たまさかにそれらのスキーマにアクセスして新しい事実をいくつか保存することができた。

二〇〇七年、エディンバラ大学の神経科学者たちが動物におけるスキーマ学習の実験を行なった。健常なラットが慣れ親しんだ小さなプラットホームに入れられ、さまざまな味と特定の場所を連合するようトレーニングさせられた。当初、ラットは六つの味‐場所連合を形成した。試行錯誤により、たとえば、ラム酒味の食べ物のペレットがある場所に、バナナ味のペレットが別の場所に、ベーコン味のペレットがさらに別の場所にあることを学んだ。そこには砂の入った穴が六つあり、穴を掘ると褒美がもらえる仕掛けになっていた。学習中、ラットはスタートボックスで特定の食べ物の手がかりを与えられ、同じ食べ物（手がかりを思い出す）が入っている穴を見つけるのが課題だった。正しい穴を掘ると、さらに手がかりの食べ物を褒美として与えられた。数週間のトレーニング後、ラットは

この課題の連合スキーマを獲得した。すなわち、それぞれの味とプラットホーム内の特定の穴の地図を形成したのだ。(40)

次に、この研究者たちはこのスキーマをもっていれば、新しい味‐場所連合の符号化と固定、さらに既存のスキーマへの迅速な統合が促進されるか否かに興味を抱いた。彼らは二つの穴を閉じ、新しい味の食べ物を入れた新しい穴を二つ追加した。ラットは二つの新しいペアのそれぞれについて一回だけ褒美つきの試行を行ない、その後二四時間休んだ。研究者たちが二つの新しい味‐場所連合にかんするラットの記憶を検査したところ、ラットは正しい穴を掘り、閉じた穴を掘ろうとはしなかった。ラットは新しいペアを一回の試行で学習し、二四時間覚えていたことになるが、この結果は最初に連合スキーマを学習したのがこの過程に役立ったことを示していた。さらに二四時間後、この研究者たちはラットの海馬を除去した。手術から回復後、ラットはまだ元のスキーマの位置を覚えており、驚くことに二つの新しいペアも忘れていなかった。新しい連合は素早く固定され、海馬以外の場所（おそらく皮質内）に保存されていたのである。ラットがプラットホーム内の味と場所の地図を含む連合スキーマを学習し、このスキーマが二つの新しいペア連合を保持するための枠組みを与えたのは明らかだった。(41)

手術前の二七年間、ヘンリーは多数のスキーマを構築し、大脳皮質内に保存することに成功していた。内側側頭葉の除去によってキャベツ‐ペンのような新しい連合を学ぶことができなくなっても、手術前に固定し長期記憶に保持しているスキーマを時として利用することができた。たとえば、前・後パズルを解いているとき、彼はポリオ、ヒス、『風とともに去りぬ』、アイク、セントルイス、ワルシャワについて正しい答えにたどりついたが、この学習は手術前に獲得されたスキーマのおかげで成しとげられた可能性がある。この種の組織化された保存情報が、手術後にいくつかの新しい事実を固定する手助けをしたのかもしれない。テレビで見聞きしたことが政治家や映画俳優、テクノロジーにかかわる、長年にわたって保存されてきたスキーマを活性化して更新し、その結果彼はケネディ大統領やジュリー・アンドリュース、リー・ハーヴェイ・オズワルド、ミハイル・ゴルバチョフを思い出し、スカイラブが「宇宙ステーション」であることを指摘できたのである。

一般知識を断片的に学ぶ能力は、ヘンリーの日常生活にどのような影響を与えたのだろうか。〈ビックフォード〉に住む人びとを知っているという感覚と、ときどき名前を認識する能力のおかげで、彼は親しい人びとに囲まれているという感覚をもっていたのではないかと私は想像している。一九八三年、MITから〈ビックフォード〉に戻ったとき、ここに戻ってきたことがうれしそうで、仲間を覚えているように見えたとあるスタッフが漏らしてくれた。テレビを見るとき、ニュースのアンカーやシットコムの俳優に見覚えのある人がいるらしく、彼らをテレビの中の友人と感じることができた。ヘンリーはこの施設を構成するいくつもの要素——自分の部屋の構造、ラウンジ、食事室、車椅子のそばにすわる犬、親しく声をかけてくる女性、世話をしてくれる大勢の介護者——について見覚えがあった。外界とのかかわり方はとても正常とは言えないけれども、彼の人生には愛着を覚える対象があって、それが安心感につながっていた。全般的に見て、悲劇に見舞われたとはいえ、ヘンリーはなんとかやっていった。

手術後に新規な意味知識を少しずつ獲得するヘンリーの能力を示す、目を見張るような例はたくさんある。しかし、対照者と比べた場合の一貫した障害を見れば、一九五三年に行なわれた内側側頭葉構造の外科的除去によって、十分な量の新しい意味情報を獲得する彼の能力が損なわれたことは明らかである。この知識の欠如にもかかわらず、彼は自分自身の世界について考えをめぐらせ、効果的に周囲とコミュニケーションを図ることができた。それでも、豊富な語彙と、世界の出来事や有名人にかんする並々ならぬ知識を持ち合わせていたとはいえ、彼の知識は時が止まったままであり、二〇世紀前半の情報の保管場所と言ってもよかった。

第12章　上がる名声、悪化する体調

一九五七年にスコヴィルとミルナーが「両側海馬摘出後の近時記憶喪失」と題する論文を発表してから、ヘンリーはしだいに神経科学界でその名を知られるようになった。一九七〇年には彼の症例が心理学や神経科学の文献で紹介されるようになり、一九九〇年代までには記憶にかかわる文献にほぼ例外なく事例研究として載るようになった。科学論文に掲載される種々の実験がなされるきっかけとなることもしばしばだった。若い心理学者や神経科学者はみな学生時代にH・Mについて学び、彼の健忘症の記述は他の健忘症患者における記憶障害の度合いを測る試金石だった。私たちが継続した研究をとおして、ヘンリーは神経科学でもっとも包括的に研究された患者となった。[1]

一九七〇年代末までには、ヘンリーを研究したいという人にとって私がおもな窓口となった。ハンス゠ルーカス・トイバーが一九七七年に他界し、ブレンダ・ミルナーはまだヘンリーに強い興味を抱きつつも他分野へ興味を移していった。私は彼を患者として受け継いだのだった。彼はMITからわずか二時間のところに住んでおり、彼にとって私の研究室に来るのは便利だったし、彼が年老いてからは、私や私の同僚が〈ビックフォード〉に彼を訪ねるのも苦ではなかった。

長年のあいだには、たくさんの研究者がMITを訪れて研究目的でヘンリーの検査をしたが、会いたいという誰にでもヘンリーの面会を許してはならないと私は強く思っていた。彼の検査やインタビューをしたい人すべてにそれを許せば、彼は時間とエネルギーをたえず奪われ、記憶障害と人の役に立ちたいという思いを不当に利用されることになる。大勢の人がひたすらヘンリーと話したがったものの、私は彼を記憶のない男という見せ物にしたくはなかった。そこで私はヘンリーの研究をしたいという人は誰であれ、まず私の研究室に来て、私たちが毎週開く会議で研究プロトコルをプレゼンするという取り決めを設けた。実験計画が十分練られているか、ヘンリーのデータが意義ある結論につながりそうかを確認したかったのである。この条件に不満を覚えた人がいたかもしれないが、これでヘンリーが取るに足らぬ質問に悩まされることがなくなった。

一九六六年以降、一二二人の科学者がわが研究室の研究員《リサーチャー》あるいは他の組織に所属する共同研究者としてヘンリーを研究する機会に恵まれた。全体として見ると、私たちは多彩なテーマを掲げて研究した。カリフォルニア大学サンディエゴ校のある記憶研究者は、ヘンリーの意味知識を研究するためにやって来た。マサチューセッツ州ケンブリッジにあるローランド研究所のある視覚研究者は、ヘンリーとアルツハイマー患者群の視知覚の一側面をさぐり、記憶障害が視覚的残効課題の成績に与える影響を解明しようとした。カリフォルニア大学ロサンゼルス校のある神経科学者は、ヘンリーがコンピュータ画面上の異なるターゲットを検知するときの脳波を記録した。

どの科学者もヘンリーと彼の症例についてたくさんの文献を読んでいたものの、実際に本人に会って驚いた人もいた。私たちの同業者であるリチャード・モリスは、他の海馬研究者と一緒に彼に会った際のことを思い出し、出会いを綴った次のような手紙を私に送ってきた。

部屋ですわっていると、彼が入ってきて、私たちは彼に会いました。多くの点で、彼は論文に記載されたとおりの人――とても礼儀正しく、きわめて丁寧――でした。はじめのうちは、会話を交わしていても、なにかがおかしいと考える理由は一つもありませんでした。非常に親切で、愛想の良い老人と話しているという印象しかなかったのです。ところが、徐々に一つ、二つとなにかが起こり、同じことが繰り返されるにいたって、ちょっと変だとわかってきました。

私たちの一人が部屋を出ることになったのですが、じつはそれは私でした。それまで私たちは三〇分ほど話していましたが、そこで私が立ち上がって部屋を出て、部屋の外で一〇分待ってからまた部屋に入りました。驚いたことに、同僚が私を彼にふたたび紹介すると、まるで私がさっきまでそこにいなかったかのように、彼は「はじめまして」と言い、空いている椅子を指差して、「その椅子が空いていますから、どうぞ、おすわりください」と言ったのです。もちろん、それは私がさっきまですわっていた椅子でした。それは文献から予測できるとおりの出来事だとはいえ、実際にこの目で確かめるのは興味深いことでした。

ヘンリーはひっそりと、しかし大勢に見守られて暮らした。わが研究室の研究員や彼とかかわった他の研究者、ＭＩＴ臨床研究センターや〈ビックフォード・ヘルス・ケア・センター〉のスタッフは、みな彼が誰であるかを明かさないよう細心の注意を払い、彼は亡くなるまで外の世界の人にはH・Mとして知られるのみだった。けれども、二五年という歳月を経て、彼と彼の物語はどんどん有名になっていった。彼の物語はジャーナリスト、芸術家、一般大衆の興味を引き、実験的な医療行為にかんする倫理問題も問われるようになった。人びとはこれほどまでに重い健忘症を背負った人の物語に心を奪われた。

〈ビックフォード〉のスタッフはヘンリーが世界にとって貴重な存在であることを承知しており、私は彼と彼の症例についてこの療養施設の外では話をしないよう彼らに注意を促した。ヘンリーにインタビューして談話を録画したいという依頼がメディアからたくさんあったけれども、私は彼が不用意に人の目にさらされないよう留意し、わが研究室のメンバーにも彼の写真やビデオを撮らないよう念を押しておいた。私の知る限り、彼のビデオは存在しない。ただし、サイエンスライターのフィリップ・J・ヒルツには、私の研究室で彼に会い、ともに時間を過ごすことを許し、彼の努力は一九九五年に著書『記憶の亡霊――なぜヘンリー・Mの記憶は消えたのか』に結実した。ヒルツはヘンリーと何度も会話し、情報を収集していたころには私の研究室に自分の机をもっていた。

その後、一九九二年に私がヘンリーに行なったインタビューの一部がラジオ番組で紹介され、そのため大衆や科学者はヘンリーの症例研究の客観的な記述に血の通った人物像を重ねられた。またこの会話はまぎれもなく彼の記憶障害を伝えるものでもあった。彼は同じ話を何度か繰り返したうえに、いまが何年何月か、ランチになにを食べたかも答えられなかったのだ。

ヘンリーが一九八〇年一二月に〈ビックフォード〉に入所したとき、私は彼に付き添った。ヘリック夫人が彼と彼の持ち物を約二五キロメートル離れたハートフォードの自宅から車で運んでくれた。彼は建物の二階にある一部屋をあてがわれた。その小部屋は淡い緑の色調でまとめられ、花模様の壁紙が貼られて、オークの家具が備えつけてあった。ヘンリーは〈ビックフォード〉での新生活によく順応し、スタッフも彼は行儀良く、協力的で、他の患者となじんでいると話した。翌年にヘリック夫人が他界すると、この療養施設がヘンリーの世界の中心になり、彼はここで人生最後の二八年を過ごした。

〈ビックフォード〉でのヘンリーの暮らしぶりはそれまでとは打って変わったものとなり、スタッフが二四時間体制でヘンリーの世話をし、人との触れ合いも多かった。三〇年近く暮らしたあいだに、彼は三つの異なる部屋に住み（同室者がいることが多かった）、施設の大々的な改装を見守り、多くの看護師や介護者と交流し、そのなかにはヘンリーと同じくらい長く施設にいた人もいた。この間《かん》、ヘンリーはこの場の中心的存在となり、みなに知られた存在として愛された。私の研究室のメンバーは自分たちの写真を彼に送り、彼の掲示板も他の患者の部屋の掲示板のように温かい雰囲気になるよう心がけた。

ヘンリーには出来事や事実の記憶を保存する能力がなかったため、誰と出会おうがそれはその瞬間のものでしかなかったが、彼が名前や細部は覚えられなかったにもかかわらず、多くのスタッフが彼には自分のことがわかっていると考えていた。ヘンリーはこの環境では珍しい患者だった。五五歳で入所した彼は、当時たいていの他の住人より若かった。また知的で、注意深く、比較的健康だった。

とはいえ、ヘンリーの世話はある意味で認知症患者の介護のようなものである。そうした患者もまた、看護師の名前など直近の出来事や情報を忘れる一方で、幼少のころのことや生まれ育った町について話すことがある。そんな認知症患者に似て、ヘンリーはもっとも簡単な日常の細々としたことをするにも誰かに促されなければならなかった。彼は機転がきく大人の男性だったとはいえ、子どものように監督と指導を要した。

ヘンリーは〈ビックフォード〉のスタッフにつねに礼儀正しかった。いつでもえくぼをつくって大きな笑みを浮かべ、世話をしてもらって悪いねとたびたび謝罪した。彼ほどの重い記憶障害をもつ人にしては、彼は驚くほど気さくだった。看護師や介護者と一緒のときには機嫌が良く、不機嫌だったり神経質だったりしたためしがなく、誰もが古くからの友達であるかのように振る舞った。

まず自宅で両親と暮らし、次にヘリック夫人と過ごした簡素な生活とは打って変わって、療養施設でのヘンリーの暮らしはさまざまな活動をしたり、たくさんの人と交流したりする機会に恵まれていた。どちらかと言えば彼は、一対一のときは打ち解けたが、グループ内では静かだった。あらゆる活動に喜んで参加し、合唱練習、ビンゴ、聖書研究、映画鑑賞、詩の朗読、美術工芸、ボーリングなど種類を問わなかった。ラウンジにすわってテレビを観るし、施設の前にあるこぢんまりした庭にすわるのを好んだ。クロスワードパズルその他のワードパズルも続けており、私の研究室では彼のためにクロスワード月刊誌を購読したので、彼はいつでも新しいパズルには事欠かなかった。施設で催されるスペシャルイベントには参加し、ハワイアンパーティーではフラダンスを踊った。工芸については完全主義で、細部へのこだわりには若かりしころの技術者の片鱗がうかがえた。私が宝物にしている

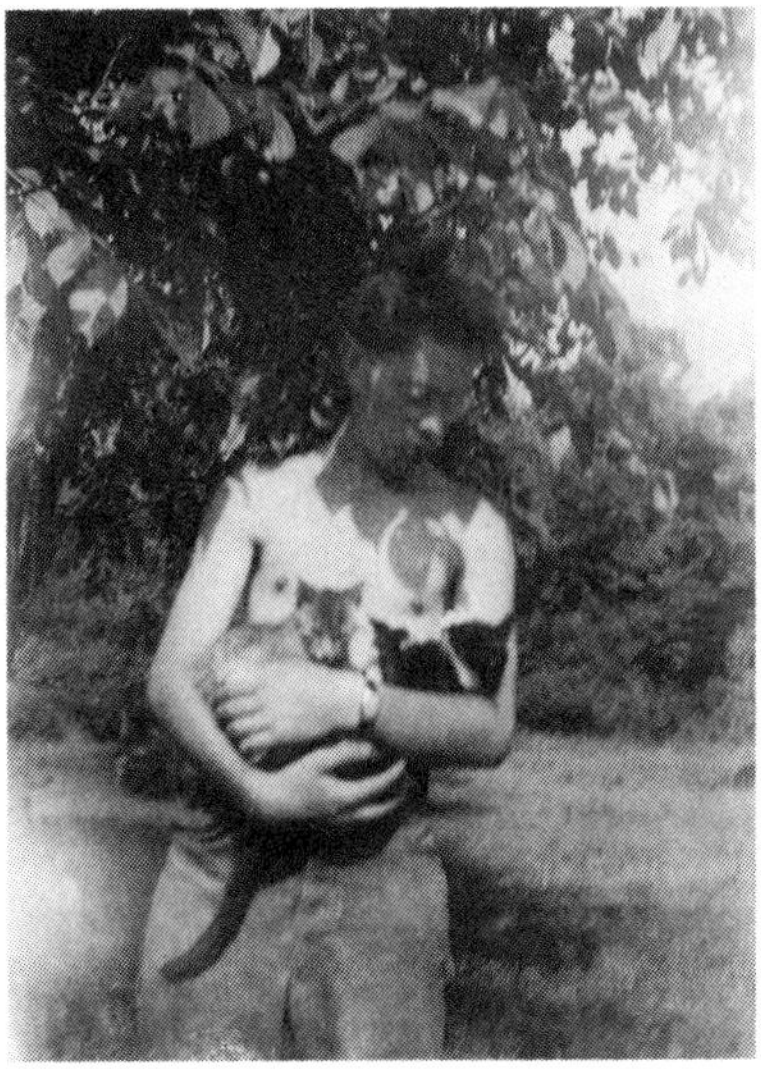

27.　動物好きのヘンリー

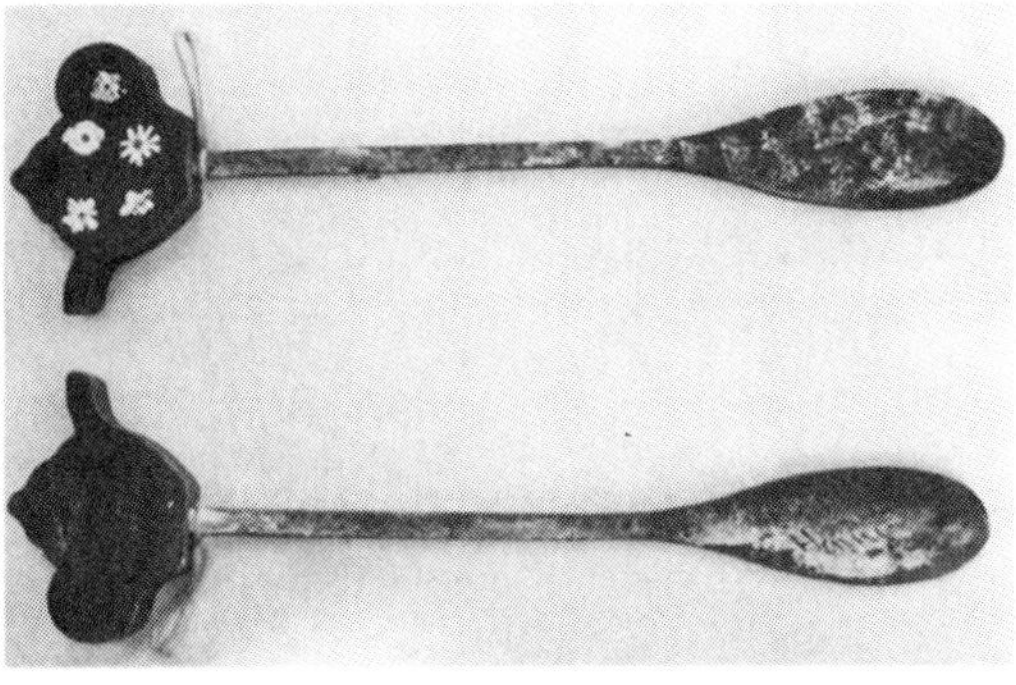

28.　ヘンリーのスプーン

たものだ。

のはヘンリーがつくった青い木のスプーンで、スポンジのような肌理《きめ》をもち、小さな白い花々の装飾が施されていた。私が最後に彼を訪ねた折りに、〈ビックフォード〉のスタッフが親切にも私にくれたものだ。

ヘンリーは動物好きだった。私はまだ一〇代の彼が二匹の子猫を両腕に抱いている素敵な写真をもっている。幸運にも、〈ビックフォード〉にはさまざまなペットがいた。しばらくウサギがいたことがあって、ヘンリーはそのウサギを膝に抱くのが好きだった。ルイジという名の歌うオカメインコは一〇年以上いたし、ほかにもボタンインコなどのインコの類いやフィンチがいた。ヘンリーは鳥を見るのが好きだった。サディという名の白黒のぶち犬は子犬のときに連れてこられて、ヘンリーが暮らしたあいだずっと施設にいた。サディはよく老いたヘンリーの車椅子の側にすわって過ごし、ヘンリーはサディを撫でてやるのだった。サディはヘンリーの葬儀に出席した。

ヘンリーは常人のような人間関係は築けなかったとはいえ、他の患者と交流し、〈ビックフォード〉のスタッフと信頼を結んだ。食事室でほかの患者と丸い木のテーブルを囲んで食事し、彼らと一緒にいることが楽しそうだった。施設に来てから二年め、彼はチャーリーという患者と仲良くなり、よく一緒にテレビを観た。一九八五年に一人のスタッフが証言したところでは、ヘンリーは男性限定のポーカーや木工を好んだそうである。彼は男どうしで寛ぐのが心地いいと看護師たちにも話していた。のちに彼はペギーという名の女性患者と友人になり、二人はある年に施設のプロム・キングとプロム・クイーンになったことがある。

ヘンリーは、女性に興味を示したことは一度もなく、つねに礼儀をわきまえていた。実際、ある魅力的な女性患者が大勢の前で彼に性的関心を示したとき、彼はまごつき混乱した。看護師たちが話してくれたところによると、彼女が「性的に不適切な振る舞いや言葉遣い」を避けてくれるなら一緒にいてもいいと彼は言ったそうだ。彼女が挑発したとき、ヘンリーは「いえ、それはできません。医師がそれはだめだと言いました」と答えた。けれども、彼女がおとなしくしていると、「彼は彼女の手を取り、二人はあらゆることを話しつづけ、それはなんとも素敵な光景だった」という。

けれども、ヘンリーの施設での暮らしがいつでも平穏だったわけではない。心が混乱し、苛立ち、怒りに我を忘れることもときにはあった。別の患者がうるさかったり、つまらないテレビ番組を観たりしようとすると気分を害することもあった。彼は音やその他の身体症状（腹痛や関節痛）によってすぐに苛立った。人柄も愛想も良い患者であったとはいえ、ときには不安に押しつぶされて奇妙な振る舞いにおよんだ。多くが記憶障害や、自分の欲求や願望をスタッフに伝える難しさから生じているのは間違いなかった。彼の問題の原因を探り当てて取り除くのは簡単ではなかった。ヘンリーは混乱すると自分が苛立った真の原因を伝えられなくなり、代わりに行動に出る。怒りや痛み、悲しみ、不満に我慢できなくなると、なにかを叩いたり、ものを投げたり、一階の窓から飛び降りると脅かしたりするのだ。

一九八二年のある夜、ヘンリーはベッドから起き上がって部屋を出て、他の患者がうるさいので眠れないと叫んだ。スタッフに殴りかかったものの、その手はスタッフをそれて壁に当たった。二人の警察官が呼ばれた。抗不安薬を与えられると、ヘンリーは落ち着きを取り戻した。翌日、昨晩なにがあったか覚えているかと尋ねられると、彼はこう答えた。「覚えていません……それがぼくの問題です」。二人の大柄な警察官を覚えているかとなおも尋ねられると、彼は言った。「ときには覚えていないほうがいいこともあります」

一九八二年秋、ヘンリーは普段より怒りっぽくなった。このとき彼は、一九七〇年に母親にぶつけた感情の爆発、以前勤めていた地域センターで起こした癇癪騒ぎを思い出させるような強い感情を見せた。ヘンリーはMIT臨床研究センターでこのような行動を起こしたことは一度たりともない。センターでは彼だけの部屋が用意され、環境はより静かだった。そこではVIP並みの扱いを受け、ポジティブな触れ合いがあった。わが研究室のメンバーに会うときには、彼は機嫌が良く、人格のいちばん良い面が表に出た。彼は心身両面で刺激を楽しんでいた。〈ビックフォード〉でヘンリーが感情を爆発させ苛立っていたため、スタッフは一九八二年一〇月にコネティカット州ニューウィントンにあるさほど遠くない精神疾患治療施設への転所を検討した。幸運にも、彼の行動はさしたる理由もないままに正常に戻り、施設を変わる必要はなくなった。この一件のあとも、ヘンリーはたまには騒ぎを起こしたが、スタッフの手に余ることはなかった。

一九八〇年代から、ヘンリーは一貫して私を高校時代の友人と考えるようになった。この誤認識はおそらく、一九六六年から二〇〇二年にかけて規則的にMITに何度も通ううち、私の顔、名前、職業、MIT臨床研究センターを結びつけるスキーマを着実に構築していったためと考えられる。きっと、ぼんやりした懐かしい感覚を私に対してもっていたのだろう。あるとき、Cから始まる姓のリストを見せて、どれが私の名前かと訊くと、彼はCorkin（コーキン）を選んだ。一九八四年、私は訊いてみた「私は誰ですか」。するとヘンリーは「Corkrin〔コークリン〕……Doctress〔女医〕です」と答えた（彼は独特のDoctress〔女医〕という表現をときおり用いた）。いつ私と知り合ったかと尋ねると、彼は「イースト・ハートフォード高校」と答えた。以下は、一九九二年に私とヘンリーが交わした会話である。

私　　　　あなたと私はこれまでに会ったことがありますか。
ヘンリー　はい、あると思います。
私　　　　どこで？
ヘンリー　そうですね、高校で。
私　　　　高校ですか。
ヘンリー　はい。
私　　　　なんという高校ですか。
ヘンリー　イースト・ハートフォード。
私　　　　それは何年のことですか。大体でいいですけれど。
ヘンリー　一九四五年。
私　　　　ほかの場所で会っていますか。
ヘンリー　いや、四六年だったかも。あの、昔のことだし、ぼくは一年休学していますから。
私　　　　なるほど。高校以外で会ったことはありますか。

ヘンリー　（間があって）ほんとうのこと言うと、どうも……ないです。会ってないと思います。

私　なぜ私はいまここにいるの？

ヘンリー　それは、ぼくにインタビューしてます。ぼくはいまそう思います。

インタビューのあいだ私の名前については訊かなかったので、自室への帰り際に訊いてみた。彼は最初は「知りません」と答えたが、次に「ビヴァリーだと思う」と答えた。私は「いいえ、スザンヌよ」と訂正した。すると、彼は「スザンヌ・コーキン」と言った。二〇〇五年五月、〈ビックフォード〉のある看護師がヘンリーにこう声をかけた。「いまボストンにいるあなたのご友人のスザンヌさんとお話ししていたのよ」。すると彼は即座に「ああ、コーキンさん」と答えた。彼は私の姓と名前を関連づけていたけれども、私の名前を直接尋ねられると答えられないのだった。

スコヴィルという名はヘンリーの記憶に残っていたが、それは彼がスコヴィル医師の名を手術前に知っていたからだった。ヘンリーは〈ビックフォード〉でよくスコヴィル先生の名を持ち出し、彼の名を自身の医学知識と結びつけた。この関係を利用して自分の意志を通そうとすることさえあり、「スコヴィル先生はこうすべきだと言った」あるいは「スコヴィル先生はこう言った」などと言い張った。あるとき、同室の患者がいい加減飽き飽きして、「左巻き《スクリューボール》先生」の話にはうんざりだと反論した。ヘンリーはすぐさま彼の発音を正した。

記憶障害に加え、ヘンリーは老化現象とも向き合わねばならなくなり、身体の衰えが増すにつれて日常の簡単な動作にも困るようになっていった。何度も転倒して、意識を失ったり怪我をしたりした。一九八五年には、転んだはずみに右足首と左の股関節を骨折した。六〇歳を迎えた翌年、彼は左の人工股関節置換手術を受けた。この二つの出来事のあと、彼は歩行器を自分で使えるように数週間にわたって理学療法を受けた。ヘンリーは以前から運動能力に問題があり、いつでもゆっくりした頼りない足取りで歩いていた。それでも、歩行器で動き回れるまでになった——新しい運動スキルを学ぶ能力の表われである。ところが、ときに自分に歩行器が必要であるのを忘れ、自分の足だけで歩こうとしてしまう。そんなときには、また転倒することもあった。彼の非陳述記憶の健全さと陳述記憶の欠如は驚くべき対照をなしており、この場合、身体の危険にもつながりかねなかった。

一九八六年七月に股関節の置換手術で入院していたとき、彼は大発作と一過性の発熱に見舞われた。彼の主治医が知らせてくれたところによると、手術後のヘンリーは「不眠症、夜間の不安感、孤独の恐怖に悩んでいる」という。胃痛や右耳の耳鳴り、腰の痛みを訴えた。手術から完全に回復するにはかなりの時間を要した。一九八六年九月、ＭＩＴ臨床研究センターを訪れたとき、看護スタッフがヘンリーの素振りがおかしいのに気づいた。とかく理由をつけてはベルを鳴らし、睡眠が浅く、わけのわからない言葉を発し、「狂人のような目つき」をしているというのだ。ある看護師は、ヘンリーはいまは笑うこともなく、おなじみの話や冗談も聞かれないと語った。この一時的な行動変化は、おそらく股関節の手術で投与された麻酔の副作用と思われた。高齢者は若者ほど麻酔薬をうまく代謝できないため、体内に残った物質が術後にヘンリーに投与された鎮痛剤と反応したのかもしれない。麻酔薬の副作用は高齢者では三カ月以上続くことがあるが、それは薬効成分が体外に排出されるのに余計に時間がかかるからだ。しばらくして、奇妙な行動は止み、ヘンリーは元に戻った。

ヘンリーはまだときどきてんかん発作を起こしたが、大発作の頻度は年に一、二度に減り、発作がまったく起きない年もあった。二カ月に一度地元の医師に診察してもらい、ときどきハートフォードの聖フランシスコ病院で救急治療を受けた。MITに来ているあいだに、ケンブリッジの医師に診察してもらって治療を受けることもあった。ヘンリーは記憶喪失ゆえに自分の体の症状を正確に伝えられず、彼を診察して治療する医師にはこれが大きな問題となった。一九八四年にヘンリーを診察したマサチューセッツ総合病院の神経内科医は、ヘンリーは自身の医療問題を軽視する傾向にあると語った。彼は他人に面倒をかけることを心配することがたまにあり、このことが自分の身体症状をないがしろにすることに結びついたのかもしれなかった。

ヘンリーを定期的に悩ませた症状は耳鳴りで、これは「ダイランチン」につきものの副作用だった。彼は神経内科医に自分の耳鳴りについておおよそのことは伝えたが、いつ起きて、いつ悪化するかなどの詳細を説明できなかった。しかし、〈ビックフォード〉のある看護師が、一九八四年にヘンリーが三、四カ月にわたって何度も味わったひどい症状の全容を語ってくれた。まず、この耳鳴りは一週間に数度起き、次に毎日一度起きるようになった。それはヘンリーがまだベッドにいる早朝から始まる。看護師は彼が枕を頭の上に載せているのを再三見つけたが、そんなとき彼は苛立ちを隠さず、触れられるのも手を差し伸べられるのも拒んだ。「銃をくれ、それで死んだらこの苦しみから逃れられる」とまで言ったことも何回かあった。こうした症状が起きているとき、彼は甲高い鋭い音が二〜八時間続くと訴えた。それはてんかん発作ではなく、耳鼻咽喉科の医師は内耳に原因となるものは発見できなかった。マサチューセッツ総合病院の神経学科医は、ヘンリーの発作を抑えるための「ダイランチン」を「テグレトール」に切り替えるよう〈ビックフォード〉のスタッフに助言し、つらい症状は軽減した。

ヘンリーの耳鳴りは軽くなったとはいえ止むことはなく、彼の苦痛と動揺の原因になった。彼は音にとくに敏感で、他の患者が出す音や自分の部屋のエアコンの音などにたびたび文句を言った。〈ビックフォード〉のスタッフは彼が耳鳴りを止めようと耳に綿を詰めているのを何度か見かけたし、耳鳴りがとりわけひどいときには彼は食事を断った。彼の旺盛な食欲を考えればこれは注目すべきことと言える。耳鳴りのほかにも、ヘンリーは胃痛や首の違和感など曖昧な症状を訴えた。スタッフは彼にどこがつらいのかただ尋ねても無駄だと知ったが、それは彼がつらい原因をすでに忘れているからだった。その代わり、彼らは「イエス」か「ノー」で答えられる質問をして対処せねばならなかった。彼がただベッドに横たわり、そのうち症状が消えるということも一度ならずあった。

ヘンリーは何十年にもわたって私の人生の一部であり、私は偏りのない研究者であらねばならなかったが、この愛すべき優しい男性を気にかけるなというほうが無理だった。一九八六年、ヘンリーがＭＩＴで六〇歳の誕生日を祝ったとき、わが研究室のメンバーとＭＩＴ臨床研究センターのスタッフは彼のためにパーティーを開いた。私たちが「ハッピー・バースデー・トゥー・ユー」を歌うと彼の顔が大きくほころび、それはケーキとアイスクリームを見たときも同じだった。私たちは彼の誕生日

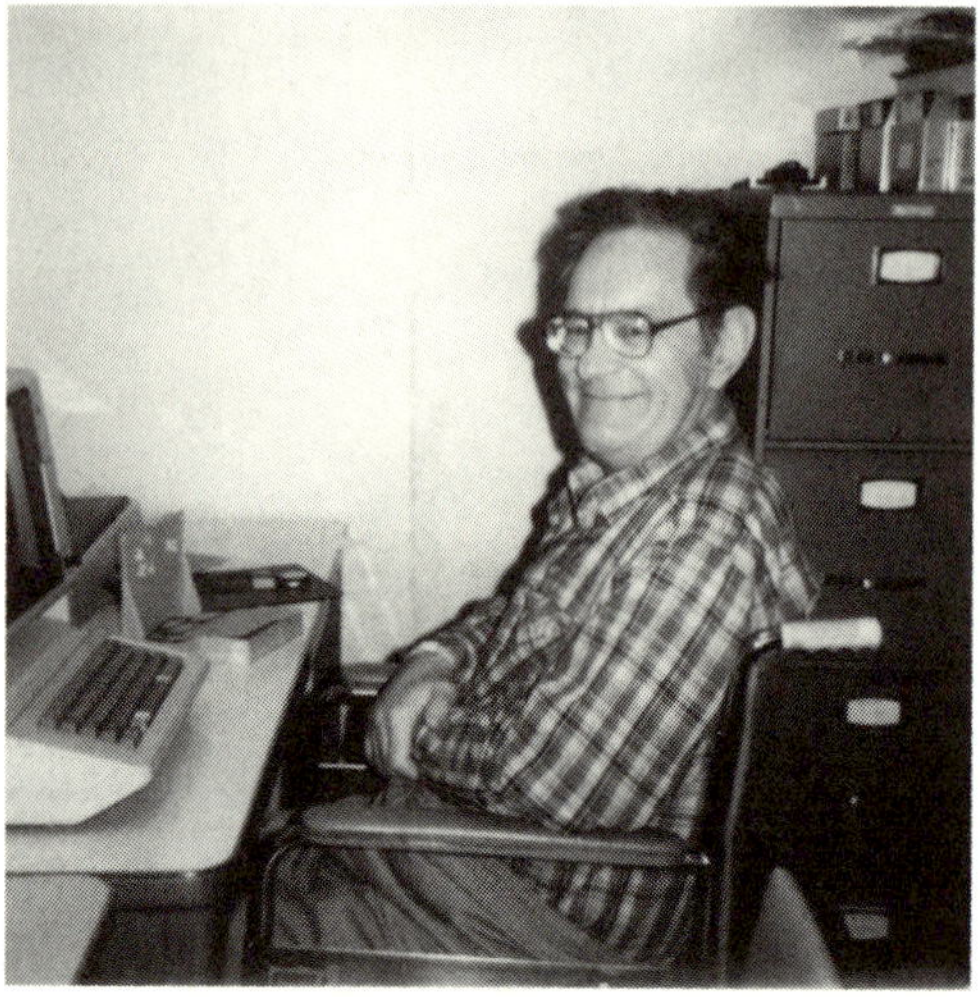

29.　MITで検査を受ける前のヘンリー（1986年）

を忘れず、クリスマスにはプレゼントを贈り、つねにクロスワードパズルが手元にあるようにして、彼が私たちのチームの一員と感じられるようにたえず努力した。彼の最期が近づくと、私は〈ビックフォード〉のスタッフに毎週連絡して彼の様子を尋ねた。

一九九〇年代をとおして、療養施設でのヘンリーの暮らしは良い日も悪い日もあった。彼は体調の良い日には介護者をいつものウィンクと笑みで迎え、悪い日には苦痛と不快感にうめいた。いつもの歩きぶりはさらにおぼつかなくなり、話や動きも緩慢になり、日常動作に他人の助けを必要とした。だんだん自分で動くのを嫌がるようになり、食事をするために食事室に行くにも車椅子で移動したりした。一九九九年、転倒してまた足首を骨折し、さらに自立が困難になった。それでも彼は二〇〇一年までは比較的健康に暮らしたが、その後はさらなる病気に見舞われた。骨粗鬆症や無呼吸症候群を患い、ときおり高血圧にも苦しんだ。死後に解剖報告書を読むと、定期的に医師の診断を受けていたにもかかわらず、彼がいくつかほかに疾患（アテローム性動脈硬化、腎臓病、大腸がん）を抱えていたのに、発見されずじまいだったことがわかった。ヘンリーは老いるにしたがって失禁したりトイレに通う回数も増えたりしたが、これらの疾患がその原因だったのかもしれない。七五歳になると、彼は所内の移動に完全に車椅子に頼りっぱなしになった。そのころですら、彼の知性とユーモアのセンスに変わりはなかった。二〇〇二年三月、ＭＩＴに来ていたときに、ある研究者がヘンリーによく眠れましたかと尋ねた。「それを確かめるために起きてはいませんでしたよ」と彼は答えたのだ。

二〇〇二年から二〇〇四年にかけて、ヘンリーはまだ正式な認知検査を受けるほどに心身ともに健康だった。運動能力が衰えたせいで、彼がＭＩＴに来るのは不便だったので、私たちが〈ビックフォード〉に出かけていって行動実験を行なった。この間《かん》、一連のＭＲＩ画像を撮るため、ヘンリーはマサチューセッツ総合病院マルティノス・センターに何度か出かけた。快適な移動を確保するため、彼は救急車で運ばれた。毎回日帰りで、私たちは彼を世話する人を二人雇った。最新のＭＲＩ技術のおかげで、これらの画像によってヘンリーの脳損傷が明確になり、老いた脳にかかわる新たな洞察も得られた。研究者たちはＭＲＩ画像を用いて彼の脳のコンピュータモデルを作成し、同年齢の健常な男性のものと比較しようと考えた。科学的な疑問は、ヘンリーの脳に起きた変化が対照者のそれと同等か、あるいは超えているかにあった。ヘンリーが老いるにしたがって出てきた疑問は、一九五三年の手術による損傷とは別に、彼の脳が加齢による疾患の兆候を見せているか否かだった。この情報を入手できれば、彼の脳内構造の全体像を知ることができ、高齢になってからの彼の認知能力を理解することができる。(2)

肉眼で見ても、正常な八〇歳の脳と正常な二〇歳の脳では大きな差がある。老いた脳は総容積が減り、液体が満ちた中央の空間――空洞――が大きくなる。この組織萎縮のため、谷――溝《こう》――が深く、山――回《かい》――が薄くなり、脳表面にある皮質のしわがより目立つようになる。しかし、容積の減少は全体に一様ではなく、加齢によって一部の領域が際立って萎縮する一方で、他の領域は比較的変化が少ない。現代のMRIテクノロジーのおかげで、一年という短いあいだに健常者に起きるこうした変化を発見できるようになった。健常な成人老年に脳萎縮が見られることから、自然な老化によってヘンリーの脳になにが起きるか推測がついた。わが研究室における研究によって、複雑な作業に正常な白質が重要であることも判明していた。(3)

それでも、科学的な疑問はまだいくつか残っていた。たとえば、こうした脳内の物理的変化は、特定の認知能力にどのような変化をおよぼすのだろうか。また、すでにわかっている老年期のどの変化が認知能力の消失をもっともよく説明するのだろうか。たとえ正常な老化でも、認知機能の衰えは避けられない。いちばん大きな影響を受けるのは、作業記憶――たとえば、レストランで一四人分の支払いを暗算によって一四で割って各自の支払額を決める――と、長期記憶――結婚式で出会ったすべての人の名前と続柄を覚える――である。記憶や認知制御など脳内で起きる複雑な過程は、特定の脳領域内および脳領域どうしの作用に依存する。連絡路として最適に機能するためには、白質路はつねにはたらく用意ができていて、正常であらねばならず、特定の領域内の白質に損傷があれば、その領域がかかわる認知能力に支障が出ると考えたほうがいい(4)。

私はヘンリーと連絡を取りつづけていたし、彼の介護記録も閲覧できたので、彼の人生の最後の三分の一に起きた出来事は良いことも悪いことも承知していた。二〇〇〇年までには、彼は緩慢に衰えつづけていた。もはや自力で食べるのが難しくなり、あるいはそうしたくないという可能性もあったが、それでも体重は増えつづけた。てんかん発作は減ったものの、若干の認知障害——たとえば、集中力の低下——が認められるようになり、指示の処理能力が落ちて、よく混乱を来《きた》した。身体の協調と頑健さが失われ、施設内での移動が難しくなって転倒を繰り返した。人間関係にも破綻が見られ、グループ活動に参加して人と交わるというより、一人で苛立ったり、怒ったり、強迫性の行動（トイレに通う）を取ったりすることが増えた。なにかと心配しがちで、我慢が利かなかった。本人も「ぼくはたえず苛ついている」と語っている。言葉が明瞭さを欠いていたのは、おそらく医薬品の過剰摂取のためと思われ、彼は古びた椅子にすわって時を過ごすことが多かった。ときどき酸素レベルが低下して、スタッフが鼻からチューブで酸素を送った。彼はたいていチューブを外してしまい、一度などは尿管に差し込んだ。

二〇〇五年、ヘンリーは何度か大発作を起こし、認知、運動能力がさらに衰え、すっかり他人の世話に依存するようになった。こうした障害をよそに、日常の生活は改善したかに見えた。週に二、三度はなんらかの活動に参加し、彼のチャートには「仲間に対してきわめて社交的」とある。彼はまだビンゴ、クロスワードパズル、ワードゲームを楽しんでおり、あるメモには彼は「愛想が良くて面白い——彼と話すのは楽しい」と記されている。けれども、すでにこのころまでにヘンリーは、認知能力の全体的な低下により認知症を発症していたと考えられる。

健忘症と認知症の違いはなんだろう？　手術後のヘンリーが経験したような純粋な健忘症では、記憶障害はあっても認知障害は認められない。これに対して認知症は、複数の認知能力——言語、問題解決能力、数学、空間認識——の悪化が相俟って起きる重い記憶喪失に特徴づけられる。認知症は加齢にともなう正常な変化をはるかに超えた疾患であり、二〇〇五年までにヘンリーは「健忘症＋正常な老化」から「健忘症＋認知症」へ移行していた。私たちはこれを示す神経学的証拠をＭＲＩ画像で確認している。

二〇〇二年から二〇〇四年にわたって行なわれたイメージング研究により、ヘンリーの老いゆく脳の状態がより明確になり、長年にわたる私たちの豊富な臨床観察を補足した。彼の手術がおよぼした影響は、加齢による変化と脳内の新たな異常によってさらに悪化した。ＭＲＩ画像には、灰白質と白質に小梗塞が認められたが、これらの小梗塞は手術とはかかわりがなく、老化関連疾患——おそらく高血圧による進んだ白質疾患——によって生じたと推測された。血液と酸素の欠如によって脳組織が死んだ領域は、高血圧による脳疾患に特徴的な領域だった。さらに皮質下の白質構造、たとえば視床（感覚および運動活動を統合する領域）、そして被核（前頭葉の下にある運動領域）にも小梗塞が認められた。こうした小梗塞の蓄積がヘンリーの認知症を招いたと思われた。彼の大脳皮質の厚さを対照者と比較したとき、彼の認知症と相関すると思われる変化がほかにもあるのが明らかになった。へンリーの大脳皮質は正常な同年代と比べてひどく薄くなっており、この現象は皮質全体に広がっていて、健常な老人に典型的に見られる、そうした現象が一部の領域におさまっているケースと好対照をなしていた。(5)

一九九二年および九三年のスキャン画像では、これらの変化の大半は発見されておらず、このことはこれらの変化が最近起きたことを示唆していた。健常な高齢者のＭＲＩ画像から、認知能力が脳の白質路の健全性に大きく左右されることを私たちは知っていた。つまり、正常な白質をもつ人ほど記憶検査の成績が良かったのである。このことを念頭に置き、わが研究室ではヘンリーの白質連絡網に注目した。すると、ヘンリーの白質には広範な損傷――正常な老化から生じる損傷より広域にわたり重症である――が認められた。拡散テンソルイメージングにもとづく解析によると、白質線維は構造的、機能的に一部損傷していた。手術による白質損傷も認められた。

私たちは、解剖されたヘンリーの脳のＭＲＩ画像を解析することで、彼の脳の白質を調べたいと考えている。トラクトグラフィー（訳注　拡散テンソルなどを用いた三次元表示法）という新しいツールを用いれば、特定の白質線維束を抽出して白質の損傷領域を同定できる。私たちはこの画像解析結果を、解剖された脳の実際の白質路を調べた結果と比較する予定だ。線維束損傷がもつ特性にもとづいて、マサチューセッツ総合病院神経病理科長のマシュー・フロッシュは、ヘンリーの手術による損傷が認められる白質路と、小梗塞による損傷が認められる白質路を見分けられるだろう。フロッシュがヘンリーの脳組織を神経病理学的に詳細に調べれば、ヘンリーの認知症がどういう性質のものであるか明白になるはずだ。ヘンリーの脳にかかわる多くの問いに対する答えを知るには、今後発表される顕微

鏡分析結果を待つしかない。(6)

私は一九八〇年代にアルツハイマー病を研究しており、そのときに脳の献体の重要性を知った。病気の確定診断は解剖しなければ得られないからである。ヘンリーに衰えが見えはじめると、私は彼の死後に脳を調べる準備を開始した。脳イメージングで多くを学ぶことはできるが、残された組織の状態を明確に知るには顕微鏡検査しかない。それが終わってはじめて、灰白質と白質のどの部分が手術で除去され、どの部分が残されたかを確定できる。さらに、加齢による異常と老化関連疾患についても記録できる。私はヘンリーと彼の法定後見人であるM氏(ヘリック夫人の子息)に、ヘンリーの脳を死後に調べることが重要である旨を説明し、ヘンリーに脳をマサチューセッツ総合病院とMITに献体してもらえるだろうかと打診した。二人は一九九二年に脳解剖の同意書を書いてくれた。

二〇〇二年、私はヘンリーの死後に進めるべき作業の段取りを整える初の会合を開いた。この計画に異なる専門分野の研究者を選んだのは、それで多くを成し遂げられると期待してのことだった。ヘンリーはすでに記憶にかかわる知識に多大な貢献をしてきていることから、最先端の技術を利用して彼の脳を画像化し、保存・分析し、情報を広く発信することで研究をさらに前進させたいと考えた。チームには、マサチューセッツ総合病院、カリフォルニア大学ロサンゼルス校、そしてMITのわが研究室から神経学、神経病理学、放射線学、システム神経科学の専門家が集結した。以降、七年にわたる協議でいくつかの重要な仕事と、それを行なうべき順序を決めた。

ヘンリーの死後に組織の劣化を防ぐには、できるだけ早く脳を採取することが不可欠であるのはわかっていた。この目的を果たすため、私たちは〈ビックフォード〉と協力して計画を練った。看護師か医師がヘンリーの死亡と死亡時刻を宣告したら、彼の頭部を氷で覆って脳を保存し、葬儀社に連絡して遺体を解剖前のスキャンのためにマサチューセッツ総合病院マルティノス・センターに移してもらう。関係者全員にヘンリーの遺体が搬送中であることを知らせる電話番号のリストも作成した。遺体がセンターに到着すると、それまでの担架から非磁性の小型担架に移し、スキャナに入れる。この間、ヒトの組織や体液にかかわる安全規定を遵守する。この生体内スキャン（頭部に収まった状態での脳イメージング）後、遺体をマサチューセッツ総合病院の死体安置所に運び、フロッシュがヘンリーの脳を頭蓋骨から摘出する手筈になっている。そのころには待機していた神経病理科の写真家が、遺体から取り出されたばかりのヘンリーの脳の初の写真を撮る。遺体は病理科の別の場所に移されて通常の解剖が行なわれる。脳を保存するため、神経病理科医が適切な薬液をあらかじめ用意しておき、いつでも対処できるようにしておく。いろいろ話しあった結果、私たちはヘンリーの脳を一〇週間保存し、その後ふたたびスキャンすることに決めた。3T（テスラ）スキャナ、7T（テスラ）スキャナのいずれを用いるかについて慎重に検討した結果、最終的に両方ということで落ち着いた。他の解剖脳のパイロットスキャンによって、この手法の安全性は確認済みだった。

さらに脳をボストンからカリフォルニア州サンディエゴまで輸送する計画についても協議を重ね、脳は輸送後ゼラチンに包埋《ほうまい》してから凍結し、顕微鏡観察のためにごく薄い切片にすることになった。これで、世界でいちばん有名な脳内部の実際のニューロンを見る準備が整う。内側側頭葉解剖学および神経病理学の専門家が選ばれた切片を染色して観察すれば、多大な成果が得られるだろう。数十年にもわたって解かれるのを待っていた、ヘンリーの脳にかかわる疑問にようやく答えが出るのだ。

ヘンリーの最期が近づいたころ、私たちの目標は自分たちが記録してきた彼の脳の異常と病態間の関連を理解することにあった。これらの解剖学的変化は衰えゆく精神状態を説明するものなのだろうか。私は毎年数種の認知検査をヘンリーに施しており、いつもマサチューセッツ総合病院マルティノス・センターの同僚を招いて彼の神経学的状況を更新していた。これらの例年の評価によって、脳内の加齢による異常——MRI検査で記録された——と複数の精神活性薬の毒性副作用による認知機能低下という明確なパターンが確認された。また脱水症状も、彼の低下した精神状態の一因である可能性があった。私はヘンリーがどれほど水分をとったか、あるいは医薬品の副作用などの他の要因がどれほど脱水状態の原因となったかを知らないが、彼が空腹や喉の渇きを訴えない傾向にあることを考えれば、水を飲みたいとは言わなかったであろうとは想像がつく。生前のヘンリーの臨床観察にのみもとづくなら、彼の認知症の原因を確信をもって特定することはできない。それはアルツハイマー病、血管性認知症、あるいは種々の異常の組み合わせのいずれでもありうる。

ヘンリーが七九歳を迎えた二〇〇五年の六月、私はMIT臨床研究センターで彼をしばしば診察し、彼をよく知る神経内科医と連れ立って彼に会いにいった。私たちが訪問したとき、ヘンリーの血圧は高く、体重は一〇〇キログラム近くあった。診察してみると、ヘンリーの話し方は若干不明瞭で理解しづらいとはいえ、五つの一般的な物体のうち四つの名を答え(「聴診器」を答えられなかった)、指示されると五つの身振りをして見せ(「敬礼」など)、相手の身振りを模倣できた。筋肉強度は低下しており、このことはとりわけ両脚に顕著だった。当時、ベッドや車椅子でのみ過ごしていることを考えるなら当然の結果だった。

神経内科医が診察を終えてから、私はヘンリーの車椅子の隣に立って、いくつか認知検査を行なった。うれしいことに、彼の数唱――即時記憶の範囲《スパン》――には変化がなく、まだ五個の数を復唱できた。私が「7、5、8、3、6」と言うと、彼は即座に「7、5、8、3、6」と答えた。こうした検査結果から言えるのは、最高の状態にあるときには、ヘンリーは注意を払い、指示にしたがい、適切な答えを返すことができるということだった。

これに意を強くした私は、彼に言葉の定義を尋ねていくことにした。彼が返した答えの一部は具体的で、このことは脳損傷のある人の一般的特徴に合致していた。たとえば、winter（冬）の意味を問うと、彼はcold（寒さ）と答え、breakfast（朝食）にはeating（食べる）と答える。しかし、他の言葉については、すばらしい定義をしてくれた。consumeには「食べる」、terminateには「終わる」、commenceには「始める」と答えたのだ。

次に、一般的な物体の線画を見せてその名前を答える彼の能力を評価した。この課題はしばしばアルツハイマー病で病状の進行状況を評価するときに用いられ、彼の意味知識、すなわち、言葉の意味を測定するものだった。四二枚の絵のうち、彼は半分以上で正しく答えたが、この成績は健常な対照者よりかなり低かった。なかには、境界線上にあるような答えもある。テニスラケットには「テニスに使うもの」、トボガンには「ボブスレー」と答えた。彼にこれらの絵がなにかわかったのは明らかだが、正しい名前を思い出すことはできなかったのだ。途中で彼がうつらうつらしていたことから考えて、私はこの成績の振るわなさに疲労が関与しているのは間違いないと思っている。とはいえ、ヘンリーの脳が一部の意味記憶を失っているのは明白であった。

ヘンリーの嗜眠性の一因が医薬品であるのはたしかだった。彼の医師は「ザナックス」「セロクエル」「トラドゾン」を処方していた。処方箋を見ると、これらの医薬品は動揺、不安、排泄にかかわる強迫観念、うつのために処方されている。こうした精神症状は健忘症とはかかわりなく、進行中の認知症と、当時はまだ診断されていなかった大腸がんに関連していた。人生のこの時期になると、悲しいことに彼は車椅子にすわった「薬屋」さながらだった。

二〇〇六年までには、ヘンリーはかなり衰えていた。いつもの神経内科医は前年から彼の病状に多くの変化を感じ取っていた。血圧は前年にはかなり高かったものの、いまは低かった。常時うとうとしているような状態で、五つの身振りのうち三つしか行なえず、腕の運動も限られていた。四肢の強度もさらに落ちた。この身体の衰えは、新しい小梗塞、脳変性、脳への血液供給に影響する心臓病、鎮静剤、あるいはこれらの要因の組み合わせによるものと考えられた。神経内科医は、〈ビックフォード〉でヘンリーを診ている医師に「ザナックス」「セロクエル」「トラドゾン」の服用を再検討してはどうかと進言した。ヘンリーは二四時間体制の介護を必要としており、毎日をベッドか高齢者用の車椅子で過ごした。この車椅子はリクライニング式なので、ふつうの車椅子より快適で体への負担が少なかった。ヘンリーは自力で食事できるときもあったものの、たいてい誰かの介助を必要とした。ときたまグループ活動に参加し、とりわけビンゴや毎日のコーヒータイム（体操もある）に参加した。ヘンリーはなにかに集中することはできたけれども、すぐに疲れた。

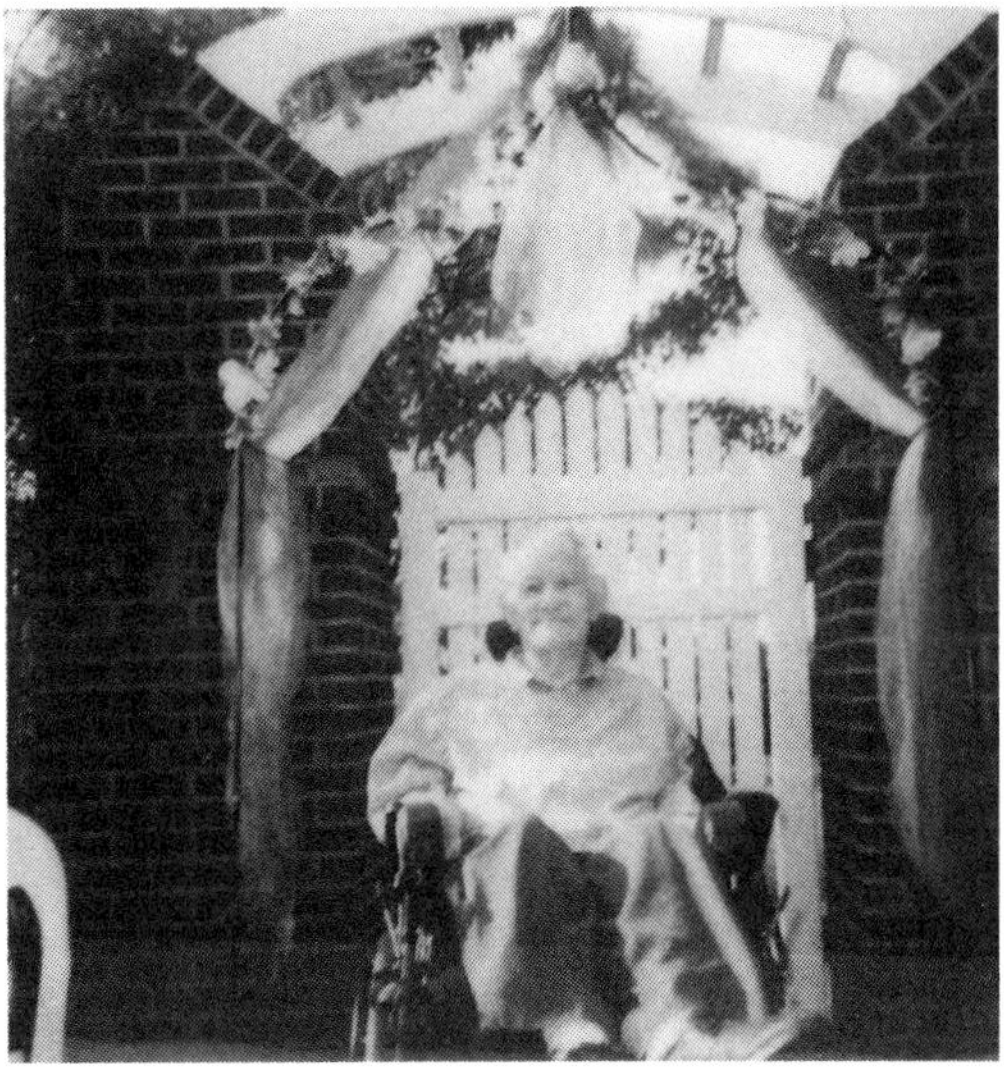

30.　〈ビックフォード・ヘルス・ケア・センター〉でのヘンリー

二〇〇七年までには、ヘンリーの嗜眠と混乱はその度を増していた。私たちが三時間かけて検査したところ、彼の注意力は完全に覚醒した状態から眠い状態へ変化し、ときどき目を閉じた。ただし相手と目を合わせるし、すばらしい笑みを返す。検査室に車椅子で連れてこられたとき、彼は四人の訪問者を興味深げに眺め、一人ひとりに笑いかけた。体調を尋ねると、右膝が痛むと答えた。過去に痛みを訴えた記録がほとんどないことから、この新たな痛みは彼がわざわざ訴えるほど激しいに相違なかった。身体検査すると膝がやや腫れて熱をもっていたため、神経内科医が「イブプロフェン」を処方し、脱水症状を改善するためもっと水分をとるよう促した。神経内科医がヘンリーの手の甲をつまむと、皮膚が水分を十分とっている人のように元に戻らず、彼が脱水しているのは明らかだった。まだ鎮静剤の量が多すぎるため、神経内科医は数種の医薬品の量を減らした。

このころには、ヘンリーの話し方はなめらかであるとはいえ限られていた。彼はほんの数語という短く簡単な文章を用いた。簡単な文章を読んで繰り返すこと、一般的な物体の名を答えることはできた。20まで数えるよう指示されると、11で止めてしまった。10から1ずつ引き算したり、アルファベットを言ったりできなかった。私の名前はすぐには出てこなかったけれども、「私の名はスザンヌです。私の姓を知っていますか」と尋ねると、彼は「コーキン」と答えた。「私の職業はなんですか」と訊くと、「Doctress（女医）」と答えた。認知症その他の疾患に苦しんでいながらも、ヘンリーがまだユーモアのセンスを失っていないのを知って心がなごんだ。「もうはたらいていないの？」と尋ねられると、彼はこう答えたのだ。「ええ、それだけはたしかですよ」

二〇〇七年でうれしかったことと言えば、ヘンリーのてんかんが治まっていたことだった。〈ビックフォード〉のスタッフは彼が大発作を起こすのを見なかったという。彼は人懐っこく、愛想が良くて、会話を好んだ。グループ活動に参加するには参加したが、刺激がないとすぐに眠りこけてしまった。ラウンジでよく音楽に耳を傾け、自室でテレビを観た。

私が最後にヘンリーに会ったのは二〇〇八年九月一六日で、例年通り〈ビックフォード〉を訪ねた折りだった。これまでどおり、マサチューセッツ総合病院のある神経内科医が同行してヘンリーの状態を記録した。訪問前に〈ビックフォード〉の医師が教えてくれたところによると、ヘンリーはこの一年でかなり衰えが進み、てんかん発作が増えたという。ヘンリーはすでに八二歳で、まだベッドや高齢者用の車椅子で過ごしていた。自力で食事することはできず、ものを嚙んでのみ込むのが一苦労だった。コミュニケーションは言葉より身振り手振りに頼った。私たちに会ったとき、彼は眠そうだったとはいえ、起こすことはできた。基本的にはなにも言葉を発しなかったが、訪問中に一、二語話そうとした。〈ビックフォード〉のスタッフは彼にとても愛着をもっており、彼がどんどん弱っていくのを悲しんでいた。私も思いは同じだった。

ヘンリーと私が、俗に「ザ・ニューロ」と呼ばれるモントリオール神経学研究所ではじめて会ってからすでに四六年たっていた。このあいだずっと、彼は私の中である位置を占めていた。ヘンリーは気づいていなかったけれども、私たちは互いが老いていくのを数十年にわたって見守ってきたのだ。私は彼の笑みと優しさに親しんでいき、彼がよく使う言い回しや逸話を自分でも言えるほどになっていた。わが研究室の多くの人にとってもまた同じように、ヘンリーを知りえたのは感動的な出来事だった。彼は私たちの文化に染み渡っており、私たちは気づくとヘンリー独特の言い回しで話していたりする。たとえば、私が同僚にその日のセミナーに出るつもりかと尋ねると、同僚は「あの、いまぼくは自分と議論しています。行くべきか、研究室に残るべきかってね」と答えたりするのだ。

記憶を持つことで得られる大きな恩恵に、互いを知る能力、というものがある。私たちは共有された経験と会話をとおして関係を深めていく。そして記憶する能力がなければ、このような関係が紡がれていくのを見届けることはできないのだ。ヘンリーは生涯で多くの友人を得たものの、これらの関係の真の奥深さを感じ取ることはできなかった。彼は他者をよく知ることができず、悲しいことに、彼を知るすべての人――そして全世界――に自分が永遠に変わらない印象を与えたことを知らなかった。

彼に最後に会った日、私は彼のかたわらに立って言った。「こんにちは、ヘンリー。スザンヌです。イースト・ハートフォード高校の古い友人よ」。彼はこちらを見上げて、かすかな笑みを浮かべた。私も笑みを返した。それから二カ月半後、彼はこの世を去った。

第13章　ヘンリーの遺産

二〇〇八年一二月二日、午後五時半になる直前、〈ビックフォード・ヘルス・ケア・センター〉の所長から電話があった。数分前にヘンリーが亡くなったという。私は帰宅したばかりで、知らせを聞いたときはまだ車の中にいた。ヘンリー――素直で笑みを絶やさなかった男性、もうずっと長いあいだ私の生活の一部と化していた男性――が旅立ってしまった。けれども、私に彼の死を悼む余裕はなかった。ヘンリーはもうこの世の人ではないが、いまだに貴重な研究参加者だった。ここ七年にわたって準備してきた脳の献体計画を実行するときがやって来たのである。私と同僚たちは世界でももっとも有名な脳を研究、保存する機会を得た。私たちの使命は困難が予想され、失敗は許されなかった。ヘンリーの脳をスキャンし、採取するのが第一歩だった。今夜は緊張を強いられる長い夜になると覚悟を決めた。

生涯をとおして、ヘンリーは無数の検査や試験を喜んで受けて科学のために尽くしてくれた。死後に彼の脳を検査することは、彼の忍耐強い貢献を締めくくる絶好のフィナーレになるだろう。ヘンリーは、生前研究し尽くした患者を死後に調べるというまたとない機会を私たちに与えてくれた。核磁気共鳴画像法（ＭＲＩ）検査はきわめて有用であるとはいえ、完全ではない。ヘンリーの健忘症の性質を真に理解するには、彼の脳を直接この目で見て損傷を記録するしかないのだ。ＭＲＩ検査では、損傷の程度を推測することはできても、それについて確としたことは言えない。彼の健忘症の解剖学的基盤を理解する日がようやく訪れたのだった。[1]

ヘンリー以前に脳が死後調べられた例は、少数の「古典的」な脳――その症例は機能局在にかんする歴史的洞察を与えた患者の脳――に限られていた。これらの前例は有益な情報を与えてくれたとはいえ、得られた情報は限られていた。ヘンリーの脳を調べることで、記憶の研究に先駆的な貢献を果たす機会が私たちに与えられたのだ。私たち研究者から成る専任チームの用意周到な計画にしたがって、五〇年にわたる詳細な行動研究の成果を、脳イメージング、保存、分析の最先端テクノロジーと統合することにより、一人の脳にかんするもっとも完全な情報が得られることになるだろう。

ヘンリーの訃報を受けてから、まだ車の中にすわったままで、私はカリフォルニア大学サンディエゴ校の若き研究者ヤコポ・アネゼに電話を入れた。マサチューセッツ大学と私との綿密な連携のもと、彼はヘンリーの脳を保存と研究のためにサンディエゴに搬送する役目を負っていた。ヘンリーが亡くなったら、ヤコポはボストンに来て解剖に立ち会う手筈になっていた。知らせを受けたヤコポはただちに深夜の飛行便を予約した。

私はバッグをつかむと部屋の階段を駆け上がって準備に入った。ヘンリーの死に備えて、私と同僚たちは、いざというときの連絡先と連絡を入れる順番のフローチャートを用意していた。私の助手がこのチャートを関係者全員のために財布ほどのカードにパウチ加工し、私は台所の壁にかかっている電話の下、車の中、オフィスにカードを置き、三台あるコンピュータ全部のデスクトップにデータを入れてあった。私は台所のカードを、やはりパウチ加工したヘンリーの解剖同意書と一緒につかんで、食事室のテーブルに作業場をつくった。

まず、ヘンリーの脳を取り出すマシュー・フロッシュに電話した。そのとき彼はハーヴァード医学部受験生の面接中で、彼の携帯電話は電源オフになっていた。返信をくれというメッセージを残しておくと、彼は面接後にすぐ電話をくれた。なにが起きたのかは想像がついたはずだった。彼は翌朝に解剖する準備をしておくことに同意した。私は脳の献体に必要な書類を揃えておくともう一度確約しておいた。

ヘンリーと彼の法定後見人であるM氏は一九九二年に脳解剖の同意書に署名していたが、私はヘンリーの死後に脳献体と解剖の同意をふたたびM氏から得たいと考えていた。同意の証人が必要なので、私は隣家に急いだ。何度かベルを鳴らすとようやく隣人が姿を現わした。「証人が必要なんです！」。私は急き込んで言い、事情をかいつまんで説明した。彼女はためらうことなく私の家まで同行し、ダイニングルームのテーブルの側に立って、電話のほうに身をかがめた。沈んだ心を奮い立たせ、私はM氏に電話してヘンリーがその午後亡くなったことを告げた。私がかけたのはM氏の夫人の電話で、夫妻はレストランで一〇代の孫娘と夕食中のところをこの電話で中断されたのだった。私の隣人が注意深く聞くなか、私はM氏に同意書の文面を一言一句読み上げ、彼はそれを私に向かって繰り返した。

彼は制限条項のない解剖許可を与え、マサチューセッツ総合病院が「摘出されたあらゆる組織ならびに器官」を研究目的に用いること、またその規定にしたがって廃棄することに同意した。私はM氏に感謝し、翌朝ヘンリーの遺体を安置所に移す前に、彼の脳を一晩かけてスキャンする予定であることを伝えておいた。

次に連絡を入れたのは、私の助手のベティアン・マッケイで、彼女はヘンリーの訃報を耳にすると衝撃を隠せなかった。彼の体調が思わしくないのは知っていたが、死がそれほど間近に迫っていると思ってはいなかったのだ。これまで何度も生命の危機に襲われてもかならずそれを乗り越えてきたヘンリーだった。私がヘンリーの脳のスキャンと採取に立ち会うあいだ、私の自宅で一晩過ごして世話の焼けるペットたちを見ていてくれないだろうかと彼女に依頼した。到着したベティアンはいつものテキパキした様子で犬と猫の世話に取りかかったが、つらい悲しみに暮れていたとあとで明かしてくれた。彼女は最近ヘンリーの看護師たちに彼がクリスマスになにが欲しいだろうかと尋ね、児童用の絵画セットを注文し、包装紙で包んで送ったばかりだったのだ。贈り物を開けたときの彼の驚いた笑みを想像していた。ベティアンや他の研究員たちはクリスマス前に彼を訪問し、彼の部屋用に小さなクリスマスツリーも持参するつもりにしていた。彼女がヘンリーをよく知っていたわけではないし、ヘンリーが彼女を覚えていたためしはないのだけれど、彼女はヘンリーがわが研究室の一員だと感じていたのだ。

電話の連絡網が広がり、チームはマサチューセッツ総合病院の、以前は海軍兵站部だった一四九棟にあるマルティノス・センターで落ち合うことに決まった。この国際的に有名なイメージングセンターが自宅の二ブロック先にあり、そこの職員として名を連ねていたのは幸運としか言いようがなかった。この施設は、脳構造と活動を撮像するために九機の強力なＭＲＩスキャナと一連の他のテクノロジーを備えていた。センターはまた生体脳の情報を得る新手法の開発でもずば抜けていた。

五時四五分ごろ、マルティノス・センターのスキャナプログラムを統括する生化学エンジニアのアンドレ・ファン・デア・クーベが、ヘンリーの訃報を受けた。まもなく、アンドレは若きイメージング研究者でわがチームの一員であるアリソン・スティーヴンスに会った。彼女は帰宅しようとコートを羽織っているところだった。

「すごいことが起きるのに帰るのかい？」と彼は尋ねた。彼女は困惑した表情を顔に浮かべた。どういうわけか、アリソンは知らせを受けていなかったようだ。

「Ｈ・Ｍが死んだ」と彼は言った。

「なんですって？」と彼女は叫んだ。「でも、電話の連絡網はどうしたの？」

あわてた彼女は、ほかに連絡が入っていない人がいないか調べた。以前ヘンリーの脳をスキャンしたイメージング研究者に「Ｈ・Ｍが亡くなりました」という短いメールを入れた。それから彼女は私が信頼を置くある院生に電話を入れた。その院生はヘンリーの遺体がすでに搬送中であること、八時半ごろに到着予定なので、体液の漏出に備えてスキャナベッドを覆う防水シートの準備が必要であることを彼女に伝えた。私たちの中に死体をスキャンした経験のある人は誰もいなかったので、あらゆる不測の事態に備えておきたかった。

私が八時にマルティノス・センターに着いたころには、イメージングチームは夕食をすませ、徹夜でヘンリーの脳をスキャンする用意が整ったところだった。コネティカット州から搬送中の遺体はもうすぐ到着するはずだった。私は近くまで来たら電話をくれるように運転手に頼んでおいたが、建物内では携帯がつながらないのに気づいて外に出て、長いダウンコート、フード、手袋で防備してボストンの寒空の下で霊柩車を待った。八時半ごろ、闇の中を角を曲がってまごついている様子の自動車に気づいた。私は自動車に向かって駆け出し、頭の上で両手を振った。

「スザンヌ・コーキンです。こちらです」

私は運転手を一四九棟のスロープに誘導し、そこではマサチューセッツ総合病院の警備員が待っていた。私の同僚たちが建物から出てきて運転手が担架を車から出すのに手を貸した。ヘンリーの遺体が霊柩車から姿を現わしたとき、遺体にパッチワークのキルトが被せられ、キルトには頭と足先を覆うフードがついているのが目に入った。わけはわからないながら、私はこの温もりの感じられる対応に心が慰められた。

幸いにも、建物内に人影はなかったので、入り口ホールを死体が運ばれていく光景に肝を潰す人はいなかった。マルティノス・センターの運営を統括する検査技師のメアリー・フォーリーは、ヘンリーの遺体の搬入許可をすでに警備担当から得ていた。彼女とラリー・ホワイトは、ずいぶん前にヘンリーをスキャンしたチームにいたことがあり、二人は強力な3T（テスラ）の磁石を使ったスキャナを収容する、「ベイ・フォー」というスイートで待っていた。このスイートが、ヘンリーの脳のさまざまなMRI画像を夜どおし撮影する場所となった。

円筒形のスキャナには、人を横たわらせるベッドを備えたトンネルがあった。スキャナ室の外には検査技師や研究者がコンピュータの操作部で窓越しに眺めながらスキャナを制御できる別室があった。ヘンリーがスキャナ室に入る前に、私たちは彼の遺体を非磁性の担架に移さねばならなかった。さもなければ、スキャナの強力な磁石が大きな金属の物体でも内部の空洞に吸着してしまうからだ。ヘンリーは大男だったので、私たちは彼をスキャナのベッドに移すために六人の屈強な男性を用意していた。

キルトの下のヘンリーの遺体は透明な袋に収められ、さらに黒い遺体袋に入っていた。わがチームは袋のジッパーを開けて頭部と胴体を露出させた。〈ビックフォード〉で脳組織を保護するために頭の周りに詰められた氷を取り去った。この部屋にいる同僚のなかには、これが有名なH・Mとのはじめての出会いだという者もいた。生前のヘンリーを知るデイヴィッド・サラトにとって、それははじめてヘンリーの無表情な顔を目にする瞬間だった。私たちはうわべこそ冷静沈着だったものの、内心は不安だらけだった。なにしろ、神経科学の記録に残る歴史的な出来事だったし、二度とやり直しは利かないのだから。

慈しみを込めて、チームはヘンリーの遺体を担架に持ち上げた。病気のために体重が減ったと見えて、彼を持ち上げるのは思っていたより楽だった。私たちは彼をスキャナ室まで運び、スキャナのベッドに移した。メアリーがボタンを押すと、ベッドはスルスルと磁石の穴へ吸い込まれていった。

私たちは生前のヘンリーの脳を何度もスキャンしていたけれども、死後のＭＲＩ画像を――まず生体内（脳が頭部に収まっている状態）で、次に生体外（専用の容器に入れられた解剖後の脳）で――

取得することが重要だった。死後のスキャンにはいくつかの利点がある。MRI検査で参加者が動くと画像に干渉するため、生きている人は動かないよう指示される。しかし、いくら協力的な参加者でも、検査技師は自然な動き――呼吸、血流、他の微細な動き――の補正をせねばならない。けれどもヘンリーはすでに死亡しているため、モーションアーチファクト（訳注　被験者が動くことで生じる画像の乱れ）が生じることもなく、きわめて鮮明な画像を得ることができる。生きている人のスキャンはさらに参加者の耐性によっても限られる。参加者は磁石の穴の中に閉じ込められるため、閉所恐怖症やいらいらした気持ちに襲われることもしばしばで、もっとも落ち着いた人でもスキャナに入っていられる時間はせいぜい二時間だ。その夜はこうした障害はなく、私たちはヘンリーを九時間にわたってスキャンし、これまで例を見ないほどの大量の生《なま》のデータを収集することができた。

バイオメディカル・イメージングの最終目標は、治療や研究の対象となっている特定の身体構造の詳細な画像を医師や研究者に提供することにある。人体は明確な境界や道路標識のある地図ではなく、組織や細胞の種類を区別するのが難しいこともよくある。ところがMRIはその区別を可能にするのである。参加者がMRIスキャナに入ると、その人は強力な磁場の中に置かれ、体内の水素原子の核スピンが磁場の向きに整列する。検査技師が磁場に特定の周波数のラジオ波を照射すると、核スピンが磁場の向きから一瞬ずれる。核スピンがふたたび磁場の向きに戻るときには生体組織の違いに応じて戻るタイミングが異なり、その差が信号化され、それが受信コイルで検知されて人体の画像になる。さらに勾配磁場をかけると、核スピンが操作されて画像の空間情報を符号化する（組織の位置を検知する）とともに、画像のコントラスト（明暗比）を変える。この一連の照射パルスと磁場パルスがM

Rシーケンスと呼ばれるものだ。MRシーケンスは被験者が磁石の中で経験する独特の音をもち、これらのシーケンスがそれぞれの組織に特徴的なコントラストをもつ画像を生成する。脳イメージングは、通常、脳組織——灰白質、白質、脳脊髄液、脳構造間の境界——の異なる性質を解明するために開発された種々のMRシーケンスを用いる。

一つ気にかかっていたのは、ヘンリーの脳画像を生成するのに用いる、照射パルスと磁場の傾斜を調整するパルスシーケンスが生体用のシーケンスと同じでいいのかという疑問だった。一カ月前、私はダナ財団の年次朝食会でヘンリーの症例について簡単なプレゼンをしている。財団はヘンリーの死後研究のために一部資金を提供してくれていた。プレゼンの最後に、もし死んだ人の脳のMRI検査をした経験のある人がいれば、どのようなシーケンスを使ったか教えてほしいと発言した。ある同業者が、スーザン・レズニックがボルティモア老化縦断研究の一環として、死人の脳のスキャンをしているから連絡してみてはどうかと教えてくれた。ヘンリーの脳スキャンを始める前にスーザンに電話すると、彼女は生きている人と死んでいる人のどちらの脳にも同じシーケンスを使うと教えてくれたので安堵した。これで私たちはより実験的な研究に進む前に、少なくとも通常の臨床スキャンから有用なデータを得ることができる。

わがMRIチームは、病院で生きている患者に行なわれる通常のスキャンから始め、次にヘンリーの脳の解剖学的詳細を示すスキャンを、解像度を一ミリメートルから数百マイクロメートル単位へ漸増しながら行なった。最後には脳細胞の大集団が見えるはずだった。画像が画面に映りはじめると、アンドレはその美しさに目を奪われた。脳構造間の境界が驚くほどくっきり写っているのだ。最大の解像度では、脳内の微小な血管壁――ふつうは血流によって歪む――すら死の静けさの中で容易にそれとわかった。またヘンリーの脳の左右両半球に損傷のために空いた空洞がはっきり認められた。

同僚たちがＭＲＩ検査のデータを収集しているあいだ、私は別の急を要する問題に取りかかった。チャールズタウンにある最寄りの葬儀屋が、ヘンリーの遺体を一四九棟から脳を採取するボストンのマサチューセッツ総合病院へと短距離搬送することに同意してくれていた。ところが、葬儀屋はいざとなって決行をしぶり、医師の署名のある死亡診断書がなければ遺体搬送はできないと言い出した。〈ビックフォード〉では署名をもらう前に遺体を急いで送り出していた。解剖が遅れると、脳が張りを失い、採取や保存に支障が出ることが懸念された。私たちはヘンリーを自分たちで担架に載せ、橋をわたって病院構内へ移すしかないと冗談半分で言ったくらいだ。そこで私はノースエンドを歩いていたときに葬儀屋を見たことを思い出した。電話をしてみると、夜遅くにもかかわらず男の声で返事があった。私はできるだけ威厳ある声をつくろい、チャールズタウンの海軍工廠から、マサチューセッツ総合病院の死体安置所に遺体を搬送せねばならないと事情を説明した。声の主は上司にはかってから、折り返し電話をくれるという。数分後、上司が電話をかけてきて、早朝までに霊柩車を手配すると確約してくれた。

夜明けまでには、同僚たちは一一ギガバイト分の脳画像を得ていた。この情報量がどれほど凄まじいかというと、生きている人の典型的なＭＲＩ画像は数百メガバイト程度で、それなら一枚のＣＤに楽に保存できる。しかし、その夜ヘンリーの脳から得た情報を全部保存するにはＣＤが一六枚必要なのだ。スキャナ――機械的な故障をすぐ起こす気難しい機械――が九時間にわたって動きつづけてくれたのは幸いだったと言わねばならない。あとでわかったことだが、スキャナはほんの数時間後に故障したという。

ヘンリーの遺体は、何百人という研究者が出勤する午前六時前に建物から搬出せねばならなかった。霊柩車は五時半に到着し、六時にはヘンリーの遺体をしっかり結びつけた担架が裏口からスロープに出て霊柩車内に運び込まれた。霊柩車がマサチューセッツ総合病院目指して走り出すと、私はわが研究室の元メンバーで、当時タフツ大学の医学生だった青年と一緒に自分の車に飛び乗った。私たちは西海岸から到着したヤコポをローガン空港まで迎えにいった。あとで教えてくれたところによると、ヤコポは機内でヘンリーにかんする独創的な論文数篇に再度目を通し、大学院で教わった解剖法を頭の中でリハーサルしたという。彼は、ヘンリーの脳の全容を示す大判ガラススライドとデジタル画像の解剖学的ライブラリーを、作成、保存、発信する計画について詳細を説明してくれた。

ローガン空港からの帰り道、スターバックスに寄ってエスプレッソで元気をつけ、フロッシュが待つマサチューセッツ総合病院へ向かった。解剖は私たち全員にとって記憶に残る学習経験になると思われた。ヘンリーの遺体は病院のウォーレンビルの地下室にある大きな冷蔵庫に安置されていた。私たちは、アンドレが前夜得たきわめて鮮明な画像の一部を収めたCDを一枚マシューに渡した。これらの画像はマシューが脳を摘出する際に参考になるだろう。彼はヘンリーの手術箇所に懸念を抱いていた。手術の傷によって脳がそれを覆う硬膜（脳と頭蓋骨を隔てる）に癒着した可能性があった。その場合、脳の組織片を少しも残さずに摘出することが難しくなる。手術箇所の組織が失われた場合、ヘンリーの脳からどれだけの組織が手術によって失われたかを示すたしかな証拠を提示できなくなる。

スキャン画像を見て、マシューは問題の箇所では脳と硬膜のあいだに相当量の液体が溜まっているのを見て安心した。彼は解剖室で参照するために数枚の画像を印刷した。

ウォーレンビルの地下室では、上級病理検査技師がヘンリーを解剖室へ運んだ。マシュー、ヤコポ、タフツ大学の医学生が加わり、さらに病理科の写真家も解剖記録のために加わった。みなの邪魔になるのを避けるため、私は隣の「クリーンルーム」にとどまったが、繊細な作業が進むのを巨大なガラス窓をとおして見ることができた。私はなるべくよく見ようと椅子の上に立っていた。

マシューはまずヘンリーの頭の頭頂部に一方の耳の後から他方の耳の後まで浅くメスを入れた。そこで頭皮を両方向に開いて頭蓋骨を露出させた。スコヴィルが数十年前にヘンリーの眉のすぐ上に開けた、二個の穿頭孔のかすかな痕跡が頭蓋骨の前部に見えた。これらの塞がれた孔は十分癒えており、マシューは孔に手こずることはなかった。次の仕事は頭蓋骨の頭頂部を外すことだった。とりわけ高齢者では、この部分は硬膜が頭蓋骨の表面に癒着するため、いちばん厚みがある。検査技師が、電気ノコギリを使って頭を横に一周する最初の切開をしたが、骨は最後まで切ってはいない。経験豊富な神経病理科医であるマシューが脳を傷つけることなく見事に切開を完了し、のみを使って頭蓋骨を外しにかかった。頭蓋骨がすんなり外れたので、私たちはほっと胸を撫で下ろした。マシューは自信たっぷりに解剖を進めているように見えたが、自分が汗だくになっているのを見られないように、わざと窓に背を向けていたと後日白状した。

マシューは前頭葉から硬膜をはがしはじめた。次に前頭葉を持ち上げて頭蓋骨から緩ませ、視神経を切断して脳を眼球から外し、頸動脈を切断して脳を循環系から分離した。これで脳につながっていた部分がほとんど外れ、彼は脳を片側からもう片側に寄せて両側の手術痕を見ることができた。硬膜が脳に癒着している箇所がとりわけ右半球に集中していることにマシューは気づいた。新しいメスを手に、彼はこれらの場所から慎重に硬膜をはがした。こうして後頭部まで進んでいくと、「ダイランチン」による小脳の萎縮のおかげで仕事がしやすくなった。マシューはこうして脳を傷つけることなく頭蓋骨から取り出し、大きな金属製のボウルに入れることができた。

解剖中、私はその場を離れ、九〇歳になるいまもマギル大学で研究を続けているブレンダ・ミルナーに電話した。ヘンリーが亡くなったことを伝えると、それは予想のつく事態だったので、彼女は落ち着いて聞いていた。私はまだ誰にもこの話は公表しないよう彼女に頼んだ。解剖が完全に終了してから、ヘンリーの死を公にし、メディアや科学界からの電話や電子メールに備えたかったのだ。脳が無傷で取り出されたとき、私はふたたびミルナーに電話して成功を伝えた。ヘンリーの貴重な脳が金属のボウルに無事収まっている光景を見るのは、自分の人生でもっとも心に残る充足した瞬間だった。この日のために私たちは何年もかけて計画を立て、一つの問題も起こさずに実行したのである。すべてを見届けた私たちは心が昂り会心の笑みを浮かべた。私は両手を頭上高く上げ、マシューに拍手を送った。

マシューは、ヘンリーの脳をクリーンルームに、解剖室とクリーンルームの双方に開く扉のついた冷蔵庫を通して移した。神経病理科のスタッフ全員がクリーンルームで私たちに合流し、写真家があらゆる角度から脳の写真を撮るなか、私たちはこぞって脳に目を凝らした。そこでマシューは脳底動脈の周りに糸を結び、その糸をホルマリンを入れた缶の柄に縛った。脳はホルマリン中に浮き、これで缶の底に落ちて変形する心配がなくなった。ホルマリンにつけると、脳は豆腐のような柔らかい状態からやや硬い粘土質になる。数時間後、マシューは脳を特殊なホルムアルデヒド溶液に移した。あらかじめ高濃度のパラホルムアルデヒドを購入して涼しい自室で保存し、その朝に缶一杯の新鮮な固定液を用意していたのだ。

マシューとヤコポをランチに連れていったあとは、人びとにヘンリーの死を伝える時だった。前夜スキャニングが行なわれていたあいだに、私は操作室にすわってラップトップコンピュータで彼の訃報を書いた。それはヘンリーの死についてゆっくり考えたはじめての機会だったし、彼が記憶の科学に果たした多大な貢献を手短にまとめる機会でもあった。私はMITのオフィスに行って、その訃報をわが学部の同僚、ヘンリーと一緒に仕事した元研究員、そして《ニューヨーク・タイムズ》紙のベテラン医学記者ラリー・アルトマンに送った。アルトマンはこの報を別の記者ベネディクト・C・カレーに転送し、カレーが二日後の二〇〇八年一二月五日付けの新聞の第一面にすばらしい死亡記事を書いた。この記事は神経学の世界であまりによく知られたこの患者を広く世に知らしめた。このときはじめて、ヘンリーの名前が一般に公開され、後見人の同意を得て、私たちは「健忘症患者H・M」がヘンリー・グスタフ・モレゾンであることを世界に公表したのだ(2)。

一〇週間後の二〇〇九年二月、ヤコポはこれから行なう予定の生体外イメージング中に、保存された脳を収容するためのプレキシガラス製の容器を携えてボストンに戻った。マルティノス・センターのイメージングチームは、まず、ヘンリーが亡くなった夜に使用したのと同じ3Tスキャナを用いた。

ここでスキャンされたものが、生前の脳の形状と、ごく薄い切片に切られたあとの最終的な形状とのあいだを結ぶことになる。脳組織は薄く切ってガラススライドに載せると伸びたり変形したりする恐れがある。こうしてあらかじめＭＲＩ画像データを得ておくことによって、脳スライドの変形を測定、補正し、ヘンリーの脳の元の構造に一致させることができる。

さらに私たちは、ヘンリーの脳を７Ｔの磁石――現在人体に使用されるなかでもっとも強力な磁石のひとつ――をもつスキャナで撮像することになっていた。これでおおかたの研究者が目にしたこともないような、詳細で正確なヒトの脳の画像が得られるだろう。私たちがヘンリーを亡くなったその夜にこのスキャナに入れなかったのは、彼の脳には手術で使用された止血用の金属クリップがまだ残されていたため、これほど強力なスキャナ内ではクリップが過熱して脳に損傷を与えることが懸念されたからだった。マシューが解剖でクリップを取り除いたので、保存された脳にはすでにその心配はなかった。ヤコポは、クリップがなくても、７Ｔの磁石が発生する熱によってヘンリーの脳が損傷するのではと案じた。彼を安心させるため、アリソンが他の脳の組織で試験し、脳の温度が上昇するにしても、その温度差はせいぜい三度程度であると判明していた。この程度の熱なら完全に安全なはずだった。

７Ｔの磁石は３Ｔの磁石より小さなヘッドコイル（頭部専用の開口部）をもつ。したがって技術上の問題は、ヘッドコイルに入るくらい小さいが、保護の目的でホルムアルデヒドを浸した綿にくるまれたヘンリーの脳を収められるほどの大きさのある容器をつくることだった。ヤコポがサンディエゴから持ち帰った容器は大きさについては申し分なかったものの、ヘンリーの脳をくるんだ綿の中に気泡が閉じ込められた。これらの気泡は生体外イメージングでは技術的問題となった。気泡は実際より大きく写り、周りの脳組織がぼやけてしまうのだ。残念なことに、この障害は私たちがいちばん詳細に調べたい側頭葉領域で起きた。

長い週末に三回スキャニングセッションを行ない、イメージングチームはヘンリーの脳の情報をすべて収集したので、次は脳をカリフォルニア大学サンディエゴ校に送って切片を作成する番だった。二月一六日、私はマルティノス・センターでヤコポに会った。ヤコポは、氷に包まれた小さな容器にヘンリーの脳を収めたクーラーを携え、入り口ホールで待っていた。公共放送サービス（ＰＢＳ）のクルーが合流し、マサチューセッツ総合病院から飛行機の搭乗口までの移動を撮影した。私たち全員がワゴン車に乗り込み、プロデューサーは前の助手席にすわって、アシスタントが運転した。カメラマンは真ん中の座席から後ろを向き、後部座席にいるヤコポと私、そして何事も起こらないように二人のあいだにしっかり挟まれたクーラーを撮影した。

ワゴン車がローガン空港の縁石で止まると、歓迎の一行――運輸保安庁とジェットブルーエアウェイの代表者とローガン空港の通信連絡課長――が待ち構えていた。この一風変わった持ち込み荷物のために道筋をつけるのが大切と考えた私は、一カ月前にローガン空港のアメリカ合衆国国土安全保障省の顧客サポート品質向上マネジャー宛に送った手紙で、ヒトの脳をボストンからサンディエゴに運びたいので協力していただきたいと申し出ていた。脳がどのような状態で運ばれるか、またヤコポが飛行中その荷物に付き添い、到着後は大学の彼の研究室まで運ぶことも説明しておいた。ヤコポの学部の学部長も手紙を書き、ヤコポが彼の学部の一員であることを確認し、今回の使命がきわめて重要であることを強調した。空港内を歩くとき、私たちは有名人さながらだった。撮影クルーが私たちの移動を撮影するなか、人びとは私たちを見つめ、私たちが何者で、なぜ撮影されているのかといぶかった。搭乗検査の場所では、制服姿の女性が私たちに近寄り、脳がX線にさらされないようにクーラーをあちら側までお運びしますと申し出てくれた。安堵した私たちは、検査を普通に通り抜け、クーラーを受け取った。

飛行機に乗り込むときがやって来ると、ヤコポと私は撮影用の形式的な挨拶を交わした。私はクーラーを搭乗口まで運んで床に置いた。私たちは互いに微笑んでハグした。彼はクーラーを持ち上げ、飛行機に向かって歩き、一度だけ振り返って手を振った。普通に考えれば、ヤコポはホルムアルデヒドに浸された脳を収めたクーラーを運んでいるただの科学者にすぎない。けれども彼が運んでいるものは私にとって大切きわまりなかった。ヘンリーの脳が行ってしまうのを見るのは悲しい。それは彼と私の最後の別れだった。

ゲートをＰＢＳのクルーと離れるとき、私は飛行機に目をやった。ヘンリーにとっていちばん印象深い少年時代の思い出は、ハートフォードの上空を三〇分飛んだ経験だった。もし最後の旅が大きなジェット機に乗って四〇〇〇キロメートル飛ぶことだと彼が知ったなら、大喜びしたことだろう。この瞬間がなにかの区切りを告げているかのようだった。

ヘンリーの死から一年後の二〇〇九年一二月二日、私はカリフォルニア大学サンディエゴ校の研究室にいた。ヤコポが、ヘンリーの脳をヒトの髪の毛の太さほどの厚さ——七〇ミクロン——の切片に切断する準備をしていた。研究用の脳は通常大きなブロックかスラブに切り、さらに顕微鏡観察のために薄い切片に切る。ヘンリーの脳はブロックには切らず、前方から後方へ脳全体の縦断面を得るように切る。脳はホルムアルデヒドと糖の溶液に浸漬されていた。こうしておくと糖が脳組織に染み込み、切片作成のために脳を凍結するときに氷の結晶ができるのを防いでくれる。凍結する前に、脳はゼラチンに包埋《ほうまい》され、大切な脳の形が崩れないように配慮された。切片作成時には適切な温度を慎重に保つことが肝要になる。ノコギリの刃できれいに切れるように冷たくしなければいけないが、組織が壊れるほど冷たくてもいけない。

この作業が始まったとき、誰もが興奮し不安に感じてもいた。この五三時間におよぶ作業中、ときおり訪問者が現われた。《ニューヨーク・タイムズ》紙のベネディクト・カレーが、記憶研究におけるこの記念すべき瞬間を取材するため飛行機で駆けつけた。ヤコポはさらに学内の識者数人をこのイベントの見学に招待し、そのなかには著名な神経学者のヴィラヤヌル・S・ラマチャンドラン、神経哲学者のパトリシアとポール・チャーチランド、卓越した神経科学者のラリー・スクワイアがいた。作業は果てしなく続くので、会議室には研究室のメンバーや訪問者のためにもてなしの品々――軽食とおいしいイタリア風のケーキ――が用意されていた。ヤコポは作業を記録するカメラクルーも雇っていた。彼らは部屋にカメラ数台を設置して作業をウェブ上でライブ配信し、三日間を要した作業のあいだに四〇万人がこの歴史的出来事を見ようとサイトを閲覧した。

切断するためにゼラチンに包埋されてから凍結された脳は、ミクロトームと呼ばれる、きわめて精緻なミートスライサーのような電子機器に固定された。脳を冷やしつづけるため、技師たちがチューブをとおして液体エタノールを脳周辺の隙間に流し込む。黒い手袋をはめたヤコポがミクロトームの前にすわる。刃が氷の塊を切断するたび、脳組織とゼラチンの精細な一巻きが現われ、彼はそれを大きく硬い絵筆で優しく拾い上げて、分画された容器のくぼみ《ウエル》に入れる。容器は製氷トレイのようなもので、溶液が満たされていた。ヘンリーの脳は前方が上向きに置かれ、上部に設置された一六メガ画素のカメラが各切片を切り出す前の脳表面を撮影し連番をつけていった。各切片は対応する番号のウェルに入れられた。脳は前方から後方――前頭極から後頭極――に向かって切断された。プロジェクトは刺激的であるとはいえ、何千枚という脳切片を切り出して保存する骨の折れる作業は単調だった。それでも、劇的な事態が起きないというのはすべてが順調であることにほかならなかった。

二〇一二年一二月現在、保存されたヘンリーの脳は、すでにマサチューセッツ総合病院の神経病理科医によって調べられ、同病院マルティノス・センターの研究者によってスキャンされ、カリフォルニア大学サンディエゴ校で七〇ミクロン厚の切片に切断されている。私と同僚たちは、これらの異なる研究を統合することによって、マサチューセッツ総合病院で最終的な神経病理学的検査を行ない、答えを必要とする多くの研究課題を提示したいと考えている。

いったんこの仕事に取りかかれば、私たちはどの内側側頭葉構造《ないそく》がヘンリーの脳に残されていたか、またそれがどれほど残されていたかを確実に知ることになるだろう。海馬や扁桃体の残っていた部分は機能を果たさなかったが、隣接する皮質――嗅周皮質と海馬傍皮質――の残っていた部分は機能していたかもしれなかった。これらの残された記憶組織の状態を知ることで、ヘンリーが意外な知識

（たとえば、手術後に引っ越した家の間取りを描くことができた）をもっていた理由が突き止められるかもしれない。また内側側頭葉に連絡していた領域――脳弓、乳頭体、側頭葉外側の新皮質――の構造や組織に手術が与えた影響も突き止めたい。内側側頭葉構造以外にも一部の脳領域が正常な人の陳述記憶を支持することが知られており、さらなる疑問は、そうした領域――視床、基底前脳、前頭前野、膨大後部皮質――ならびに手術で除去されなかった非陳述記憶領域――第一次運動野、線条体、小脳――の構造や組織にかかわってくる。ヘンリーのＭＲＩ検査によって、彼の小脳がひどく萎縮していることが判明していたが、これで他のどの領域が手術の影響を受けたかもわかるだろう。

ヘンリーの脳から切り出された二四〇一枚の切片は凍結され、現在は保存溶液に浸されている。一部の切片は、およそ一五センチメートル四方という大判のガラススライドに載せられ、さまざまな手法で染色されて細胞や脳構造の解剖学的境界（たとえば、損傷の境界）の細部を示すために用いられる。これらのうちさらに一部は、一九世紀および二〇世紀初頭の神経病理学者が正常な脳構造を画像化する（ニューロンを同定し、その組織や連絡を強調し、脳領域を互いに連絡する白質路を示す）ために開発した染色剤によって染色される。他の切片は二〇世紀末および二一世紀初頭に開発された抗体――アルツハイマー病やパーキンソン病などの疾患マーカーとなる異常蛋白を検出する蛋白質――を用いる手法によって染色される。こうした手法の組み合わせにより、ヘンリーの脳組織に見られる異常を慎重に分析すれば、広範な新しい情報が得られるだろう。今後の研究によって、彼が死亡時に患っていた認知症の種類、小梗塞の正確な位置、手術が与えた影響（手術箇所に隣接する領域、および除去された構造につながっていたが、手術箇所からは離れた領域双方について）が明らかになるだろう。

切片作成時に得られたデジタル画像は、ヘンリーの脳の巨大な三次元モデルの作成に使われ、このモデルはいずれインターネット上で公開されて誰でも見ることができるようになる。彼の脳は、カリフォルニア大学サンディエゴ校におけるデジタル・ブレイン・ライブラリー・プロジェクトの中心的存在となる。プロジェクトは、この先一〇年で一〇〇〇人の脳とプロフィールを収集し保存する予定になっている。死後になっても、ヘンリーは科学に画期的な貢献をしつづけるのだ。

ヘンリーの遺産には多くの側面がある。彼を直接研究したために、私たちは一つの神経症例にかかわる最大でもっとも詳細な情報――スコヴィルとミルナーの伝説となった研究、数十年にわたって行なわれた無数の検査結果、彼の日常を綴った私たちの記録、生前と死後双方における彼の完璧な脳画像、彼の実際の脳の貴重な切片――を蓄積してきた。一つの脳にかかわるこの驚嘆すべき大量のデータは、それだけでもヘンリーの遺産を神経科学史に対する重要な貢献とするに十分だが、彼が与えた影響はそれにとどまらない。彼の症例は、他の種類の健忘症や記憶喪失に関連する障害を数知れぬ研究者が研究する契機となった。さらに、私たちがヘンリーについて学んだことがきっかけとなり、何代にもおよぶ基礎研究者が記憶のメカニズムの研究に励み、ヒト以外の霊長類その他の動物のための多数の研究手法を生み出した。これらの大いなる進歩のおかげで、研究者は基礎科学ならびに臨床科学のあらゆる課題に挑戦することができた。ヘンリーの症例は並外れて実り多い記憶研究の時代を招来し、その勢いはいまだにとどまることを知らない。

エピローグ

〈ヘンリーが他界して一週間、〈ビックフォード〉からさほど遠くない、コネティカット州ウィンザーロックスにある聖メアリー教会で、M氏夫妻が彼の葬儀を執り行なった。教会の玄関では、彼の遺灰が入った骨壺が花々に囲まれて白い台の上に置かれていた。骨壺の前面には十字架と「愛すべきヘンリー・G・モレゾンの思い出に――一九二六年二月二六日〜二〇〇八年一二月二日」というメッセージが刻まれていた。そばに写真コーナーが設けられ、彼の生涯の歩みを伝えていた。少年の日のヘンリーは、一方の脚を折って椅子にすわり、カメラに向かって微笑んでいる。威厳あるセピア色の肖像は二〇代のものだ。老いて白髪になったヘンリーは白いシャツとネクタイ姿で車椅子にすわっている。そしてヘンリーの家族や若きころのヘンリーの写真もあった。

葬儀はささやかなもので、ヘンリーに近しかった者だけが参列した。私はヘンリーに弔辞をささげる役目を仰せつかり、彼の手術とそれに続く画期的な研究の数々について述べた。またヘンリーが科学に貢献できるよう手を尽くした人びとについても触れた。リリアン・ヘリックや、彼女の息子でヘンリーの幸福を見守る責任を母親から受け継いだM氏、そして〈ビックフォード〉のスタッフなどだ。「これらすべての善良な方々が彼の人生を明るく照らしてくれました。そして彼もまた他の人びとの人生を明るく照らしたのです」と私は述べた。私はさらにヘンリーの人柄――すばらしいユーモアのセンス、聡明さ、独特の口癖――についても話した。

私は弔辞を次のように締めくくった。「私たちの多くにとって、彼を失うのは家族を失うのと同じでした。私や同僚たちは彼と知り合えたことを誇りに思います。今日、彼が世界と私たちを変えたことに尊敬と感謝の念をささげつつ、私たちは彼にお別れします。彼の悲劇は人類に対する贈り物でした。皮肉なことではありますが、彼が忘れ去られる日は永久に訪れないでしょう」

ミサがすむと、私たち全員で隣の教会ホールに移りレセプションになった。〈ビックフォード〉のあるスタッフと私の助手が、サンドウィッチとクッキーを用意してくれていた。葬儀にはマサチューセッツ総合病院の、ヘンリーの脳画像を取得し、脳を保存する作業を終えたばかりの同僚数人も参列していた。ヘンリーをしのび、お茶やコーヒーを飲み、目の回るような睡眠不足の一週間のあとで一息入れる、格好の息抜きとなったことだろう。以前ヘンリーの研究に参加した三人の元研究員、〈ビックフォード〉のスタッフや患者たちもその場にいた。

レセプション後、私たちは埋葬のためにイースト・ハートフォードに行き、ヘンリーの両親が眠る大きな墓石まで広い芝生を歩いた。両親の名の下に彼の名と生年月日が刻まれていた。これで彼の没年月日が刻まれることになる。葬儀屋が墓の準備を整えており、ヘンリーの遺灰を収めた骨壺がギリシャ風の白く短い支柱に載せられた。助祭が故人をしのぶ言葉をささげるあいだ、私たちは骨壺の周りに小さな半円を描いて立った。ともに祈りをささげましょうという言葉に、私たちは頭《こうべ》を垂れヘンリーのために祈った。

ヘンリーが亡くなった翌日、私はこのことを知らせる簡単な電子メールを他の記憶研究者たちに送った。彼らがこのメッセージを他の人びとに転送し、訃報はアメリカとヨーロッパ諸国の科学者たちにまたたく間に広まった。それからの数週間、私は世界中の同業者から心温まる哀悼の辞や、ヘンリーを讃えるメッセージを受け取った。またメディアからはヘンリーにかんするインタビューや記事執筆の依頼も受けた。

ヘンリーの科学に対する貢献を讃えてくれた同業者もいた。イェール大学心理学部のある教授は、ブレンダ・ミルナーと私にこういう私信をくれた。「H・Mにかんするあなた方の研究について知ることは、私がこの職業に就いたばかりのころに、認知と記憶にかんする私の考え方の方向性を決めるにあたって大きな影響を与えました」。他の大学で教職にある人びとのなかにはその日の授業でヘンリーを追悼するつもりだと明かした人がいたし、私の研究室のOBたちはひとしきりヘンリーの逸話で彼を偲んだ。たとえば、サラ・シュタインフォルトは〈ビックフォード〉のヘンリーの部屋で彼と一緒にすわり、ジョン・ウェインの映画を最後まで観たことがあった。ヘンリーはそのあいだずっと興奮気味で、「これ知っている、知っているよ」と言って、自分の銃コレクションのことを話してくれた。映画が終わっても、彼はしばらく興奮冷めやらぬ様子だったという。

また以前技術助手だった人物がある院生に悪ふざけを仕掛けたことも知った。ヘンリーにはリハーサルすることで情報をより長く記憶にとどめておく能力があり、彼女はこの能力を利用したのだった。彼女はこう記している。

覚えていらっしゃるでしょうか。ヘンリーは冗談を言って人をからかうのが大好きでした。そこで私は、これからジョンが検査のために部屋に入ってくるから、彼が入ってきたらまず驚いたような顔をして、そこで彼が誰かわかったふりで「こんにちは、ジョン」と挨拶するよう言い含めておきました。数分練習してから、私は大急ぎでヘンリーとの検査セッションのためにジョンを部屋に連れてきました。ヘンリーはとても演技とは思えない表情で、言われたとおりごく自然に挨拶しました。ジョンの驚いた顔と言ったら！　ヘンリーと私は大笑いしました。

私とヘンリーには四六年におよぶ絆がある。これまで感傷的な発言はしてこなかったとはいえ、彼は私にとって大切な存在になっていた。ヘンリーの死後、ＭＩＴのある歴史学者が私に宛てた電子メールで私の気持ちを慮ってこう書いた。「このたびのことでは大きな喪失感を味わわれたことでしょう。特別な結びつきでしたから、それがもつ意味は言葉にはできません。それでも、あなたがいらしたことで彼の人生は大きく変わったはずですし、彼もまたあなたの人生になにかをもたらしたことと拝察します」。けれども私がヘンリーに対して抱く気持ちは主として知的なものだ。さもなければ、マサチューセッツ総合病院の地下室で椅子に上り、彼の脳が巧みに取り出されるのを目《ま》の当たりにして興奮したりはしないだろう。私にとって科学者としての自分の役割はつねに明確そのものだった。

それでも、私はヘンリーに対して思いやりを感じていたし、彼と彼の人生観に敬意を抱いてもいた。彼は実験の参加者以上の存在だった。彼は共同研究者——記憶の理解という大きな目的を共有するまたとない仲間だったのだ。

彼にはじめて会ってから、彼の両親が他界し、彼自身も年老いて体調が思わしくなくなるにしたがい、私と同僚たちは彼をより良く知るようになり、大切な存在と感じるようになった。研究室に育まれた家族愛はいつしかヘンリーにもおよんだ。私たちは彼のためにカードや贈り物を送り、誕生日を祝い、ＭＩＴ訪問の際には好物を揃えておいた。私は彼が適切な医療行為を受けられるよう手を尽くし、信頼の置ける思いやりある後見人を見つけた。ヘンリーは覚えていないけれども、彼が私や同僚の研究に参加していたころ、私たちは彼から多くを学んだし、彼は私たちにとって特別な存在だった。このことを本人が知ってくれていたことに私は心から安らぎを覚える。それが彼に充足感と自尊心を与えてくれたのだ。

ヘンリーが遺してくれたものは科学の域を超え、芸術と演劇の領域にまでおよぶ。二〇〇九年、彼の死後まもなく、ロサンゼルスの芸術家で映画制作者のケリー・トライブが一六ミリ映画『Ｈ・Ｍ』を制作した。映画は、俳優、私のインタビュー、私たちが使用した実験装置の画像、そしてヘンリーをとりまく世界を収めた写真を用いて彼の症例を追った。公開時には、一本のフィルムが二機並べられた映写機を通り過ぎるという仕掛けによって、同一の映像が二つのスクリーン上に二〇秒遅れという、ヘンリーの短期記憶の持続時間に合わせた時間差で投影された。トライブの斬新な映画はニューヨークのホイットニー美術館で隔年開催されるホイットニービエンナーレ二〇一〇というイベントで特集され、《ニューヨーク・タイムズ》紙のホランド・カーターはこの映画に「比類なき試み」という賛辞を贈った。同じ年、マリー＝ローリー・テオデュールがH・Mにかんする七ページの写真や図版をふんだんに用いた記事を制作し、フランスの科学誌《ラ・ルシェルシュ》夏号に発表した。彼女は彼の手術とその後の研究を正確に記載したものの、ヘンリーをスーツとドレスシャツとネクタイでめかしこんだ痩身の紳士として描いた。二〇一〇年、ニューヨークを拠点に活躍する心理学者にして劇作家のヴァンダが、彼女のヘンリー像を劇的に描いた『患者、H・M』を初上演した。翌夏、エジンバラ・フェスティバル二〇一一では、厚さ七〇ミクロンのヘンリーの脳切片を指す『二四〇一個の物体』と題する舞台が上演された。この芝居は、「アナログ」という劇団が手がけたもので、ヘンリーの術前および術後の感慨深い人生の軌跡を描いたものである。《サイエンティフィック・アメリカン・マインド》誌は二〇一二年七月に一ページの、ヘンリーの症例が与える科学的なメッセージを正確に伝える写真入りの記事を掲載した。

ヘンリーと彼の物語に心惹かれる人びとは増えつづけており、インターネットはまさに彼らのためにあるようなものだ。ネット上で「Henry Molaison」を検索すると、六万二〇〇〇件以上のページがヒットする。ヘンリー・モレゾンは、ウィキジン（Wikizine）（ユーザーが作成・編集するインタラクティブ・マガジン）に登場するトピックの一つでもある。カーツワイル・アクセラレーティング・インテリジェンス（Kurzweil Accelerating Intelligence）というブログにはH・Mにかんするページがあり、アミユージング・プラネットやブレイン・オン・ホリデイなど他のサイトでもヘンリーにページを割いている。ヘンリーに対する驚くばかりの関心の深さは、彼の忘れがたい人生の証しと言える。

ヘンリーを対象にした私の研究は行動測定やデータ解釈の詳細に焦点を合わせることが多かったが、もちろん彼の物語は社会により大きな問題を投げかけるものである。いったい私たちはヘンリー・グスタフ・モレゾンの人生をどうとらえるべきか。彼は医学実験のために人間性を一部なりとも奪われた悲劇の主人公なのか。あるいは脳の理解を前進させた英雄なのか。

ヘンリーのことを考えれば考えるほど、これらの問いに答えるのはますます難しくなる。現代の神経外科医で、スコヴィルがヘンリーに行なったのと同じ手術をする人はただの一人もいないだろう。実際、手術の結果が判明してからは、スコヴィル本人が同じ手術をしないよう他の医師に警告している。けれども、前頭葉ロボトミーや両側の扁桃体摘出術など、より効果の疑わしい精神外科的処置とは違って、ヘンリーの両側側頭葉摘出は特定の重症疾患の治療を企図したものであり、実際に彼のてんかん発作は軽減した。さらに、ヘンリーの手術は長期にわたって成果を上げてきた実験的手術の医学的伝統に沿ってもいた(1)。

医師や患者は往々にして難しい選択を迫られるが、記憶喪失など悲惨な結果を招く処置をしてはならないというのが神経外科医一般の一致した意見である。ワイルダー・ペンフィールドが、自分の二人の健忘症患者、F・CとP・Bにかんする論文でこの点に触れている。「私は外科医としての責任をきわめて真剣にとらえている。スコヴィル医師にしても同じであることを私は承知している。われわれは、障害や死の危険性と患者が救済される可能性をつねに秤にかけねばならないのだ」。ヘンリーの手術から二〇年後の一九七三年には、スコヴィルが精神外科について《ジャーナル・オブ・ニューロサージャリー》誌にこう書いている。「破壊的な外科手術であっても総合的に見れば機能改善をもたらすならそれは正当化される。反対に総合的に見て機能改善が認められないなら、それは正当とは見なされない[2]」。

健忘症はてんかん発作軽減のためなら許される範囲の犠牲だろうか。おおかたの人なら迷わず「ノー」と答えるだろう。けれども、ヘンリーが手術前のようにてんかん発作を起こしつづけた場合、はたして彼が八二歳まで生きられたかどうかは保証の限りでない。てんかん発作そのものが悲惨な結果に結びついたかもしれず、極端な場合にはヘンリーは発作による損傷がもとで死んだかもしれないのだ。また薬剤抵抗性てんかん患者は心臓や血管に異常が見られることが多く、この場合には突然死を起こすこともあり、発作を繰り返すと神経損傷にいたるという証拠がある。さらにヘンリーのてんかん発作は、呼吸など重要な機能に障害を起こして彼を死に追い込んだかもしれない。あるいはてんかん発作重積状態――三〇分以上にわたって発作を起こす――にいたるという不幸な結果となった可能性もある。この生命をも脅かしかねない状況は医学上の緊急事態と言わねばならず、積極的な治療をしても心不全その他の合併症によって患者は死亡することもある。この意味において、ヘンリーの手術は大きな成果を上げたと言える。したがって、彼の生活の質《クオリティ・オブ・ライフ》は健忘症によってひどく低下したとはいえ、てんかん発作が手術前と同じ頻度で起きた場合よりかなり長生きできたのではないかと想像できる。スコヴィルはヘンリーの記憶を奪ったとはいえ、彼の命を救ったと言えるのかもしれない[3]。

あとから振り返ってみるなら、現在では誰もヘンリーが受けたものと同じ手術を行なう人はいないだろうが、結果を予見できない状況で手術に踏み切ったスコヴィルの行為は正当化されるだろうか。多くの場合、医学は患者と医師がリスクを承知の上でなにかに挑戦することで前進する。こうした一か八かの状況はそう頻繁にあるものではなく、動物でもヒトでも完璧に安全であるとわかっている医薬品の臨床試験に参加するのが一般的だ。けれども、患者はともかく医師を信頼してすべてを託すこともある。現在私たちが一般的と考えている手術――臓器移植、人工心臓埋め込み、冠動脈バイパス手術――もみな当初は実験的手術に参加するボランティアの存在に頼っていた。

どんな手術にもリスクはつきものであり、脳のように複雑で壊れやすい器官の場合にはリスクは高い。より厳格な医療倫理コード、ますますその度を増す訴訟社会、正式な学術分野としての生命倫理学の確立などによって、大衆も医療関係者も思い切った措置にどれほど正当性があるか見定める必要があることに目覚めてきた。現在の私たちは個々の脳領域やそれが果たす役割についてより豊富な知識をもち、精神疾患や神経疾患を治療するために脳外科手術にできること、できないことを区別できる。それでも、実験的手術が倫理上の問題を問われる事態は後を絶たない。新しい処置や機器にかんする規則はヘンリーの手術が行なわれた時代に比べれば現在でははるかに厳しいとはいえ、きわめて実験的な手術が厳格に規制されているとも言いがたく、外科医は十分な規模で行なわれた臨床試験や動物研究で得られたデータに依存することなく個々の患者の治療方針を決めることがままある。

ヘンリーがしたように、あまたの患者が結果は未知数であることを承知の上で手術に踏み切る。こうした人びとは予想もしなかったような恩恵を社会にもたらすことがある。手術後に研究に参加したヘンリーのおもな動機は他人の役に立ちたいというものであり、その希望はかなえられた。たとえば、ヘンリーの死後、側頭葉てんかんの患者で、Ｈ・Ｍの話を読んで私に連絡をくれた女性がいた。彼女はてんかん発作を軽減するために左の海馬と扁桃体を除去する処置について検討していた。無数の難治性てんかん患者が片方の側頭葉を一部除去する手術で良好な結果を得ている。けれども両側の海馬を除去することが記憶機能の喪失という取り返しのつかない結果になることを、ヘンリーは私たちに教えてくれた。本書で触れた健忘症患者、Ｆ・ＣとＰ・Ｂは、左の海馬を外科手術で切除し、右の海馬がすでに損傷を受けていたためにヘンリーと同じような結果になった。このような悲劇を二度と繰り返さないために、てんかん手術を検討する患者の多くは現在では両半球を片方ずつ非活性化する検査を受ける。この検査によって外科医は各半球における言語と記憶機能が正常であるか否かを調べる。この検査——以前は和田検査と呼ばれたが現在ではｅＳＡＭ（etomidate speech and memory）検査と呼ばれる——は手術が不幸な結果に終わるのを未然に防いでくれる。たとえば、患者が左半球が眠っているあいだに記憶試験で間違いを犯したとすれば、外科医は右の海馬を除去しない。なぜなら右の海馬の除去は両側の海馬除去と同じ結果になるからである。

　先に触れた女性は二〇〇八年に次のように書いてきた。「一四階のオフィスにすわっていたときのことです。私のオフィスの窓からはコネティカット川と、私が生まれた年にモレゾンさんが手術を受けたハートフォード病院が見えました。私は彼の死を悲しむとともに、彼が与えてくれた知識に感謝してもいます。彼がいてくれたからこそ、私の神経内科医たちは私に和田試験を施し、左の海馬を除去する前に右の海馬が機能しているか否かを確認すべきだと知ったからです」。彼女は一九八三年に左側頭葉ロベクトミーを受けた結果、現在ではてんかんの症状に悩まされることもない。

ヘンリーは他の患者のためになったばかりでなく、数知れぬ神経科学者のキャリアに影響を与えた。私はボストン小児病院の著名な神経内科医であり臨床遺伝医でもある人物に取材し、記憶研究が将来どの方向に発展するか尋ねてみた。話の最後に彼は、ヘンリーがどれほど自分の研究に影響したかを興奮気味に語ってくれた。「多くの神経科学者の例に漏れず、私がいま神経科学の分野で仕事をしている大きな理由はH・Mでした」と彼は言う。「私はバックネル大学という小さなリベラル・アーツ・カレッジに進学し、とても幸運なことに私が学部生のときにブレンダ・ミルナーがやって来てセミナーを開いたのです。当時私は生理心理学を学んでいました。彼女はなんと私たちの生理心理学のクラスに来て講義したのです。この経験が私の脳裏を離れることはありませんでした。これが私が記憶障害や認知障害に関心を抱いた大きな理由です。私は記憶の仕組みを理解したいのです」

ヘンリーは脳の理解に途方もない変化と発展があった時代に生きたが、彼自身はそのことをまったく記憶できないでいた。彼がはじめて科学的探究の対象となったとき、脳イメージングはまだ存在していないも同然で、私たちは紙と鉛筆でデータを集めたものだった。一九八〇年代には、認知検査はかなりコンピュータ化され、一九九〇年代になるとMRI検査によって彼の脳構造や脳機能を視覚化できるようになった。ヘンリーが亡くなったころには、私たちは彼の脳をさらに高い精度で調べられるようになっていた。私たちがヘンリーを研究しはじめたとき、私たちはみな心理学部に属しており、神経科学は独立した学問分野ですらなかった。二〇一〇年一一月までには、神経科学はすばらしい学問分野に成長し、サンディエゴで開催された神経科学学会の第四〇回年次大会には三万人を超える神経科学者が世界中から駆けつけた。私はこの大会で記憶の科学に対するヘンリーの貢献について講演するよう依頼された。これほど彼の人生を記念するのに絶好の機会もほかにないだろう。

現代の神経科学者が利用できるおびただしい数のテクノロジーには、目を見張るものがある。研究者はニューロン内およびニューロン間の分子の相互作用を探り、生体脳内の大規模ネットワークの活動を観察し、ゲノムをスキャンして神経疾患の遺伝的基盤を見きわめ、脳構造ならびに脳機能の複雑なコンピュータモデルを構築することができる。いまや細胞を研究して大量のデータを収集する膨大な数のツールがあるのだから、私たちはこれらのツールを一人の個人に応用すればどれほど多くを学べるかを忘れてはならない。一人の患者を時を追って慎重に調べることにより、私たちは個々の脳が健康なときも病めるときも生涯をとおしてどう機能し変化するかにかかわる知識の穴を埋めることができる。私たちのヘンリー研究が一例である。

ヘンリーの症例が画期的であるのは、記憶形成が脳の特定の部位に局在することを示したからである。彼の手術以前には、医師や科学者は脳が意識ある記憶の座であると主張したものの、陳述記憶が限定された領域に局在するという確たる証拠を持ち合わせてはいなかった。短期記憶を長期記憶に移行させるには、側頭葉深部にある特定の脳領域が不可欠であるという因果関係についての証明をヘンリーは私たちに提供してくれた。ほかならぬスコヴィルの手術によって、ヘンリーはこの短期記憶を長期記憶に移行させる能力を失ったのである。時間と労力を私たちの研究室や世界中の他の場所でボランティアとして提供してくれたヘンリーと大勢の他の患者との数十年にわたる研究にもとづき、私たちは現在、より多くのことを知っている。短期記憶と長期記憶は異なる脳回路が担う別個の過程であり、特定の出来事の記憶（エピソード記憶）と事実の記憶（意味記憶）はどちらも前向性健忘症では欠損し、意識をともなう学習（陳述記憶）は健忘症患者では起きないが、意識をともなわない学習（非陳述記憶）は通常その限りでない。さらに、正常な海馬は結婚式の詳細を鮮やかに思い起こす（想起）ために不可欠であるが、ただ顔を認識したり、文脈の中に置いたりする（熟知性）だけのためなら不可欠ではない。さらにヘンリーは、健忘症発症以前に貯蔵された情報を思い出して認識する能力が、その情報がエピソード情報であるか意味情報であるかによって異なることを教えてくれた。つまり、特定の出来事の細部（自伝的エピソード記憶）は失われても、外界にかかわる一般的知識（意味記憶）は保持されるのである。ヘンリーの症例は、死後に脳研究の目的で献体することの意義を明確にした。死後の脳研究は、研究者が特定の学習過程や記憶過程を担う脳構造にかかわる自分の仮説や考えを、生きている患者を対象に検証するために欠かすことができないのである。

二〇〇五年以降の驚嘆すべき技術進歩のおかげで、記憶形成を支える認知および神経メカニズムの地図を個々の脳細胞レベルでつくることが可能になった。神経科学の領域は技術進歩による一連の変化を経験している。いまや私たちは生きている脳内で起きている不可思議な出来事まではっきりと観察することができる。高度な技術は新たな種類の情報を与えてくれるだろう。たとえば、光遺伝学テクノロジーは遺伝子を用いて特定のニューロンを高精度に制御できる。分子エンジニアリングは神経活動を迅速かつ直接に読み出すことを可能にする。コネクトームを使えば、脳の神経網を構成する一〇〇兆個の細胞の結合状態の地図を作成できる。これと平行して、認知科学者は記憶過程の細分化と組織化にかかわる理論的枠組みを構築中であり、いずれ研究者は正確に定義された計算を個々の脳回路に結びつけられるようになるだろう。

これらの新規なテクノロジーはそれぞれにすばらしいとはいえ、より重要なのはこれらがすべて集結したときになにを達成できるかにある。脳全体の解剖学的詳細を行動から細胞までの複数レベルで地図に描き、情報を蓄積するという作業を数十年にわたって行なってきた科学者は、ようやくこれらすべての情報を結びつけて全体像をつかもうとしている。記憶研究の分野で私たちが知りたいのは、思考や事実などというつかみどころのないものが、脳内の生きた組織に何十年にもわたってどのようにして存在できるのかという問いだ。神経科学の最終目標は、脳内の何十億個というニューロン（それぞれにおよそ一万個のシナプスをもつ）がどのように相互作用して心を生み出すのかを理解することにある。

もちろん、私たちがこの目標を完璧に達成することはない。この言葉をキーボードで打ち込みながら、私は自分の混雑した脳内でなにが起きているかを考える。私のニューロン網は私が学んだ複雑な技術的情報をいったいどのようにして整理し、思考や視点にまとめ上げ、最終的に指でキーを押して言葉に変えるのだろう？　混沌の中から脳が簡単な文章をつくり上げるのはなんと驚異的なことか。雑音だらけの脳の活動がどのようにして思考や情動、行動に変わるのかを、私たちがすっきり説明できることは永遠にないだろう。けれども、この目標の壮大さがかえってその追究を楽しくしてくれる。この試練が聡明な冒険者やリスクをものともしない人をこの分野へ惹きつけるのだ。たとえ脳のはたらきを完全に理解するという望みは永遠にかなわないのだとしても、真実のほんの一部でも学ぶことができるなら、自分というものの理解に一歩なりとも近づいたことになるのである。

謝辞

ヘンリー・グスタフ・モレゾンは、五〇年以上にわたって幅広い研究活動の対象でありつづけた。研究は一九五五年にモントリオール神経学研究所のブレンダ・ミルナー研究室で始まり、一九六六年にMITに移った。一九六六年から二〇〇八年にかけて、一二二人におよぶ医師や科学者が、わが研究室のメンバーあるいは他の組織の共同研究者としてヘンリーを研究した。私たちはみな彼について研究できるのがどれほど稀有なことであるか承知しており、研究に対する彼の熱意に深く感謝していた。彼は記憶の認知および神経組織について多くを教えてくれた。本書に記したヘンリーの研究は、この五〇年にわたる探究にもとづいたものである。

MIT臨床研究センターを五〇回にわたって訪問したヘンリーは、多数の看護師から、あるいはリタ・ツェイの監督のもとではたらく調理スタッフからVIP扱いを受けた。彼らがヘンリーに与えた手厚い介護は多大な称賛に値する。最後の二八年間、ヘンリーは〈ビックフォード・ヘルス・ケア・センター〉という長期療養施設で暮らし、そこで愛情のこもった介護を受けた。ヘンリーの日常にかんする詳細な情報は施設のスタッフから得られ、彼らが提供してくれた情報が本書の物語を豊かにしてくれた。ヘンリーについて疑問が湧くたび、アイリーン・シャナハンはどんな些細な疑問にも答えてくれた。私はそのことに感謝している。メレディス・ブラウンは、施設でのヘンリーの詳細な記録を二八年分整理し、重要な部分を巧みにまとめ上げてくれた。

大切な提案や訂正をしてくれた多くの方々にも深く感謝している。それらの方々は、ペイモン・アショーリアン、ジーン・オーガスティナック、キャロル・バーンズ、サム・クック、デイモン・コーキン、レイラ・デ・トレド＝モレル、ハワード・アイケンバウム、グーピン・フェン、マシュー・フロッシュ、ジャッキー・ガネム、イザベル・ゴーティエ、マギー・キーン、エリザベス・ケンシンガー、マーク・マップストーン、ブルース・マクノートン、クリス・ムーア、リチャード・モリス、ピーター・モーティマー、モリス・モスコヴィチ、リン・ナデル、ロス・パステル、ラッセル・パターソン、ブラッド・ポストル、モリー・ポッター、ニック・ローゼン、ピーター・シラー、レザ・シャドメヘル、ブライアン・スコトコ、アンドレ・ファン・デア・クーベ、マット・ウィルソン、デイヴィッド・ジーグラーである。聡明な彼らの率直で的確な助言のおかげで、本書は見違えるようになった。

記憶研究に対するヘンリーの貢献と将来の方向性にかんする意見を述べ、その記録に喜んで同意してくれた神経科学者にもおおいに感謝している。私はこの刺激的な内容を第14章として本書に収めようと考えていた。残念なことに紙面の都合でそれはかなわなかったけれども、私は彼らに深く感謝している。それらの方々は、キャロル・バーンズ、マーク・ベアー、エド・ボイデン、エメリー・ブラウン、マーサ・コンスタンティン＝ペイトン、ボブ・デシモネ、ミシェル・フィー、グーピン・フェン、ミッキー・ゴールドバーグ、アラン・ジャサノフ、インシ・リン、トロイ・リトルトン、カルロス・ロイス、アール・ミラー、ピーター・ミルナー、モーティマー・ミシュキン、クリス・ムーア、リチャード・モリス、モリス・モスコヴィチ、ケン・モヤ、エリザベス・マレー、エリー・ネディヴィ、ラッセル・パターソン、トミー・ポッジョ、テリー・セジュノウスキー、セバスチャン・スン、マイク・シャドレン、カーラ・シャッツ、エディー・サリヴァン、ムリガンカ・スール、ロッキー・テイラー、リー＝フェイ・サイ、クリス・ウォルシュ、マット・ウィルソンである。これらのインタビューを迅速かつ正確に速記してくれたレヤ・ブースにもお礼申し上げる。

　歴史的な情報については、モントリオール神経学研究所のブレンダ・ミルナー、ビル・フィーンデル、サンドラ・マクファーソンとの会話や電子メールなどに依《よ》った。マリリン・ジョーンズ＝ゴットマンは一九七七年に自らヘンリーにしたインタビューの内容を惜しげもなく教えてくれた。アラン・バデレー、ジーン・ゴットマン、ジェイク・ケネディ、ロナルド・レッサー、イヴェット・ウォン・ペン、アーサー・レーバー、アンソニー・ワグナーは、記憶にかかわる認知および神経過程にかんする洞察を与えてくれた。ミリアム・ハイマンは古代ギリシャ語の高度な知識を与え、エミリオ・ビッチは脳外科手術について教示し、ラリー・スクワイアは専門用語について助言してくれた。エディー・サリヴァンは一九八〇年代に私たちが開発し使用した検査プロトコルの再構築に協力し、メアリー・フォーリーとラリー・ウォルドはヘンリーが他界した長い夜の顚末の記録に手を貸してくれた。ハートフォードの著名な建造物などにかんする情報を提供してくれたハートフォード歴史センターの所長にして、ハートフォード公立図書館のハートフォード展示物専任キュレーターでもあるブレンダ・ミラー、ハートフォード公立図書館ハートフォード歴史センターにおける各プロジェクトの時代考証にあたるビル・ファウデに感謝する。MIT科学図書館では、ピーター・ノーマンが私たちに便宜を図ってくれた。ヘンリーの記念すべき飛行体験については、パイロットで飛行インストラクターのサンドラ・マーティン・マクダナーから有益な話をうかがった。ヘレンとボブ・サックならびにジエルジュ・ブジャキは、親切にもヘンリーにかんするオフブロードウェイ舞台のレビューを送ってくれた。

図版や写真については、ヘンリーの後見人であるM氏、ロバート・エージュミアン、ジーン・オーガスティナック、エヴリナ・ブサ、ヘンリー・ホール、サラ・ホルト、NOVA／PBS&ホルト・プロダクションズのプロデューサー、ベティアン・マッケイ、アレックス・マックウィニー、ローラ・ピストリノ、デイヴィッド・サラト、アンドレ・ファン・デア・クーベ、ヴィクトリア・ヴェガ、ダイアナ・ウッドラフ＝パクの手を煩わせた。

本を書くという長期間にわたって私の力になってくれた人びとにも礼を言わないではいられない。ベティアン・マッケイは私の主任助手だが、なにより私の友人で命綱である。私の仕事に対する彼女の貢献を語ろうとすれば、これと同じくらい長い本をもう一冊書かねばならないだろう。私が必要とするものがなんであれ、彼女はかならず応えてくれた。私は彼女の寛大さにいつも感謝している。三〇年以上にわたって私の同僚であるジョン・グロウドンは、この本がまだプロポーザルだった段階から最終稿になった段階まで賢明な助言を与えてくれた。有能な編集者のキャスリーン・リンチは、各章に一度ならず目を通し、洞察力に富む意見と出版一般のあらゆる側面について助言をくれた。

多くの友人が励ましてくれた。記憶に残る夕食のひとときを過ごしながら、リサ・スコヴィル・ディットリッヒは、私たちの楽しかった幼少時代を思い起こさせてくれた。私の元学生やポスドクたち、ほかにもエドナ・バギンスキ、キャロル・クライスト、ホリデイ・スミス・フック、デイヴィッド・マーゴリス、ケリー・トライブ、スティーヴ・ピンカーは本書に惜しみない賛辞を送ってくれた。コネティカット州のスーザン・サフォード・アンドリュース、ボビイ・トパー・バトラー、ベッキー・クレーン・ラファティ、ナンシー・オースティン・リード、パット・マッケンロー・リノ、パリのドリス・ウェルター、ジャン＝クロード・ウェルターとカリン・ウェルター、そしてボストン海軍工廠ピア・セブンのすばらしい隣人たちはまたとない触発を与えてくれた。つねに支えになってくれるスミス・カレッジの同窓生たちにはとても感謝している。

ＭＩＴの脳および認知科学学部の同僚たちにもお礼の言葉を述べたい。何十年におよぶ彼らとの交流で私は計り知れないほどの恩恵を受けており、彼らの並外れた研究に励まされ感化されてきた。さらに科学とはおよそ関連のないトリビア的な情報を求める私の電子メールに迅速かつ快く答えてくれた、この学部のすばらしい院生やポスドクのみなさんにも感謝したい。

愛情、励まし、称賛を与え、私を謙虚にしてくれる私の子どもたち、ザカリー・コーキン、ジョセリン・コーキン・モーティマー、デイモン・コーキンに心からありがとうと言おう。この子たちとその家族が私のエネルギーと喜びの源だ。この本を書いて得た喜びの一つが、ジョセリンが優れた編集能力の持ち主だという発見だった。彼女は草稿の多くに綿密に目を通し、他の人が気づかなかった無数のエラーを見つけた。彼女の力によってヘンリーの物語は見違えるようになった。彼女に心から礼を言いたい。他の家族——ジェイン・コーキン、ドナルド・コーキン、そしてパトリシアとジェイク・ケネディとその家族——の汲めども尽きぬ関心と熱意に感謝する。

この本を書くという私の夢を達成するにあたり、ワイリー・エージェンシーの協力があったことは幸運だった。エージェンシーの才能ある熟練スタッフはそれぞれに際立った仕事ぶりを見せてくれた。とりわけ、ひときわ優れた仕事仲間のアンドリュー・ワイリー、スコット・モイヤーズ、レベッカ・ネーゲル、クリスティーナ・ムーアに感謝している。

ペルセウス・ブックス社のララ・ハイマート、ベン・レナルズ、クリス・グランヴィル、ケイティ・オドネル、レイチェル・キングには、編集および出版にかんしてひとかたならぬ助力を賜った。彼らの眼識と忍耐に、そしてヘンリー・モレゾンの人生ならびに記憶の神経科学に対する熱意に感謝の意を表する。

訳者あとがき

いきなりで恐縮だが、一分前の出来事を思いだせないと想像してほしい。そして、その状態がずっと続くと考えてみてほしい。一時間前も、一カ月前も、一年前も、一〇年前もわからないと想定していただきたい。イメージが湧いただろうか。

本書の主人公H・Mは、二七歳のときにてんかん治療の目的で実験的な脳手術を受け、麻酔から覚めると記憶力を失っていた。手術後は新しい記憶をつくれなくなったのである（正確に言えば、すべての種類の記憶が形成できなくなったわけではなかったが、そのことを解明したのはこの本の著者スザンヌ・コーキン博士であった。詳細は本文をお読みいただければと思う）。いずれにしても、手術後のH・Mはいわゆる「ものを覚えられない」状態にあった。二〇〇八年に没すると、ヘンリー・モレゾンという彼の実名が公表された。ヘンリーはじつに五〇年あまりという長い歳月を記憶に障害を負ったまま生きたことになる。本書はそんなヘンリー・モレゾンという一人の健忘症患者の物語であるとともに、この数十年で目覚ましい発展を遂げた「記憶の科学」の物語でもある。

著者のスザンヌ・コーキン博士は、マサチューセッツ工科大学（ＭＩＴ）脳および認知科学学部の神経科学名誉教授である。博士の研究室は、人間の記憶を支える生物学的基盤と認知過程の解明を二大テーマに掲げる。コーキン博士はまだ大学院生のころに、カナダのモントリオール神経学研究所にあるブレンダ・ミルナーの研究室で各種の認知実験に携わった。ヘンリーにはじめて会ったのもこの研究室だったという。その後、ＭＩＴに自身の研究室をもつようになってからは、ヘンリーの症例研究を一手に引き受けた。彼女はヘンリーその他の患者を対象に研究する一方で、ヘンリーが人として尊厳ある暮らしを送れるよう心を砕いた。

そんなコーキン博士の研究者としてのキャリアは、奇しくも神経科学が長足の進歩を遂げた時期と重なっていた。博士が最初にＭＩＴにやって来たとき、そこに神経科学部があったわけではなく、彼女はさまざまな分野の研究者が集う心理学部に属した。その彼女に与えられた仕事が、神経疾患患者のための研究室新設だったというから、神経科学全盛の昨今の状況とは隔世の感がある。こうした神経科学の発展には、核磁気共鳴機能画像法（ｆＭＲＩ）や核磁気共鳴画像法（ＭＲＩ）など各種の脳イメージング手法や遺伝学の急成長が寄与したものと思われる。しかし本書を読むと、ヘンリー・モレゾンという一人の健忘症患者の症例研究が、神経科学の発展に果たした役割もまた大きかったことが伝わってくる。

最初の問いに戻れば、コーキン博士は本書で次のように述べている。

五〇年にわたって健忘症を患ったヘンリーの人生――最初は両親とともに、やがてヘリック夫人と一緒に、最後に〈ビックフォード〉で過ごした日々――は、不遇だったように思われるかもしれない。つねに誰かが世話を焼いてくれ、自分なりに楽しみを見つけられたし、苦しむ様子を見せたのはまれであったとはいえ、記憶のない人生はいったいどんなものだったのだろう？　一瞬という時に永遠に閉じ込められていたのだとしたら、彼は真に人らしい人生を送ったと言えるのだろうか。哲学者や心理学者、神経科学者の中には、記憶がなければ自己を保てないと主張する人もいる。ヘンリーは自分というものを意識しただろうか。

たとえそれが断片的であったにしても、ヘンリーが自意識をもっていたということを私は少しも疑っていない。長年にわたって彼を研究した結果、私たちは彼の個性、そしていかにも彼らしい習性や気質を知るようになった。ヘンリーの信念や希望、価値観がそこにはいつでもあった。彼は基本的に利他的な性格で、彼の研究が他の人に役立つといいとよく言っていた。それが彼の生き甲斐だったのだ。

ヘンリーほどの不運に見舞われた人もそう多くはいないはずなのに、それでも彼は他人に役立つことを自身の生き甲斐としていたというのである。医学の発展に多少の犠牲はつきものであろう。しかし、ときおり悲しい思いをしたとはいえ、ヘンリーが障害に負けることなく積極的にコーキン博士の研究に参加し、ホームのスタッフなど多くの人に愛されたことに救われる思いがする。本書を手に取った方は記憶や脳のはたらきに格別な興味をおもちであろうと思う。コーキン博士が語るヘンリーの物語、そして記憶というものの不可思議さにひとときなりとも思いを馳せていただければ幸いである。

本書はスザンヌ・コーキン博士の *Permanent Present Tense : The man with no memory, and what he taught the world* の全訳である。博士には、認知やパーキンソン病などにかかわる前著が数冊あるが、邦訳は本書がはじめてだ。なお、ヘンリーの物語は映画化される予定と聞く。どのような映画になるのだろうか。公開されればぜひ観にいくつもりでいる。

最後に、この本を訳す機会を与えてくださり、さまざまなご意見やご助言をくださった早川書房の伊藤浩氏、および校正の労をとられた石飛是須氏にお礼申し上げる。そのほか刊行までにお世話になった数多くの方々にも感謝の意を表したい。

二〇一四年一一月

ヘンリー・モレゾン氏のご冥福を心より祈りつつ

鍛原多惠子

原　注

プロローグ

1. 神経科学は、脳と神経系にかかわる知識を深めるための多様な分野を統合する広範囲にわたる領域である。システム神経科学は、陳述記憶や非陳述記憶など特定の行動を生起させる、相互に連絡したニューロン回路それぞれの機能を記述することを目的とする。システムという言葉が指すのは、感覚能力（視覚、聴覚、触覚などの感覚能力）や、より高位の過程（問題解決、目標指向行動、空間能力、運動制御、言語）といったものだ。ヘンリーの研究をとおして、私たちは脳全体に分散した過程を調べ、ヒトの記憶の科学を前進させる稀有な機会に恵まれた。W. B. Scoville and B. Milner, "Loss of Recent Memory after Bilateral Hippocampal Lesions," *Journal of Neurology, Neurosurgery, and Psychiatry* 20 (1957): 11-21.
2. Scoville and Milner, "Loss of Recent Memory after Bilateral Hippocampal Lesions."
3. Ibid. ヘンリー対象にミルナーが以前行なった記憶検査では、視覚および聴覚を通じて提示する試験刺激が用いられた。
4. P. J. Hilts, "A Brain Unit Seen as Index for Recalling Memories, " *New York Times* (1991, September 24); P. J. Hilts, *Memory's Ghost: The Strange Tale of Mr. M. and the Nature of Memory* (New York: Simon & Schuster, 1995)（『記憶の亡霊——なぜヘンリー・M の記憶は消えたのか』竹内和世訳、白揚社）.
5. N. J. Cohen and L. R. Squire, "Preserved Learning and Retention of Pattern-Analyzing Skill in Amnesia: Dissociation of Knowing How and Knowing That," *Science* 210 (1980): 207-10.

第1章

1. O. Temkin, *The Falling Sickness: A History of Epilepsy from the Greeks to the Beginnings of Modern Neurology* (Baltimore, MD: Johns Hopkins Press, 1971)（『テムキンてんかん病医史抄——古代より現代神経学の夜明けまで』和田豊治訳、医学書院）.
2. Ibid.
3. Ibid.
4. W. Feindel et al., "Epilepsy Surgery: Historical Highlights 1909-2009," *Epilepsia* 50 (2009): 131-51.
5. Ibid.
6. M. D. Niedermeyer et al., "Rett Syndrome and the Electroencephalogram," *American Journal of Medical Genetics* 25 (2005): 1096-8628; H. Berger, "Über Das Elektrenkephalogramm Des Menschen"*European Archives of Psychiatry and Clinical Neuroscience* 87 (1929): 527-70.

7. W. Feindel et al., "Epilepsy Surgery: Historical Highlights 1909-2009," *Epilepsia* 50 (2009): 131-51; W. B. Scoville et al., "Observations on Medial Temporal Lobotomy and Uncotomy in the Treatment of Psychotic States; Preliminary Review of 19 Operative Cases Compared with 60 Frontal Lobotomy and Under-cutting Cases," *Proceedings for the Association for Research in Nervous. and Mental Disorders* 31 (1953): 347-73; O. Temkin, *The Falling Sickness: A History of Epilepsy from the Greeks to the Beginnings of Modern Neurology* (Baltimore, MD: Johns Hopkins Press, 1971); B. V. White et al., *Stanley Cobb: A Builder of the Modem Neurosciences* (Charlottesville, VA: University Press of Virginia, 1984).

8. W. Feindel et al., "Epilepsy Surgery: Historical Highlights 1909-2009," *Epilepsia* 50 (2009): 131-51.

9. Jack Quinlan, October 8,1945.

10. W. B. Scoville, "Innovations and Perspectives," *Surgical Neurology* 4 (1975): 528.

11. W. B. Scoville and B. Milner, "Loss of Recent Memory after Bilateral Hippocampal Lesions," *Journal of Neurology, Neurosurgery, and Psychiatry* 20 (1957): 11-21.

12. Liselotte K. Fischer, Unpublished report of psychological testing, Hartford Hospital, August 24,1953.

第2章

1. J. El-Hai, *The Lobotomist: A Maverick Medical Genius and His Tragic Quest to Rid the World of Mental Illness* (Hoboken, NJ: J. Wiley, 2005)（『ロボトミスト——3400回ロボトミー手術を行った医師の栄光と失墜』岩坂彰訳、ランダムハウス講談社）; John F. Kennedy Memorial Library, "The Kennedy Family: Rosemary Kennedy"; www.jfklibrary.org/JFK/The-Kennedy-Family/Rosemary-Kennedy.aspx (accessed November 2012).

2. J. L. Stone, "Dr. Gottlieb Burckhardt—The Pioneer of Psychosurgery," *Journal of the History of the Neurosciences* 10 (2001): 79-92; El-Hai, *The Lobotomist.*

3. B. Ljunggren et al., "Ludwig Puusepp and the Birth of Neurosurgery in Russia," *Neurosurgery Quarterly* 8 (1998): 232-35.

4. C. F. Jacobsen et al., "An Experimental Analysis of the Functions of the Frontal Association Areas in Primates," *Journal of Nervous and Mental Disorders* 82 (1935): 1-14.

5. E. Moniz, *Tentatives Operatoires dans le Traitement de Certaines Psychoses* (Paris, France: Masson, 1936).

6. Ibid.

7. E. Moniz, "Prefrontal Leucotomy in the Treatment of Mental Disorders," *American Journal of Psychiatry* 93 (1937): 1379-85; El-Hai, *The Lobotomist.*

8. W. Freeman and J. W. Watts, *Psychosurgery in the Treatment of Mental Disorders and Intractable Pain* (Springfield, IL: C. C. Thomas, 1950); J. D. Pressman, *Last Resort: Psychosurgery and the Limits of*

Medicine (Cambridge Studies in the History of Medicine) (New York: Cambridge University Press, 1998); El-Hai, *The Lobotomist.*

9. D. G. Stewart and K. L. Davis, "The Lobotomist," *American Journal of Psychiatry* 165 (2008): 457-58; El-Hai, *The Lobotomist.*

10. J. E. Rodgers, *Psychosurgery: Damaging the Brain to Save the Mind* (New York: HarperCollins, 1992); El-Hai, *The Lobotomist.*

11. Pressman, *Last Resort*; El-Hai, *The Lobotomist.*

12. Pressman, *Last Resort.*

13. National Commission for the Protection of Human Subjects of Biomedical and Behavioral Research, *Psychosurgery: Report and Recommendations* (Washington, DC: DHEW Publication No. [OS] 77-0001,1977); available online at videocastnih.gov/pdflohrp_psychosurgery.pdf (accessed November 2012).

14. W. B. Scoville et al., "Observations on Medial Temporal Lobotomy and Uncotomy in the Treatment of Psychotic States: Preliminary. Review of 19 Operative Cases Compared with 60 Frontal Lobotomy and Undercutting Cases," Proceedings for the Association for Research in Nervous and Mental Disorders 31 (1953): 347-73.

15. W. Penfield and M. Baldwin, "Temporal Lobe Seizures and the Technic of Subtotal Temporal Lobectomy," *Annals of Surgery* 136 (1952): 625-34, available online at www.ncbi.nlm.nih.gov/pmc/articles/PMC1803045/pdf/annsurg01421-0076.pdf (accessed November 2012); Scoville et al., "Observations on Medial Temporal Lobotomy and Uncotomy."

16. W. B. Scoville and B. Milner, "Loss of Recent Memory after Bilateral Hippocampal Lesions," *Journal of Neurology, Neurosurgery, and Psychiatry* 20 (1957): 11-21, available online at jnnp.bmj.com/content/20/1/11.short (accessed November 2012).

17. Ibid.

18. MacLean, "Some Psychiatric Implications"; Scoville and Milner, "Loss of Recent Memory."

19. Scoville and Milner, "Loss of Recent Memory"; S. Corkin et al., "H.M.'s Medial Temporal Lobe Lesion: Findings from MRI," *Journal of Neuroscience* 17 (1997): 3964-79.

20. P. Andersen et al., *Historical Perspective: Proposed Functions, Biological Characteristics, and Neurobiological Models of the Hippocampus* (New York: Oxford University Press, 2007); J. W. Papez, "A Proposed Mechanism of Emotion. 1937," *Journal of Neuropsychiatry and Clinical Neurosciences* 7 (1995): 103-12; MacLean, "Some Psychiatric Implications."

21. Scoville and Milner, "Loss of Recent Memory."

第3章

1. W. Penfield and B. Milner, "Memory Deficit Produced by Bilateral Lesions in the Hippocampal Zone," *AMA Arch Neurol Psychiatry* 79:5 (May 1958) 475-97; B. Milner, "The Memory Defect in Bilateral Hippocampal Lesions," *Psychiatric Research Reports of the American Psychiatric Association* 11 (1959): 43-58.
2. W. Penfield, *No Man Alone: A Neurosurgeon's Life* (Boston, MA: Little, Brown, 1977).
3. W. Penfield, "Oligodendroglia and Its Relation to Classical Neuroglia," *Brain* 47 (1924): 430-52.
4. O. Foerster and W. Penfield, "The Structural Basis of Traumatic Epilepsy and Results of Radical Operation," *Brain* 53 (1930): 99-119,
5. W. Penfield and M. Baldwin, "Temporal Lobe Seizures and the Technic of Subtotal Temporal Lobectomy," *Annals of Surgery* 136 (1952): 625-34, available online at www.ncbi.nlm.nih.gov/pmc/articles/PMC1803045/pdf/annsurg01421-0076.pdf (accessed November 2012); P. Robb, *The Development of Neurology at McGill* (Montreal: Osier Library, McGill University, 1989); W. Feindel et at, "Epilepsy Surgery: Historical Highlights 1909-2009," *Epilepsia* 50 (2009): 131-51.
6. F. C. Bartlett, *Remembering: A Study in Experimental and Social Psychology.* (New York: Cambridge University Press, 1932)（『想起の心理学――実験的社会的心理学における一研究』宇津木保・辻正三訳、誠信書房）; C. W. M. Whiny and 0. L. Zangwill, *Amnesia* (London: Butterworths, 1966).
7. Penfield and Milner, "Memory Deficit Produced by Bilateral Lesions in the Hippocampal Zone"; Milner, "The Memory Deficit Bilateral Hippocampal Lesions."
8. Ibid; W. Penfield and H. Jasper, *Epilepsy and the Functional Anatomy of the Human Brain* (Boston: Little, Brown, 1954).
9. W. Penfield and G. Mathieson, "Memory: Autopsy Findings and Comments on the Role of Hippocampus in Experiential Recall," *Archives of Neurology* 31 (1974): 145-54.
10. S. Demeter et al., "Interhemispheric Pathways of the Hippocampal Formation, Presubiculum, and Entorhinal and Posterior Parahippocampal Cortices in the Rhesus Monkey: The Structure and Organization of the Hippocampal Commissures," *Journal of Comparative Neurology* 233 (1985): 30-47.
11. Penfield and Milner, "Memory Deficit Produced by Bilateral Lesions in the Hippocampal Zone"; Milner, "The Memory Deficit Bilateral Hippocampal Lesions."
12. B. Milner and W. Penfield, "The Effect of Hippocampal Lesions on Recent Memory," *Transactions of the American Neurological Association* (1955-1956): 42-48; W. B. Scoville and B. Milner, "Loss of Recent Memory after Bilateral Hippocampal Lesions," *Journal of Neurology, Neurosurgery, and Psychiatry* 20 (1957): 11-21, available online-at jnnp.bmj.com/content/20/1/11.short (accessed November 2012).
13. Scoville and Milner, "Loss of Recent Memory."

14. W. B. Scoville, "The Limbic Lobe in Man," *Journal of Neurosurgery* 11 (1954): 64 66; Scoville and Milner, 1957.

15. Scoville and Milner, "Loss of Recent Memory"; B. Milner, "Psychological Defects Produced by Temporal Lobe Excision," Research Publications_ Association for *Research in Nervous and Mental Disease* 36 (1958): 244-57.

16. Scoville and Milner, "Loss of Recent Memory."

17. W. B. Scoville, "Amnesia after Bilateral Medial Temporal-Lobe Excision: Introduction to Case H.M.," *Neuropsychologia* 6 (1968): 211-13; W. B. Scoville, "Innovations and Perspectives," *Surgical Neurology* 4 (1975): 528-30; L. Dittrich, "The Brain that Changed Everything," *Esquire* 154 (November 2010): 112-68.

18. B. Milner, "Intellectual Function of the Temporal Lobes," *Psychological Bulletin* 51 (1954) : 42-62.

19. W. Penfield and E. Boldrey, "Somatic Motor and Sensory Representation in the Cerebral Cortex of Man as Studied by Electrical Stimulation," *Brain* 60 (1937): 389-443; W. Feindel and W. Penfield, "Localization of Discharge in Temporal Lobe Automatism," *Archives of Neurology & Psychiatry* 72 (1954): 605-30; W. Penfield and L. Roberts, *Speech and Brain-Mechanisms* (Princeton, NJ: Princeton University Press, 1959).

20. S. Corkin, "Tactually-Guided Maze Learning in Man: Effects of Unilateral Cortical Excisions and Bilateral Hippocampal Lesions," *Neuropsychologia* 3 (1965) : 339-51, available online at web.mit.edu/bnl/pdf/Corkin_1965.pdf (accessed November 2012).

第4章

1. D. O. Hebb, *The Organization of Behavior: A Neuropsychological Theory* (New York: Wiley, 1949) (『行動の機構——脳メカニズムから心理学へ』鹿取廣人・金城辰夫・鈴木光太郎・鳥居修晃・渡邊正孝訳、岩波文庫〔上巻のみ〕).

2. S. R. Cajal, "La Fine Structure des Centres Nerve," *Proceedings of the Royal Society of London* 55 (1894): 444-68.

3. C. J. Shatz, "The Developing Brain," *Scientific American* 267 (1992): 60-67; available online at cognitrn.psych.indiana.edu/busey/q551/PDFs/MindBrainCh2.pdf (accessed November 2012).

4. E. R. Kandel, "The Molecular Biology of Memory Storage: A Dialogue between Genes and Synapses," *Science* 294 (2001): 1030-38; Kandel, *In Search of Memory*.

5. Hebb, *The Organization of Behavior*, Kandel, *In Search of Memory*.

6. L. Prisko, *Short-Term Memory in Focal Cerebral Damage* (unpublished dissertation; Montreal: McGill University, 1963).

7. E. K. Warrington et al., "The Anatomical Localisation of Selective Impairment of Auditory Verbal Short-

Term Memory," *Neuropsychologia* 9 (1971): 377-87.

8. Ibid.

9. N. Kanwisher, "Functional Specificity in the Human Brain: A Window into the Functional Architecture of the Mind," *Proceedings of the National Academy of Sciences of the United States of America* 107 (2010) : 11163-70.

10. E. K. Miller and J. D. Cohen, "An Integrative Theory of Prefrontal Cortex Function," *Annual Review of Neuroscience* 24 (2001): 167-202; available online at web.mitedu/elcmiller/Public/www/miller/Publications/Miller_Cohen_2001.pdf (accessed November 2012).

11. B. Milner, "Reflecting on the Field of Brain and Memory," Lecture of November 18,2008 (Washington, DC: Society for Neuroscience).

12. J. Brown, "Some Tests of the Decay Theory of Immediate Memory," *Quarterly journal of Experimental Psychology* 10 (1958) : 12-21.

13. L. R. Peterson and M. J. Peterson, "Short-Term Retention of Individual Verbal Items," *Journal of Experimental Psychology* 58 (1959): 193-98; hs-psychology.ism-online.org/files/2012/08/Peterson-Peterson-1959-duration-of-STM.pdf (accessed November 2012) にてオンライン閲覧可能。

14. S. Corkin, "Some Relationships between Global Amnesias and the Memory Impairments in Alzheimer's Disease," in *Alzheimer's Disease: A Report of Progress in Research*, ed. S. Corkin et al. (New York: Raven Press, 1982), 149-64.

15. B. Milner et al., "Further Analysis of the Hippocampal Amnesic Syndrome: 14-Year Follow-up Study of H.M.," *Neuropsychologia* 6 (1968): 215-34.

16. B. Milner, "Effects of Different Brain Lesions on Card Sorting: The Role of the Frontal Lobes," *Archives of Neurology* 9 (1963): 100-10.

17. A. Jeneson and L. R. Squire, "Working Memory, Long-Term Memory, and Medial Temporal Lobe Function," *Learning & Memory*, 19 (2012): 15-25.

18. N. Wiener, *Cybernetics: or, Control and Communication in the Animal and the Machine* (Cambridge: MIT Press, 1948)（『サイバネティックス――動物と機械における制御と通信』池原止戈夫・彌永昌吉・室賀三郎・戸田巌訳、岩波文庫）.

19. G. A. Miller et al., *Plans and the Structure of Behavior* (New York: Holt, 1960)（『プランと行動の構造――心理サイバネティクス序説』十島雍蔵・佐久間章・黒田輝彦・江頭幸晴訳、誠信書房）.

20. R. C. Atkinson and R. M. Shiffrin, "Human Memory: A Proposed System and Its Control Processes," in *The Psychology of Learning and Motivation: Advances in Research and Theory*, vol. 2, ed. K. W. Spence and J. T. Spence (New York: Academic Press, 1968), 89-195; available online at tinyurl.com/aa4w696 (accessed November 2012).

21. A. D. Baddeley and Q.J.L. Hitch, "Working Memory," in *The Psychology of Learning and Motivation: Advances in Research and Theory*, ed. G. H. Bower (New York: Academic Press, 1974), 47-89.

22. B. R. Postle, "Working Memory as an Emergent Property of the Mind and Brain," *Neuroscience* 139 (2006): 23-38; M. D'Esposito, "From Cognitive to Neural Models of Working Memory," *Philosophical Transactions of the Royal Society of London, Series B: Biological Sciences* 362 (2007): 761-72; J. Jonides et al., "The Mind and Brain of Short-Term Memory," *Annual Review of Psychology* 59 (2008): 193-224.

23. Miller and Cohen, "An Integrative Theory of Prefrontal Cortex Function, " *Annual Review of Neuroscience* 24 (2001): 167-202.

24. Ibid.

第5章

1. スコヴィルが作っておいた覚え書きとスケッチは、スコヴィルとミルナーの 1957 年論文に収録された、これも神経科医であるレイマー・ロバーツによる詳細な線画のもととなった。

2. P. C. Lauterbur, "Image Formation by Induced Local Interactions: Examples of Employing Nuclear Magnetic Resonance," *Nature* 242 (1973): 1901; P. Mansfield and P.K. Grannell, "NMR 'Diffraction' in Solids?," *Journal of Physics C. Solid State Physics* 6 (1973): L422.

3. S. Corkin et al., "H.M.'s Medial Temporal Lobe Lesion: Findings from MRI," *Journal of Neuroscience* 17 (1997): 3964-79.

4. H. Eichenbaum, *The Cognitive Neuroscience of Memory: An Introduction* (New York: Oxford University Press, 2011).

5. B. Milner et al., "Further Analysis of the Hippocampal Amnesic Syndrome: 14-Year Follow-up Study of H.M.," *Neuropsychologia* 6 (1968): 215-34.

6. Ibid.

7. Corkin, "H.M.'s Medial Temporal Lobe Lesion."

8. H. Eichenbaum et al., "Selective Olfactory Deficits in Case H.M.," *Brain* 106 (1983): 459-72.

9. Ibid.

10. Ibid.

11. Ibid.

12. 実験室で行なわれた経路探索課題でヘンリーの成績が振るわなかったことは、John O'Keefe と Lynn Nadel が、1978 年に優れた共著 *The Hippocampus as a Cognitive Map* (New York: Oxford University Press) で提案した、理論的、行動的、解剖学的、生理学的文献の情報を統合し、海馬が認知地図と、空間配置や空間内移動の経験の記憶とを統御すると主張する理論を裏づけるものだった。

13. B. Milner, "Visually-Guided Maze Learning in Man: Effects of Bilateral Hippocampal, Bilateral Frontal,

and Unilateral Cerebral Lesions," *Neuropsychologia* 3 (1965): 317-38.

14. S. Corkin, "Tactually-Guided Maze Learning in Man: Effects of Unilateral Cortical Excisions and Bilateral Hippocampal Lesions," *Neuropsychologia* 3 (1965): 339-51.

15. S. Corkin, "What's New with the Amnesic Patient H.M.?," *Nature Reviews Neuroscience* 3 (2002): 153-60.

16. S. Corkin et al., "H.M.'s Medial Temporal Lobe Lesion."

17. V. D. Bohbot and S. Corkin, "Posterior Parahippocampal Place Learning in H.M.," *Hippocampus* 17 (2007): 863-72.

18. Ibid.

第6章

1. J. D. Payne, "Learning, Memory, and Sleep in Humans," *Sleep Medicine Clinics* 6 (2011): 15-30; R. Stickgold and M. Tucker, "Sleep and Memory: In Search of Functionality," in *Augmenting Cognition*, eds, I. Segev et al. (Boca Raton, FL: CRC Press, 2011), 83-102.

2. P. Broca, "Sur la Circonvolution Limbique et la Scissure Limbique," *Bulletins de la Société d'Anthropologie de Paris* 12 (1877): 646-57; J. W. Papez, "A Proposed Mechanism of Emotion," *Archives of Neurology and Psychiatry* 38 (1937): 725-43.

3. Papez, "A Proposed Mechanism of Emotion"; J. Nolte and J. W. Sundsten, *The Human Brain: An Introduction to Its Functional Anatomy* (Philadelphia, PA: Mosby, 2009); K. A. Lindquist et al., "The Brain Basis of Emotion: A Meta-Analytic Review," *Behavioral and Brain Sciences* 35 (2012): 121-43.

4. P. Ekman, "Basic Emotions," in *Handbook of Cognition and Emotion*, eds, T. Dalgleish et al. (New York: Wiley, 1999), 45-60.

5. E. A. Kensinger and S. Corkin," Memory Enhancement for Emotional Words: Are Emotional Words More Vividly Remembered Than Neutral Words?," *Memory and Cognition* 31 (2003): 1169-80; E. A. Kensinger and S. Corkin, "Two Routes to Emotional Memory: Distinct Neural Processes for Valence and Arousal," *Proceedings of the National Academy of Sciences* 101 (2004): 3310-5.

第7章

1. C. E. Shannon, "A Mathematical Theory of Communication," *Bell System Technical Journal* 27 (1948): 379-423, 623-56; G. A. Miller, "The Magical Number Seven, Plus or Minus Two: Some Limits on Our Capacity for Processing Information," *Psychological Review* 63 (1956): 81-97.

2. A. S. Reber, "Implicit Learning of Artificial Grammars 1," *Journal of Verbal Learning and Verbal Behavior* 6 (1967): 855-63; N. J. Cohen and L. R. Squire, "Preserved Learning and Retention of Pattern-Analyzing Skill in Amnesia: Dissociation of Knowing How and Knowing That," *Science* 210 (1980): 207-10; L. R.

Squire and S. Zola-Morgan, "Memory: Brain Systems and Behavior," *Trends in Neuroscience* 11 (1988): 170-5.

3. F.I.M. Craik and R. S. Lockhart, "Levels of Processing: A Framework for Memory Research," *Journal of Verbal Learning and Verbal Behavior* 11 (1972): 671-84; F.I.M. Craik and E. Tulving, "Depth of Processing and the Retention of Words in Episodic Memory," *Journal of Experimental Psychology* 104 (1975): 268-94.
4. Ibid.
5. S. Corkin, "Some Relationships between Global Amnesias and the Memory Impairments in Alzheimer's Disease," in *Alzheimer's Disease: A Report of Progress in Research*, eds, S. Corkin et al. (New York: Raven Press, 1982), 149-64.
6. Ibid.
7. Corkin, "Some Relationships"; K. Velanova et al., "Evidence for Frontally Mediated Controlled Processing Differences in Older Adults," *Cerebral Cortex* 17 (2007): 1033-46.
8. R L. Buckner and J. M. Logan, "Frontal Contributions to Episodic Memory Encoding in the Young and Elderly," in *The Cognitive Neuroscience of Memory,* eds, A. Parker et al. (New York: Psychology Press, 2002), 59-81; U. Wagner et al., "Effects of Cortisol Suppression on Sleep-Associated Consolidation of Neutral and Emotional Memory," *Biological Psychiatry* 58 (2005): 885-93.
9. J. A. Ogden, *Trouble in Mind: Stories from a Neuropsychologist's Casebook* (New York: Oxford University Press, 2012).
10. J. D. Spence, *The Memory Palace of Matteo Ricci* (London: Quercus, 1978)（『マッテオ・リッチ　記憶の宮殿』古田島洋介訳、平凡社）.
11. A. Raz et al., "A Slice of Pi: An Exploratory Neuroimaging Study of Digit Encoding and Retrieval in a Superior Memorist," *Neurocase* 15 (2009): 361-72.
12. Raz, "A Slice of Pi"; K. A. Ericsson, "Exceptional Memorizers: Made, Not Born," *Trends in Cognitive Science* 7 (2003): 233-5.
13. Buckner and Logan, "Frontal Contributions to Episodic Memory Encoding."
14. H. A. Lechner et al., "100 Years of Consolidation—Remembering Muller and Pilzecker," *Learning Memory* 6 (1999): 77-87.
15. Ibid.
16. Ibid.
17. C. P. Duncan, "The Retroactive Effect of Electroshock on Learning," *Journal of Comparative Psychology* 42 (1949): 32-44; J. L. McGauch, "Memory—A Century of Consolidation," *Science* 287 (2000): 248-51; S. J. Sara and B. Hars, "In Memory of Consolidation," *Learning and Memory* 13 (2006): 515-21.

18. H. Eichenbaum, "Hippocampus: Cognitive Processes and Neural Representations That Underlie Declarative Memory," *Neuron* 44 (2004): 109-20.

19. Eichenbaum, "Hippocampus"; D. Shohamy and A. D. Wagner, "Integrating Memories in the Human Brain: Hippocampal-Midbrain Encoding of Overlapping Events," *Neuron* 60 (2008): 378-89.

20. W. B. Scoville and B. Milner, "Loss of Recent Memory after Bilateral Hippocampal Lesions," *Journal of Neurology, Neurosurgery, and Psychiatry* 20 (1957): 11-21; B. Milner, "Psychological Defects Produced by Temporal Lobe Excision," *Research Publications—Association for Research in Nervous and Mental Disease* 36 (1958): 244-57.

21. Ibid.; W. Penfield and B. Milner, "Memory Deficit Produced by Bilateral Lesians in the Hippocampal Zone," A.M.A. Archives of *Neurology & Psychiatry* 79 (1950): 475-97. ヒトの記憶の各段階における認知および神経過程の複雑さを調べるため、神経科学者は多数の動物種を対象に実験を行なってきた。こうした実験により、レベルを異にする複数の記憶形成、すなわち記憶成績の向上、ニューロン発火率の増減、細胞および分子内の構造的／機能的変化といったものが記録されてきた。これらの変化はいずれも脳に神経可塑性――経験に応じて変化する脳の能力――がそなわっていることの証拠である。この進行中の研究が目指すのは、あらゆるレベルの知識を統合して学習と記憶を包括的に理解することである。

サルの認知過程はヒトのそれに似ており、これらの過程にかかわる洞察を得るのに好適な動物と言える。齧歯類と比べると、サルはとりわけ認知の柔軟性――目標を設定しそれを達成するために思考や行為を実施に移す――において複雑な課題を学ぶ能力がすぐれている。その反面、サルは飼育費が高く、研究者が行ないたい認知課題は複雑であるために訓練に数カ月を要する。このような理由から、記憶研究にはラットやマウスが広く用いられる。どの種にも他にない利点があるが、遺伝子モデルや遺伝子操作が必要な場合にはマウスが理想的である。

遺伝子ターゲティングが生まれたのは1977年で、この技術は現在では世界中にある無数の研究所で使われているほど進化した。2007年のノーベル賞生理学・医学賞は、「胚性幹細胞（ES細胞）を用いてマウスの特定の遺伝子を改変する原理の発見」により、Mario Capecchi, Sir Martin Evans, Oliver Smithies に贈られた。この方法はマウスの特定組織の機能をノックアウトすることができ、それによってヒトの疾患を多数再現できる。マウスモデルの利点は、より高い精度でヒトの疾患研究を行なうことができ、背後の病理を標的とした新たな治療法の確立を可能にしてくれる点にある。Gene Targeting 1977-Present. Nobel Prize Lecture http://www.nobelprize.org:nobel_prizes:medicine:laureates:2007:capecchi-lecture.html を参照のこと。

ラットの遺伝子ターゲティングは最近まで不可能だったが、ラットの解剖学、生理学、行動が実験室でより詳細に把握されてきており、マウスより大きな脳をもっているため行動中のニューロン活動の記録が容易になる。神経科学研究の多くは両者を補完的に用いて問題の答えを見出そうと試

みる。より特殊な目的には、他の興味深い種が用いられることもある。さえずりの学習研究にはキンカチョウ、優れた視覚研究にはフェレット、ニューロンの研究には個々のニューロンが巨大で扱いやすいウミウシとして知られるアメフラシが用いられた。

記憶研究の歴史は、多くの種を対象にした記憶実験を総合したものであり、それぞれの実験がこれまでに重要な進展をもたらしてきた。いまだに答えの出ていない問題が山積みであるとはいえ、学習経験が脳回路内の持続的な変化に変換されることを示す膨大な知識がここ数十年で得られている。

22. McGauch, "Memory—Century of Consolidation"; 記憶の固定説を提唱する研究者は、ヘンリーが失った長期陳述記憶は、海馬のはたらきと大脳皮質の過程間の密接な相互作用と協調に依存すると考えた。ヘンリーの大脳皮質は正常なままであるとはいえ、それだけでこの仕事をすることはできないのだ。2012 年の時点で、海馬系が皮質回路と協調して記憶を固定し貯蔵する過程に焦点を当てた研究が継続中である。固定化は徐々に起きる現象なので、この過程には海馬と大脳皮質内の複数のメカニズムがかかわると考えるのが妥当だろう。D. Marr, "Simple Memory: A Theory for Archicortex," *Philosophical Transactions of the Royal Society of London, Series B, Biological Sciences* 262 (1971): 23-81; L. R. Squire et al., "The Medial Temporal Region and Memory Consolidation: A New Hypothesis," in *Memory, Consolidation: Psychobiology of Cognition*, eds, H. Weingartner et al. (Hillsdale, NJ: Lawrence Erlbaum Associates, 1984), 185-210; and J. L. McClelland et al., "Why There Are Complementary Learning Systems in the Hippocampus and Neocortex: Insights from the Successes and Failures of Connectionist Models of Learning and Memory," *Psychological Review* 102 (1995): 419-57 を参照のこと。

23. S. Ramon y Cajal, "La Fine Structure des Centres Nerveux," *Proceedings of the Royal Society of London* 55 (1894): 444-68; D. O. Hebb, *The Organization of Behavior: A Neuropsychological Theory* (New York: John Wiley & Sons, 1949) .

24. T. Lømo, "Frequency Potentiation of Excitatory Synaptic Activity in the Dentate Areas of the Hippocampal Formation," *Acta Physiologica Scandinavica* 68 (1966): 128; T.V.P. Bliss and T. Lømo, "Long-Lasting Potentiation of Synaptic Transmission in the Dentate Area of the Anaesthetized Rabbit Following Stimulation of the Perforant Path," *Journal of Physiology* 232 (1973): 331-56; R. M. Douglas and G. Goddard, "Long-Term Potentiation of the Perforant Path-Gran-ule Cell Synapse in the Rat Hippocampus," *Brain Research* 86 (1975): 205-15.

25. S. J. Martin et al., "Synaptic Plasticity and Memory: An Evaluation of the Hypothesis," *Annual Review of Neuroscience* 23 (2000): 649-711; T. Bliss et al., "Synaptic Plasticity in the Hippocampus," in *The Hippocampus Book*, eds, P. Anderson et al. (New York: Oxford University Press, 2007), 343-474.

26. Ibid.

27. 次に、これらの研究者はこの学習障害がすべての学習に当てはまるか、あるいは空間学習に限定さ

れているかを知りたいと考えた。彼らは簡単な視覚弁別課題でラットを訓練した。ラットは2つの台座――水に浮いたままなのでその上に逃げられる灰色の台座と、のると水中に沈んでしまう白黒の縞模様の台座――のどちらかを、台座の見た目の違い（＝色や模様）にもとづいて選ばされる。この課題は空間学習を必要とするものではない。長期増強を阻害する薬物を投与されたラットがこの視覚弁別課題を正常に行なったことから、この課題に海馬が必要とされないことがわかった。空間（陳述）学習に深刻な障害が生じている一方で弁別（非陳述）学習は正常であるという対比の著しさは、ヘンリーが手術後に病院のトイレの場所がわからなくなった一方で、新しい運動スキルを学習できた例を思い起こさせる。R. G. Morris et al., "Selective Impairment of Learning and Blockade of Long-Term Potentiation by an N-Methyl-D-Aspartate Receptor Antagonist, Ap5," *Nature* 319 (1986): 774-6 を参照のこと。

28. J. Z. Tsien, et al., "Subregion-and Cell Type-Restricted Gene Knockout in Mouse Brain," *Cell* 87 (1996): 1317-26; T J. McHugh, et al., "Impaired Hippocampal Representation of Space in CA1-Specific NMDAR1 Knockout Mice," *Cell*87 (1996): 1339-49; A. Rotenberg, et al., "Mice Expressing Activated CaMKII Lack Low Frequency LTP and Do Not Form Stable Place Cells in the CA1 Region of the Hippocampus," *Cell* 87 (1996): 1351-61.

29. T.V.P. Bliss and S. F. Cooke, "Long-Term Potentiation and Long-Term Depression: A Clinical Perspective," *Clinics* 66 (2011): 3-17.

30. J. O'Keefe and J. Dostrovsky, "The Hippocampus as a Spatial Map: Preliminary Evidence from Unit Activity in the Freely-Moving Rat," *Brain Research* 34 (1971): 171-5.

31. Y. L. Qin et al. "Memory Reprocessing in Corticocortical and Hippocampocortical Neuronal Ensembles," *Philosophical Transactions of the Royal Society of London, Series B, Biological Sciences* 352 (1997): 1525-33.

32. J. D. Payne, "Learning, Memory, and Sleep in Humans," *Sleep Medicine Clinics* 6 (2011): 145-56.

33. K. Louie and M. A. Wilson, "Temporally Structured Replay of Awake Hippocampal Ensemble Activity During Rapid Eye Movement Sleep," *Neuron* 29 (2001): 145-56.

34. Ibid.

35. A. K. Lee and M. A. Wilson, "Memory of Sequential Experience in the Hippocampus During Slow Wave Sleep," *Neuron* 36 (2002): 1183-94. 覚醒ラットにおける記憶再生によっても、私たちの記憶固定の理解が進んだ。2006年、ラットが新しいトラックを走ったあとで止まり、毛繕いしたり、ヒゲを動かしたり、ただうずくまったりするとき、ラットの海馬内に形成された迷路の位置の記憶が逆の順番で再生されることを Wilson らが発見した。トラックの終端に対応する場所細胞が最初に発火し、始端に対応する場所細胞が最後に発火したのだ。この、即時再生が降順になされたという事実は、ラットが動きを止めて文字通り時間をさかのぼり、いま経験したばかりのことについて考え、理解

し、固定したことを示唆していた。ラトガース大学の研究者2人が2007年に示したように、目覚めているラットは系列を昇順で——経験した順番で——再生することもできる。問題は、これらのラットがなにを考えているか、なぜ再生するのか、にある。たとえこれが本格的な思考ではないにしても、少なくともその方向に向かう大きな一歩ではある。D. J. Foster and M. A. Wilson, "Reverse Replay of Behavioural Sequences in Hippocampal Place Cells During the Awake State," *Nature* 440 (2006): 680-3 を参照のこと。

36. Ibid.; and K Diba and G. Buzsaki, "Forward and Reverse Hippocampal Place-Cell Sequences During Ripples," *Nature Neuroscience* 10m (2007): 1241-2.

37. D. Ji and M.A. Wilson, "Coordinated Memory Replay in the Visual Cortex and Hippocampus During Sleep," *Nature Neuroscience* 10 (2007): 100-7.

38. E. Tulving and D. M. Thomson, "Encoding Specificity and Retrieval Processes in Episodic Memory," *Psychological Review* 80 (1973): 352-73.

39. H. Schmolck, et al., "Memory Distortions Develop over Time: Recollections of the O.J. Simpson Trial Verdict after 15 and 32 Months," *Psychological Science* 11 (2000): 39-45.

40. J. Przybyslawski and S. J. Sara, "Reconsolidation of Memory after Its Reactivation," *Behavioural Brain Research* 84(1997): 241-6.

41. Ibid.

42. O. Hardt et al., "A Bridge over Troubled Water: Reconsolidation as a Link between Cognitive and Neuroscientific Memory Research Traditions," *Annual Review of Psychology* 61 (2010): 141-67; See also D. Schiller et al., "Preventing the Return of Fear in Humans Using Reconsolidation Update Mechanisms," *Nature* 463 (2010) : 49-53.

43. J. T. Wixted, "The Psychology and Neuroscience of Forgetting," *Annual Review of Psychology* 55 (2004): 235-69.

44. D. M. Freed et al., "Forgetting in H.M.: A Second Look," *Neuropsychologia* 25 (1987): 461-71.

45. Freed, "Forgetting in H.M."; D. M. Freed and S. Corkin, "Rate of Forgetting in H.M.: 6-Month Recognition," *Behavioral Neuroscience* 102 (1988): 823-7.

46. R. C. Atkinson and J. F. Juola, "Search and Decision Processes in Recognition Memory," in *Contemporary Developments in Mathematical Psychology: Learning, Memory, and Thinking*, eds, D. H. Krantz (San Francisco, CA: W. H. Freeman, 1974), 242-93; G. Mandler, "Recognizing: The Judgement of Previous Occurrence," *Psychological Review* 87 (1980): 252-71; L. L. Jacoby, "A Process Dissociation Framework: Separating Automatic from Intentional Uses of Memory," *Journal of Memory and Language* 30 (1991): 513-41.

47. J. P. Aggleton and M. W. Brown, "Episodic Memory, Amnesia, and the Hippocampal-Anterior Thalamic

Axis," *Behavioral and Brain Science* 22 (1999): 425-44.

48. Freed, "Forgetting in H.M."; Freed and Corkin, "Rate of Forgetting in H.M."; and Aggleton and brown, "Episodic Memory."

49. C. Ranganath et al., "Dissociable Correlates of Recollection and Familiarity within the Medial Temporal Lobes," *Neuropsychologia* 42 (203): 2-13.

50. Ibid.

51. Ibid.

52. B. Bowles et al., "Impaired Familiarity with Preserved Recollection after Anterior Temporal-Lobe Resection That Spares the Hippocampus," *Proceedings of the National Academy of Sciences* 104 (2007): 16382-7; M. W. Brown et al., "Recognition Memory: Material, Processes, and Substrates," *Hippocampus* 20 (2010): 1228-44. 2011年、ニューヨーク大学の認知神経科学者たちが、内側側頭葉領域における再認記憶の構造について異なる見解を発表した。彼らが健常な参加者をfMRIによって研究して得た結果によれば、嗅周皮質が個々の物体の想像に特化する一方で、海馬傍皮質は情景の想像に特化していることを示唆していた。B. P. Staresina et al., "Perirhinal and Parahippocamal Cortices Differentially Contribute to Later Recollection of Object- and Scene-Related Event Details," *Journal of Neuroscience* 31 (2011): 8739-47を参照のこと。

第8章

1. A. S. Reber, "Implicit Learning of Artificial Grammars," *Journal of Verbal Learning and Verbal Behavior* 6 (1967): 855-63; L. R. Squire and S. Zola-Morgan, "Memory: Brain Systems and Behavior," *Trends in Neuroscience* 11 (1988): 170-75; K. S. Giovanello and M. Verfaellie, "Memory Systems of the Brain: A Cognitive Neuropsychological Analysis," *Seminars in Speech and Language* 22 (2001): 107-16.

2. S. Nicolas, "Experiments on Implicit Memory in a Korsakoff Patient by Claparede (1907)," *Cognitive Neuropsychology* 13 (1996): 1193-99.

3. B. Milner, "Memory Impairment Accompanying Bilateral Hippocampal Lesions," in *Psychologie De L'hippocampe*, eds, P. Passouant (Paris, France: Centre National de la Recherche Scientifique, 1962), 257-72.

4. Ibid.

5. S. Corkin, "Tactually-Guided Maze Learning in Man: Effects of Unilateral Cortical Excisions and Bilateral Hippocampal Lesions," *Neuropsychologia* 3 (1965): 339-51.

6. E. K. Miller and J. D. Cohen, "An Integrative Theory of Prefrontal Cortex Function," *Annual Review of Neuroscience* 24 (2001): 167-202; web.mitedu/elcmiller/Public/www/miller/Publications/Miller_Cohen_2001.pdf (accessed September 2012) にてオンライン閲覧可能。

7. S. Corkin, "Acquisition of Motor Skill after Bilateral Medial Temporal-Lobe Excision," *Neuropsychologia* 6 (1968): 255-65; web.mit .edu/bnl/pdf/Corkin%201968.pdf (accessed September 2012) にてオンライン閲覧可能。
8. Ibid.
9. Ibid.
10. Ibid.
11. Ibid.
12. Ibid.
13. Ibid.
14. G. Ryle, "Knowing How and Knowing That," in *The Concept of Mind* (London: Hutchinson's University Library, 1949)（『心の概念』坂本百大・宮下治子・服部裕幸訳、みすず書房), 26-60; tinyurl.com/8kqedyj (accessed September 2012) にて全文オンライン閲覧可能。

ライルの本が刊行されてから数十年後、人工知能の世界で「内容を知ること（knowing that)」と「方法を知ること（knowing how)」の区別がなされるようになった。第５章冒頭で述べたように、人工知能の研究がしばしば脳にかんする理論に進歩をもたらしたのは、この研究が「コンピュータをヒトの脳のごとく機能するようにプログラムする」という実用的な課題を掲げていたからである。得られたソリューションは、脳のはたらきを考査し予測するモデルを神経科学者に与えてくれた。1970 年代には、人工知能の研究者は知識を表現する２つの方法として手続きと宣言（陳述）という用語を用いた。1975 年に Terry Winograd が発表した、*Representation and Understanding: Studies in Cognitive Sciences,* ed. D.G. Bobrow, et al. (New York: Academic Press)〔『人工知能の基礎――知識の表現と理解』（淵一博監訳、近代科学社)〕, p.185-210 に収録された、「枠の表現と宣言型／手続き型論争」"Frame Representations and the Declarative/Procedural. Controversy" と題する論文がある。この中で Winograd は、手続き派と宣言派（陳述派）のあいだの論争を次のように概括した。「手続き型派（proceduralist）は、人間の知識は主として『方法を知ること』に基づいていると主張する。人間の情報処理機械は内蔵プログラム機械であり、そのプログラム内には世界の知識が埋め込まれている。人間（またはロボット）の持っている英語やチェスや世の中の物理的な性質に関する知識は、各問題に働きかける一連のプログラム中にばらまかれているとする（p.186)」（淵一博訳)。言い換えれば、知識は私たちの行動を統御する特定のルーチンから成るというのである。彼はさらにこう続ける。「一方、宣言型派（declaravist）は、ある事項の知識はそれを使用する手続きと密接に結びついているとは考えない。彼らは知識を二つの基礎に基づいたものとして捉える。すなわち、すべての事実（fact）を操作するための完全に汎用な手続きの集合と、特定の分野の知識領域を記述する特定事実の集合とである」（淵一博訳)。このような見方は、知識を一連の計算ではなく情報と見なすものだ。Winograd はこれら２種の表現間の差異を縮小することを主張し、個々の陳述的言明がど

のように用いられるかを明確にすることで手続き的知識と陳述的知識のあいだで妥協点を見出すことを提唱した。長期記憶に貯蔵された事実に手続きを付加しようというのが彼の考えだった。

これに対して John Anderson は、手続き的知識と陳述的知識のあいだには根本的な違いがあると論じた。1976年の著書 *Language, Memory, and Thought*(Hillsdale, NJ: Psychology Press) で Anderson は、ライルについて論じるくだりで、３つの特徴的な相違点を挙げている。第一に、陳述的知識は私たちに備わっているか、いないかのどちらかであるが、手続き的知識は徐々に、一度に少しずつ獲得することができる。第二に、彼の言葉を借りれば「陳述的知識は他人から教えられて突如として獲得するものだが、手続き的知識はスキルを実践することによって徐々に身につけるものである」（p.117)。第三に、私たちは自分の陳述的知識を誰かに話すことができるが、手続き的知識は説明できない。

これらの２種の知識がどれほど相互に異なるかについて両派は議論を闘わせたが、コンピュータ・サイエンティストの Patrick Winston は両派の歩み寄りを提案した。Winston は自著 *Artificial Intelligence*（Reading, MA: Addison-Wesley）（『人工知能』長尾真・白井良明訳、培風館）で次のように述べている。「知識がどのようにして貯蔵されるかについて手続き派と陳述派のあいだで論争がある。たいていの場合、最善の戦略は両派の優れた部分を取り込む中道的なやり方である」（p.393)。人間は日常生活を送るために手続き的知識と陳述的知識のどちらも必要としており、脳はこれら２種の情報を獲得して保存する仕事に異なる過程と回路を割り振る。これに先立つこと15年、ヘンリーの鏡映描写検査の結果を報告したとき、ミルナーはこの生物学的な区別をはやくも指摘している。

Milner, "Memory Disturbance after Bilateral Hippocampal Lesions" も参照のこと。

15. M. Victor and A. H. Ropper, *Adams and Victor's Principles of Neurology*, 7th ed. (New York: McGraw-Hill, Medical Pub. Division, 2001).

16. Ibid.

17. さらなる認知検査によって、パーキンソン病患者の鏡映描写検査における成績が振るわなかったのは実際は学習障害によるものであるという私たちの結論が補強された。患者の学習における遅さが空間配置処理や基本的な運動機能の障害に起因している可能性を排除するため、私たちはパーキンソン病患者にこれらの能力を調べる付加的な検査をしてもらった。これらの検査成績すべてを考慮してデータ解析しても、やはりかなり重い学習障害が認められた。この発見は、鏡映描写が線条体内の正常な神経伝達に依存する記憶回路によって支えられているという見方を裏づける。

18. M. J. Nissen and P. Bullemer, "Attentional Requirements of Learning: Evidence from Performance Measures," *Cognitive Psychology* 19 (1987): 1-32.

19. D. Knopman and M. J. Nissen, "Procedural Learning Is Impaired in Huntington's Disease: Evidence from the Serial Reaction Time Task," *Neuropsychologia* 29 (1991) : 245-54.

20. A. Pascual-Leone et al., "Procedural Learning in Parkinson's Disease and Cerebellar Degeneration," *Annals of Neurology* 34 (1993): 594-602; J. N. Sanes et al., "Motor Learning in Patients with Cerebellar Dysfunction," *Brain* 113 (1990): 103-20.
21. T. A. Martin et al., "Throwing while Looking through Prisms. I. Focal Olivocerebellar Lesions Impair Adaptation," and "II. Specificity and Storage of Multiple Gaze—Throw Calibrations," *Brain* 119 (1996): 1183-98,1199-211.
22. R Shadmehr and F. A. Mussa-Ivaldi, "Adaptive Representation of Dynamics during Learning of a Motor Task," *Journal of Neuroscience* 14 (1994): 3208_ 24 ; www.jneurosci. org/content/14/5/3208.full.pdf+html (accessed September 2012) にてオンライン閲覧可能。

神経心理学が生み出した有名なモデルの一つに、Daniel Willingham が 1998 年に提唱した、運動スキル学習が進行する段階を説明するものがある。この説によると、運動スキル学習は２つの独立したモード（一方が無意識的で、もう一方が意識的）を駆使して行なわれる。無意識的モードは意識の埒外で機能する３つの運動制御過程（運動の空間ターゲットを選択し、ターゲットを順番に並べ、ターゲットを筋肉指令に変換する）を含む。注意を必要とする意識的モードは、環境を変える目標を選択し、運動ターゲットを選択し、ターゲットの系列をつくることによって運動スキル学習を推し進める。意識的モードは、私たちが熟練者の技を模倣するときに実行するものだ。学習は無意識的モードと意識的モードの相互作用により進む。Willingham のモデルによって、研究者は異なる学習段階や過程、そしてその神経基盤を予測できるようになった。ところが、このモデルは私たちが運動スキルを段階的に学ぶメカニズムを明らかにしてはくれなかった。D. B. Willingham, "A Neuropsychological Theory of Motor Skill Learning," *Psychological Review* 105 (1998): 558-84 を参照のこと。

23. M. Kawato and D. Wolpert, "Internal Models for Motor Control," *Novartis Foundation Symposium* 218 (1998): 291-304.
24. Ibid.
25. Ibid.
26. H. Imamizu and M. Kawato, "Brain Mechanisms for Predictive Control by Switching Internal Models: Implications for Higher-Order Cognitive Functions," *Psychological Research* 73 (2009): 527-44.
27. T. Brashers-Krug et al., "Consolidation in Human Motor Memory," *Nature* 382 (1996): 252-55; available online at tinyurl.com/8hhuga3 (accessed September 2012).
28. R. Shadmehr et al., "Time-Dependent Motor Memory Processes in Amnesic Subjects," *Journal of Neurophysiology* 80 (1998): 1590-97; web.mit.edu/bnl/pdf/Shadmehr.pdf (accessed September 2012) にてオンライン閲覧可能。
29. Ibid.

30. Ibid.

31. Ibid.

32. Ibid.

33. A. Karni et al., "The Acquisition of Skilled Motor Performance: Fast and Slow Experience-Driven Changes in Primary Motor Cortex," *Proceedings of the National Academy of Sciences* 95 (1998): 861-68.

34. Ibid. See also J. N. Sanes and J. P. Donoghue, "Plasticity, and Primary Motor Cortex," *Annual Review of Neuroscience* 23 (2000): 393-415; tinyurl.com/8oy187x (accessed September 2012) にてオンライン閲覧可能。

35. E. Dayan and L. G. Cohen, "Neuroplasticity Subserving Motor Skill Learning," *Neuron* 72 (2011): 443-54.

36. R. A. Poldrack et al., "The Neural Correlates of Motor Skill Automaticity," *Journal of Neuroscience* 25 (2005): 5356-64.

37. C. J. Steele and V. B. Penhune, "Specific Increases within Global Decreases: A Functional Magnetic Resonance Imaging Investigation of Five Days of Motor Sequence Learning," *Journal of Neuroscience* 30 (2010): 8332-41.

第9章

1. I. P. Pavlov, *Conditioned Reflexes: An Investigation of the Physiological Activity of the Cerebral Cortex* (London: Oxford University Press, 1927)（『大脳半球の働きについて——条件反射学』川村浩訳、岩波文庫）. 心理学者の Edwin B. Twitmyer がほぼ同時期にヒトについて類似の知見を得ている。1902年、Twitmyer は反射ハンマーで人の膝を叩いて不随意に膝蓋反射を起こす直前にベルを鳴らすと、その人はハンマーで膝を叩かれなくともベルの音を聞くだけで反射作用を示すのを偶然観察した。Pavlov と Twitmyer による発見後、研究者は 20 世紀をとおしてラット、コオロギ、ショウジョウバエ、ノミ、アメフラシなど多数の種で古典的条件づけを研究した。E. B. Twitmyer, "Knee Jerks without Stimulation of the Patellar Tendon," *Psychological Bulletin* 2 (1905): 43-44; I. Gormezano et al., "Twenty Years of Classical Conditioning Research with the Rabbit," in *Progress in Physiological Psychology*, ed, J. M. Sprague et al. (New York: Academic Press, 1983), 197-275.

2. D. Woodruff-Pak, "Eypblink Classical Conditioning in H.M.: Delay and Trace Paradigms," *Behavioral Neuroscience* 107 (1993): 911-25.

3. Ibid.

4. Ibid.

5. Ibid.

6. Ibid.

7. Ibid.

8. R. E. Clark et al., "Classical Conditioning, Awareness, and Brain Systems," *Trends in Cognitive Sciences* 6 (2002): 524-31.

9. Ibid.

10. 健忘症患者における知覚学習例は、神経心理学者の Elizabeth Warrington と Lawrence Weiskrantz によって 1968 年にはじめて報告された。この発見は、ヘンリーに鏡映描写スキルが残されていることをはじめて立証したミルナーの業績におとらず画期的なものだった。彼らが調べた健忘症患者 6 人のうち 5 人はコルサコフ症候群だった。この症候群では、視床と視床下部で細胞消失が起きるが、ヘンリーの損傷は内側側頭葉であったため、この能力が損なわれていない可能性があった。後日私たちは、彼が知覚学習できることを証明した。E. K. Warrington and L. Weiskrantz, "New Method of Testing Long-Term Retention with Special Reference to Amnesic Patients," *Nature* 217 (1968): 972-74.; B. Milner et al., "Further Analysis of the Hippocampal Amnesic Syndrome: 14-Year Follow-up Study of H.M.," *Neuropsychologia* 6 (1968): 215-34, www. psychology.uiowa.edu/Faculty/Freeman/Milner_68.pdf (accessed November 2012) にてオンライン閲覧可能。

11. E. S. Gollin; "Developmental Studies of Visual Recognition of Incomplete Objects," *Perceptual and Motor Skills* 11 (1960): 289-98; Milner et al., "Further Analysis of the Hippocampal Amnesic Syndrome."

12. Milner et al., "Further Analysis of the Hippocampal Amnesic Syndrome."

13. Ibid.

14. Ibid.

15. J. Sergent et al., "Functional Neuroanatomy of Face and Object Processing. A Positron Emission Tomography Study," *Brain* 115 (1992): 15-36; N. Kanwisher, "Functional Specificity in the Human Brain: A Window into the Functional Architecture of the Mind," *Proceedings of the National Academy of Sciences* 107 (2010): 11163-70.

16. I. Gauthier et al., "Expertise for Cars and Birds Recruits Brain Areas Involved in Face Recognition," *Nature Neuroscience* 3 (2000): 191-97; http://www.systems.neurosci.info/FMRI/gauthier00.pdf (accessed November 2012) にてオンライン閲覧可能。

17. C. D. Smith et al., "MRI Diffusion Tensor Tracking of a New Amygdalo-Fusiform and Hippocampo-Fusiform Pathway System in Humans," *Journal of Magnetic Resonance Imaging* 29(2009) : 1248-61.

18. Warrington と Weiskrantz は、反復プライミングを 1970 年にはじめて報告した。彼らによれば、健忘症患者は 3 文字の語幹── MET ──を既学習単語── METAL ──に対照者と同程度の頻度で完成できたという。実験の刺激として用いられたのは、各単語の断片化されたバリエーションが 2 個と、その完全なかたちである。研究者たちは、単語を一部隠した状態で写真を撮ることで単語を断片化した。最初の学習フェーズでは、参加者はまず各単語のもっとも断片化度の高い断片を、次に

断片化の低い単語を、最後に完成された単語——METAL——を見た。彼らは単語をできるだけ早く答えるよう指示された。実験の目的は記憶保持を3つの指標について比較することだった。このうち2つ——想起と再認——は陳述的な指標で、3つめ——部分完成——は非陳述的指標である。予想どおり、健忘症群は見たことのある単語を想起または再認するのに難儀した。これは健忘症患者の顕著な特徴だ。大きな衝撃がもたらされたのは、次の検査フェーズで、参加者が各単語の最初の3文字を見て5文字の単語を思いつく作業——部分完成による検索——をしたときだった。この指標にかんしては、健忘症患者は対照者に匹敵するほど多くの既学習単語を思いついたのだ。

当時、Warrington と Weiskrantz はこの結果を健忘症患者にもプライミング効果があることを示す証拠とは解釈しなかったものの、語幹完成プライミング効果を示す初の事例として発表した。この方法によって、科学者は健常者ならびに種々の神経疾患や精神疾患の患者における無意識な学習を研究することができるようになった。E. K. Warrington and L. Weiskrantz, “Amnesic Syndrome: Consolidation or. Retrieval?,” *Nature* 228 (1970): 628-30 を参照のこと。

1980年代から90年代には、反復プライミングにかかわる研究結果が多数発表された。健常な参加者と健忘症患者のプライミング効果を調べるにあたり、記憶研究者は多彩なテキスト刺激を用いた。たとえば、単語、疑似語、（英語の綴り字法に則った造語)、単語の断片、種々の物体、同音異義語（bear と bare のような音が同じで意味の異なる語)、絵、絵の断片、パターンなどである。これらの精緻な研究によって、とりわけ健常な若年成人におけるプライミング効果の認知の妙が明らかになった。

反復プライミングにかかわる知識はその後も増えていったが、記憶の専門家は相変わらず健忘症患者に反復プライミングが可能か否かという問題に魅了されていた。1984年、Peter Graf, Larry Squire, George Mandler が有名な論文を書き、3種の実験で得た結果を報告した。彼らの意図は、健忘症患者と対照群の参加者の成績を4つの学習指標について比較することにあった。これらの指標のうち3つ——自由再生、再認、手がかり再生——は陳述的な指標で、4つめ——単語完成——は非陳述的指標である。参加者はまず単語リストを眺め、その後これらの4検査のうち1つを受けた。P. Graf et al., “The Information That Amnesic Patients Do Not Forget,” *Journal of Experimental Psychology: Learning Memory, and Cognition* 10 (1984): 164-78.

自由再生検査では、参加者は学習リストにある単語で覚えているものを紙に書いた。再認検査では、1つの既学習単語を、同じ3文字の語幹で始まる別の2語と一緒に見せられた。学習した単語が MARket の場合、妨害単語として MARy と MARble が示される、といった具合だ。参加者は見た記憶のある単語を選ぶよう指示された。手がかり再生検査と単語完成検査では、参加者は既学習単語の最初の3文字を手がかりとして与えられた。この2つの検査の重要な違いは、実験参加者に与えられた指示にある。手がかり再生では、参加者は手がかりにもとづいてリストにあった単語を意識して思い出す。参加者すべてにとってこれが記憶検査であることは一目瞭然だった。単語完成では、参加者は3文字の語幹が英単語の最初の部分であると告げられ、それぞれの語幹を単語に完成

することを求められる。最初に頭に浮かんだ単語を書き留めるよう指示され、自分が記憶検査にのぞんでいることに気づかない。

得られた結果は、Warrington と Weiskrantz が1970年に報告した結果を追認した。自由再生、再認、手がかり再生検査はいずれも陳述記憶を測定するものであり、当然ながら、これらの課題の成績は健忘症患者ではひどく低かった。問題は、健忘症患者が単語完成課題で対照者に匹敵する成績を収めるか否かにあり、彼らは実際に対照者並みの成績を収めた。プライミングが既学習単語の確立された表象の活性化であるという点については、Graf, Squire, Mandler はこの種の活性化が健忘症患者で正常であると結論づけた。この実験は、陳述記憶と非陳述記憶にかんする実験結果の相違に参加者への指示がいかに大きな影響を及ぼすかを示した。健忘症患者が３文字の語幹を手がかりにリストにあった単語を思い出すようにという明確な指示を受けると、彼らは陳述記憶にアクセスせねばならず、健常者に比べて成績が低かった。ところが、非陳述記憶に頼って、単に３文字の語幹をはじめに頭に浮かんだ単語で完成することを許されると、彼らは対照者と同等の成績を収めたのである。Warrington and Weiskrantz, "Amnesic Syndrome: Consolidation or Retrieval?"; R. Diamond and P. Rozin, "Activation of Existing Memories in Anterograde Amnesia," *Journal of Abnormal Psychology* 93 (1984): 98-105 を参照のこと。http://www.psych.stanford.edui-j1m/pdfs/DiamondRozin84.pdf (accessed November 2012) にてオンライン閲覧可能。

これらの発見は重大な問いを投げかけた。すなわち、プライミング効果は健忘症患者でも対照者と同じくらい長く持続するのだろうか。健忘症患者の成績が正常と判断されるのならば、この問いに対する答えはイエスでなければならない。Graf らは参加者に学習リストを示し、その直後、15分後、120分後に検査し、この遅延時間の差に応じて異なる単語刺激を用いた。健忘症患者は対照者に匹敵するほど多くの正しい回答を出し、２群の成績は３つの遅延時間のいずれにおいても同等だった。この結果から、プライミング効果が健忘症患者と対照者で同じ時間——２時間——持続したことが見てとれる。Warrington and Weiskrantz, "Amnesic Syndrome: Consolidation or Retrieval?"; Graf et al., "The Information That Amnesic Patients Do Not Forget."

19. J.D.E. Gabrieli et al., "Dissociation among Structural-Perceptual, Lexical-Semantic, and Event-Fact Memory Systems in Amnesia, Alzheimer's Disease, and Normal Subjects," *Cortex* 30 (1994): 75-103 を参照のこと。

20. Ibid.

21. Ibid.

22. Diamond and Rozin, "Activation of Existing Memories in Anterograde Amnesia."

23. Ibid.

24. J.D.E. Gabrieli et al., "Intact Priming of Patterns Despite Impaired Memory," Neuropsychologia 28 (1990): 417-27; available online at http://web .mit.edu/bnl/pdf/Gabrieli_Milberg_Keane_Corkin_1990.

pdf (accessed November 2012).

25. Ibid.

26. Ibid.

27. Ibid.

28. Ibid.

29. M. M. Keane et al., "Priming in Perceptual Identification of Pseudowords Is Normal in Alzheimer's Disease," *Neuropsychologia* 32 (1994): 343-56.

30. Keane et al., "Priming of Perceptual Identification of Pseudowords Is Normal in Alzheimer's Disease"; M. M. Keane et al., "Evidence for a Dissociation between Perceptual and Conceptual Priming in Alzheimer's Disease," *Behavioral Neuroscience* 105 (1991): 326 42.

31. Ibid.

32. S. E. Arnold et al., "The Topographical and Neuroanatomical Distribution of Neurofibrillary Tangles and Neuritic Plaques in the Cerebral Cortex of Patients with Alzheimer's Disease," *Cerebral Cortex* 1 (1991): 103-16.

33. M. M. Keane et al., "Double Dissociation of Memory Capacities after Bilateral Occipital-Lobe or Medial Temporal-Lobe Lesions," *Brain* 118 (1995): 1129-48.

第10章

1. J. A. Ogden and S. Corkin, "Memories of H.M.," in *Memory Mechanisms: A Tribute to G. V. Goddard*, ed. M. Corballis et al. (Hillsdale, NJ: L. Erlbaum Associates, 1991), 195-215.

2. N. Hebben et al., "Diminished Ability to Interpret and Report Internal States after Bilateral Medial Temporal Resection: Case H.M.," *Behavioral Neuroscience* 99 (1985): 1031-39; available online at web.mit.edu/bnl/pdf/Diminished %20Ability.pdf (accessed November 2012).

3. S. Kobayashi, "Organization of Neural Systems for Aversive Information Processing: Pain, Error, and Punishment," *Frontiers in Neuroscience* 6 (2012); available online at www.ncbi.nlm.nih.gov/pmc/articles/PMC3448295/ (accessed November 2012).

4. Hebben et al., "Diminished Ability"; W. C. Clark, "Pain Sensitivity and the Report of Pain: An Introduction to Sensory Decision Theory," *Anesthesiology* 40 (1974): 272-87.

5. Hebben et al., "Diminished Ability"; C. de Graaf et al., "Biomarkers of Satiation and Satiety," *American Journal of Clinical Nutrition* 79 (2004): 946-61.

6. Hebben et al., "Diminished Ability."

7. N. Butters and L. S. Cermak, "A Case Study of the Forgetting of Autobiographical Knowledge: Implications for the Study of Retrograde Amnesia," in *Autobiographical Memory*, ed. D. C. Rubin (New

York: Cambridge University Press, 1986), 253-72.

8. W. B. Scoville and B. Milner, "Loss of Recent Memory after Bilateral Hippocampal Lesions," *Journal of Neurology, Neurosurgery, and Psychiatry* 20 (1957): 11-21; B. Milner et al., "Further Analysis of the Hippocampal Amnesic Syndrome: 14-Year Follow-up Study of H.M.," *Neuropsychologia* 6 (1968): 215-34, available online at www.psychology.uiowa.edu/Faculty/Freeman/Milner _68.pdf (accessed November 2012).

9. H. J. Sagan et al., "Dissociations among Processes in Remote Memory," *Annals of the New York Academy of Sciences* 444 (1985): 533-55.

10. Ibid.

11. Sagan et al., "Dissociations among Processes"; H. F. Crovitz and H. Schiffman, "Frequency of Episodic Memories as a Function of Their Age," *Bulletin of the Psychonomic Society* 4 (1974): 517-18.

12. Sagan et al., "Dissociations among Processes"; H. J. Sagan et al., "Temporal Ordering and Short-Term Memory Deficits in Parkinson's Disease," *Brain* 111 (Pt 3) (1988): 525-39.「後入れ、先出し」理論は1881年に端を発する。この年、フランスの心理学者 Théodule Ribot が逆向性健忘への度合いはしばしば時間経過に相関して変化する——新しい記憶から失われる一方で、古い記憶は残りがちである——ことに気づいたのだ。*Les Maladies de la Mémoire* (Paris: Germer Bailliere, 1881)（『記憶・意志及人格の變態』葛西又次郎訳、日本變態心理學會）.

13. 私たちがヘンリーを対象に行なった構造化インタビューで得た結果は、1950年代と60年代における初期の臨床報告が、彼が逆向健忘を示している時期の幅を大幅に過小評価していたことを示していた。手術前の記憶を思い出すのに必要な過程はひどく破綻していた。私たちが行なった4つの課題の1つであるクロヴィッツ検査（訳注　被験者に単語を一つ提示し、その単語を見て頭に浮かんだことを書かせるもの）は、その後私たちや他の研究者の批判の対象となったが、その根拠は最高成績の3を獲得するのに十分に詳細な記憶報告と、やはり成績は3だがはるかに詳細に富む報告を区別できるほど、この検査は感度が高くないということだった。上位を占める参加者をさらに細分化する検査が必要とされていた。私たちが次いで行なった実験がこの目標を達成した。Crovitz and Schiffman, "Frequency of Episodic Memories."

14. すべてを考え合わせると、ヘンリーの逆向性健忘にかかわる私たちの初期の研究で矛盾する結果が出たのは、一般的な知識を反映する個人的な遠隔記憶（高校の名称など）と、ある経験の再体験に依存する個人的な遠隔記憶（ファーストキスなど）を区別しなかったからだ。ヘンリーの症例からわかるように、彼は自分が通った高校の名を覚えていたものの、卒業式の日に何が起きたかは覚えていなかった。彼に尋ねると、彼はたいていの一般的な問いに答えられたとはいえ、さらに詳細を問うと何かが欠けているのは明らかだった。

15. E. Tulving, "Episodic and Semantic Memory," in *Organization of Memory*, ed. E. Tulving and W.

Donaldson (New York: Academic Press, 1972), 381-403.

16. L. R. Squire, "Memory and the Hippocampus: A Synthesis from Findings with Rats, Monkeys, and Humans," *Psychological Review* 99 (1992): 195-231.

17. L. R. Squire and P. J. Bayley, "The Neuroscience of Remote Memory," *Current Opinion in Neurobiology* 17 (2007): 185-96.

18. L. Nadel and M. Moscovitch, "Memory Consolidation, Retrograde Amnesia and the Hippocampal Complex," *Current Opinion Neurobiology* 7 (1997): 217-27; also Moscovitch and Nadel, "Consolidation and the Hippocampal Complex Revisited: In Defense of the Multiple-Trace Model," *Current Opinion Neurobiology* 8 (1998): 297-300.

19. B. Milner, "The Memory Defect in Bilateral Hippocampal Lesions," *Psychiatric Research Reports of the American Psychiatric Association* 11 (1959): 43-58.

20. S. Steinvorth et al., "Medial Temporal Lobe Structures Are Needed to Re-experience Remote Autobiographical Memories: Evidence from H.M. and W.R.," *Neuropsychologia* 43 (2005): 479-96.

21. Ibid.; See also E. A. Kensinger and S. Corkin, "Two Routes to Emotional Memory: Distinct Neural Processes for Valence and Arousal," *Proceedings of the National Academy of Sciences* 101 (2004): 3310-15; available online at www.pnas.org/content/101/9/3310.full.pdf+html(accessed November 2012).

22. Steinvorth et al., "Medial Temporal Lobe Structures."

23. L. R. Squire, "The Legacy of Patient H.M. for Neuroscience," *Neuron* 61 (2009): 6-9; available online at whoville.ucsd.edu/PDFs/444_Squire_Neuron_2009.pdf (accessed November 2012); S. Corkin et al., "H.M.'s Medial Temporal Lobe Lesion: Findings from MRI," *Journal of Neuroscience* 17 (1997): 3964-79.

24. Steinvorth et al., "Medial Temporal Lobe Structures Are Needed"; Nadel and Moscovitch, "Memory Consolidation, Retrograde Amnesia, and the Hippocampal Complex."

25. Y. Nir and G. Tononi, "Dreaming and the Brain: From Phenomenology to Neurophysiology," *Trends in Cognitive Sciences* 14 (2010): 88-100.

26. P. Maquet et al., "Functional Neuroanatomy of Human Rapid-Eye-Movement Sleep and Dreaming," *Nature* 383 (1996): 163-66.

27. D. L. Schacter et al., "Episodic Simulation of Future Events: Concepts, Data, and Applications," *Annals of the New York Academy of Sciences* 1124 (2008): 39-60.

第11章

1. E. A. Kensinger et al., "Bilateral Medial Temporal Lobe Damage Does Not Affect Lexical or Grammatical Processing: Evidence from Amnesic Patient H.M.," *Hippocampus* 11 (2001): 347-60.

2. J. R. Lackner, "Observations on the Speech Processing Capabilities of an Amnesic Patient: Several

Aspects of H.M.'s Language Function," *Neuropsychologia* 12 (1974): 199-207.

3. D. G. MacKay et al., "H.M. Revisited: Relations between Language Comprehension, Memory, and the Hippocampus System," *Journal of Cognitive Neuroscience* 10 (1998): 377-94.
4. Kensinger et al., "Bilateral Medial Temporal Lobe Damage Does Not Affect Lexical or Grammatical Processing."
5. Ibid.
6. Ibid.
7. A. D. Friederici, "The Brain Basis of Language Processing: From Structure to Function," *Physiological Review* 92 (2011): 1357-92; C. J. Price, "A Review and Synthesis of the First 20 Years of PET and fMRI Studies of Heard Speech, Spoken Language, and reading," *Neuroimage* 62 (2012): 816 47.
8. D. C. Park and P. Reuter-Lorenz, "The Adaptive Brain: Aging and Neurocognitive Scaffolding," *Annual Review of Psychology* 60 (2009): 173-96.
9. Kensinger et al., "Bilateral Medial Temporal Lobe Damage Does Not Affect Lexical or Grammatical Processing."
10. E. K. Warrington and L. Weiskrantz, "Amnesic Syndrome: Consolidation or Retrieval?," *Nature* 228 (1970): 628-30; W. D. Marslen-Wilson and H.-L. Teuber, "Memory for Remote Events in Anterograde Amnesia: Recognition of Public Figures from Newsphotographs," *Neuropsychologia* 13 (1975): 353-64.
11. M. Kinsbourne and E. Wood, "Short-Term Memory Processes and the Amnesic Syndrome," in *Short-Term Memory*, eds, D. Deutsch et al. (San Diego, CA: Academic Press, 1975), 258-93; M. Kinsbourne, "Brain Mechanisms and Memory," *Human Neurobiology* 6 (1987): 81-92.
12. J. D. Gabrieli et al., "The Impaired Learning of Semantic Knowledge Following Bilateral Medial Temporal-Lobe Resection," *Brain Cognition* 7 (1988): 157-77.
13. Ibid.
14. F. B. Wood et al., "The Episodic-Semantic Memory Distinction in Memory and Amnesia: Clinical and Experimental Observations," in *Human Memory and Amnesia*, eds, L. S. Cermak (Hillsdale, NJ: Erlbaum, 1982), 167-94.
15. J. D. Gabrieli et al., "The Impaired Learning of Semantic Knowledge."
16. Ibid.
17. Ibid.
18. Ibid.
19. B. R. Postle and S. Corkin, "Impaired Word-Stem Completion Priming but Intact Perceptual Identification Priming with Novel Words: Evidence from the Amnesic Patient H.M.," *Neuropsychologia* 36 (1998): 421-40.

20. Ibid.

21. Ibid.

22. Ibid.

23. Ibid.

24. Ibid.

25. Ibid.

26. E. Tulving et al., "Long-Lasting Perceptual Priming and Semantic Learning in Amnesia: A Case Experiment," *Journal of Experimental Psychology: Human Learning and Memory* 17 (1991): 595-617; P. J. Bayley and L. R. Squire, "Medial Temporal Lobe Amnesia: Gradual Acquisition of Factual Information by Nondeclarative Memory," *Journal of Neuroscience* 22 (2002): 5741-8.

27. G. O'Cane et al., "Evidence for Semantic Learning in Profound Amnesia: An Investigation with Patient H.M.," *Hippocampus* 14 (2004); 417-25.

28. Ibid.

29. Ibid.

30. Ibid.

31. Ibid.

32. Ibid.

33. Ibid.

34. Ibid.

35. Ibid.

36. B. G. Skotko et al., "Puzzling Thoughts for H.M.: Can New Semantic Information Be Anchored to Old Semantic Memories?," *Neuropsychology* 18 (2004): 756-69.

37. Ibid.

38. Ibid.

39. F. C. Bartlett, *Remembering: A Study in Experimental and Social Psychology* (Cambridge: University Press, 1932).

40. D. Tse et al., "Schemas and Memory Consolidation," *Science* 316 (2007): 76-82.

41. Ibid.

第12章

1. W. B. Scoville and B. Milner, "Loss of Recent. Memory after Bilateral Hippocampal Lesions," *Journal of Neurology, Neurosurgery, and Psychiatry* 20 (1957): 11-21.

2. D. H. Salat et al., "Neuroimaging H.M.: A 10-Year Follow-up Examination," *Hippocampus* 16 (2006): 936-45.

3. 私たちの脳内には数十億個の神経細胞すなわちニューロンがひしめいており、このうち数千種がすでに同定されているものの、残りは未知のままである。ニューロンは、情報処理――電気信号や化学信号を受信し、伝播し、送信する――に特化している。標準的なニューロンは、神経細胞体、多数の樹状突起、長く伸びる1本の軸索をもつ。樹状突起が他のニューロンから信号を受け取って細胞体に送る一方で、軸索は細胞体からの信号を他のニューロンに伝えてこれを活性化させる。神経細胞体のクラスターは灰白質、軸索の集合体は白質と呼ばれる。大脳皮質は灰白質から成り、領域間で情報を伝える、異なる長さの線維経路が白質である。MRI によって、私たちは健常な高齢者とヘンリーの灰白質および白質に加齢が与える影響を観察することができた。(E. Diaz, "A Functional Genomics Guide to the Galaxy of Neuronal Cell Types," *Nature Neuroscience* 9 (2006): 10-12; K. Sugino et al., "Molecular Taxonomy of Major Neuronal Classes in the Adult Mouse Forebrain," *Nature Neuroscience* 9 (2006): 99-107)

認知症を患っていない高齢者のある解剖研究によれば、大脳皮質の灰白質は加齢とともに薄くなるが、大脳皮質の厚さには死亡直前に全体的な精神能力を見積もるために行なわれる認知検査の成績との相関は認められなかった。この事実は、高齢者の認知は灰白質より白質の消失と密接にかかわっていることを示唆していた。もしそのとおりだとして、白質が破壊されたら実際にはどんな事態になるのか？　白質に問題がなければ、神経情報の伝達は迅速かつ正確で、障害物のない川の速い流れのようだ。ところが白質内の微小構造に問題が生じると、この情報の川がダムや岩、樹木、沈んだボートなどであふれ返る。すると神経伝達が妨げられて効率が落ち、神経・認知処理が遅くなる。(S. H. Freeman et al., "Preservation of Neuronal Number Despite Age-Related Cortical Brain Atrophy in Elderly Subjects without Alzheimer Disease," *Journal of Neuropathology and Experimental Neurology* 67 (2008): 1205-12; T. A. Salthouse, "The Processing-Speed Theory of Adult Age Differences in Cognition," *Psychological Review* 103 (1996): 403-28)

高齢者の脳における白質の変化は灰白質に比べて目立つとはいえ、生きた脳内でこれらの神経網をマッピングするのは最近まで不可能だった。高度な MRI 技術である拡散テンソル画像法のおかげで、現在では生きている健常者および患者の白質組織の健全度を測定しマッピングすることができるようになった。このツールを用いて、マサチューセッツ総合病院マルティノス・センターの私たちの共同研究者は、高齢者のみならず中年の脳にも白質衰退を認めたが、このことは加齢による記憶の衰退は完全に健康な人でも中年に始まるという考えを追認するものである。

2008 年、私とわが研究室のメンバーたちは、加齢は白質と灰白質に異なる影響を与えるか、そして認知能力の指標は白質の変化と灰白質の変化のどちらにより密接に結びついているかという2つの重要な問いかけをした。私たちは高度な MRI 技術を用いて、若年参加者と高齢参加者の脳全体にわたって灰白質の厚さと白質のかすかな変化を測定した。得られた画像データから、3つの能力（エピソード記憶〔単語リストや物語の遅延再生〕、意味記憶〔物体の名称や語彙〕、認知の統制的

処理過程〔注意を払う、優位な反応を無効にする、目標を達成する〕）を担う脳領域の健全度にかかわる情報が得られた。認知検査では、若年成人がエピソード記憶と認知制御の指標にかんして高齢者より優れた成績を収めたとはいえ、ままあることではあるのだが、高齢者は外界の一般的知識を問う意味記憶検査では若者より優れた結果を達成した。年齢を重ねるにしたがい、私たちの語彙と蓄積情報は豊かになり、より洗練されていくのだ。

それまでの研究と同じく、私たちは健全な加齢も白質と灰白質の衰えをともなうことを見出した。MRI画像のさらなる解析により新たな洞察が得られた。脳構造のこれらの指標と高齢者の認知検査成績の相関を調べると、大脳皮質の厚さ――灰白質の指標――は認知検査の成績とかかかわりがないことが判明した。むしろ、私たちが得た結果は健全な加齢を特徴づける認知障害はおもに白質の損傷によって起きるという推測を追認するものだった。私たちは認知検査の成績と白質の指標間に領域特異的な相関を見出した。認知の統制的処理過程が前頭葉の白質の健全度と相関がある一方で、エピソード記憶は側頭葉および頭頂葉の白質の健全度と相関がある。私たちの実験からは、認知の喪失にかかわる神経基盤を探る科学者は灰白質だけでなく白質をも調べるべきであるという重要なメッセージを読みとることができた。このことは加齢や加齢関連疾患にかかわる実験のみならず、あらゆる年代の参加者にかかわる研究に当てはまる。(D. A. Ziegler et al., "Cognition in Healthy Aging Is Related to Regional-White Matter Integrity, but Not Cortical Thickness," *Neurobiology of Aging* 31 (2010): 1912-26); D. H. Salat et al., "Age-Related Alterations in White Matter Microstructure Measured by Diffusion Tensor Imaging," *Neurobiology of Aging* 26 (2005): 1215-27.

4. J. W. Rowe and R. L. Kahn, "Human Aging: Usual and Successful," *Science* 237 (1987): 143-9.
5. Salat et al., "Neuroimaging H.M."
6. Ibid.

第13章

1. ヘンリーの研究参加によって得られた豊富な情報を十分に利用するには、ヘンリーの死後に彼の脳を調べることが欠かせない、というのが私の長年の信念だった。脳の献体にかんする私の考え方は、ひとつには、パーキンソン病とハンチントン病患者の過去の解剖研究から貴重な情報が得られたことに影響されている。1960年、ウィーン大学のある神経科学者がパーキンソン病患者の解剖を行ない、彼らの脳内ではドーパミンレベルが正常値より低いことを見出した。この重大な発見によって、ドーパミン機能を肩代わりする治療が生まれ、パーキンソン病に特有の異常な身体の動きが抑えられたのだった。

アルツハイマー病では、ある人がこの病気に冒されているか否かを確かめるには、その人の脳を解剖して病理学的マーカーを調べる以外に手がない。この病気では、初期の段階でも、神経線維のもつれやアミロイド斑が多発し、細胞死がはなはだしい。

死後に脳を調べることは、脳損傷による他の症状がある患者の認知機能を研究する科学者の啓蒙にも役立つが、そうした場合に解剖が行なわれることは稀である。本書では、私は不幸にも種々の脳領域の機能を失った患者を研究することで、私たちがこれらの脳回路についてどれほど多くを学んできたかを強調した。ヘンリーはそんな人びとのなかで顕著な一例にすぎないのだ。研究では、私たちはたいてい脳損傷を推測するしかない。たとえば、退役軍人の脳傷害を研究したとき、私は彼らの頭蓋骨の損傷から脳損傷の位置と範囲を推測しなければならなかった。最近のイメージング技術の発達により、脳の内部構造をより詳細に見ることができるようになったが、それでもまだMRIは完璧ではない。脳内の異常を真に確かめる唯一の方法は直接脳を観察することであり、それは死後でなければ行なえない。脳疾患患者の死後研究によって、どのような脳損傷が彼らの認知障害につながったのかをより詳細かつ完全に知ることができ、記憶などの能力に特定の脳構造が果たす役割を明らかにして種々の科学論争に決着をつけられるかもしれない。

2. "H.M., an Unforgettable Amnesiac, Dies at 82"; www.nytimes.com/2008/12/05/us/05hm.html?pagewanted=all (accessed December 2012).

エピローグ

1. 実験的手術は古くから行なわれてきており、多くの治療法改善をもたらしてきた。21世紀の驚くべき一例として、経管腔的手術がある。数年前、マサチューセッツ総合病院の外科医がある女性の膀胱を膣経由で摘出した。この種の手術は、字面を見るとものものしいとはいえ、昔ながらの術式に比べていくつかの利点がある。経管腔的手術は体内にある自然な開口部——口、肛門、膣、尿道——をとおして行なうため体を切開する必要がない。したがって、傷を残さず、回復がきわめて早い。膀胱摘出の場合には、数週間かかるところが数日ですむ。だが経管腔的手術は安全で効果的に思われるものの、それぞれの処置とそのための特殊なツールについて臨床試験が終わるまでこの手術について明確な結論を出すことはできない。これと対照的に、ヘンリーの実験的手術はただちに他の外科医に強力な忠告を与えた——この手術は二度と行なってはならない。Sacha Pfeiffer, "You Want to Take My What Out of My Where? Hospitals Experiment with Orifice Surgery," WBUR /NPR News, June 22, 2009, www.wbur.org/2009/06/22/orifice-surgery (accessed December 2012).
2. B. Milner and W. Penfield, "The Effect of Hippocampal Lesions on Recent Memory," *Transactions of the American Neurological Association* (1955-56): 42-48; W. B. Scoville, "World Neurosurgery: A Personal History of a Surgical Specialty," *International Surgery* 58 (1973): 526-35.
3. S. Tigaran et al., "Evidence of Cardiac Ischemia during Seizures in Drug Refractory Epilepsy Patients," *Neurology* 60 (2003): 492-95.

図版リスト

図 1.　5歳のヘンリー。

図 2.　ウィリアム・ビーチャー・スコヴィル。

図 3.　ヘンリーの高校卒業写真（1947 年）。

図 4.　大脳皮質の 4 葉。アンドレ・ファン・デア・クーベ、ジーン・オーガスティナック、エヴリーナ・ブーサ提供。

図 5a.　内側側頭葉構造。アンドレ・ファン・デア・クーベ、ジーン・オーガスティナック、エヴリーナ・ブーサ提供。

図 5b.　海馬、嗅内皮質、嗅周皮質。アンドレ・ファン・デア・クーベ、ジーン・オーガスティナック、エヴリーナ・ブーサ提供。

図 6.　ブレンダ・ミルナー。マギル大学ニューロ・メディア・サーヴィシーズ提供の写真。

図 7.　ヘンリーの頭部 MRI 画像。"H.M.'s Medial Temporal Lobe Lesion: Findings from Magnetic Resonance Imaging," *Journal of Neuroscience* 17(1997): 3964-79.

図 8.　ムーニーフェイス知覚検査。B. Milner et al., "Further Analysis of the Hippocampal Amnesic Syndrome: 14-Year Follow-up Study of H.M.," *Neuropsychologia* 6 (1968): 215-34.

図 9a.　視覚的飛び石迷路。B. Milner et al., "Further Analysis of the Hippocampal Amnesic Syndrome: 14-Year Follow-up Study of H.M.," *Neuropsychologia* 6 (1968): 215-34.

図 9b.　触覚的鉄筆迷路。

図 10.　両親と一緒のヘンリー。

図 11.　ヘンリーが描いた自宅の間取り図。S. Corkin, "What's New with the Amnesic Patient H.M.?" *Nature Reviews Neuroscience* 3(2002): 153-160.

図 12.　ヘンリー（1958 年）。

図 13.　経路探索課題。

図 14.　辺縁系。この図はアメリカ合衆国政府（NIH）が作成したもので、免責事項ページ内の画像ライセンスの項に定められた画像ライセンス B に該当するパブリックドメインにある。

図 15.　典型的なニューロン。L. Heimer, *The Human Brain and Spinal Cord: Functional Neuroanatomy and Dissection Guide* (New York: Springer-Verlag, 1983). Springer Science+Business Media の許可により掲載。

図 16.　鏡映描写課題。

図 17.　回転追跡課題。

ぼくは物覚《ものおぼ》えが悪《わる》い
健忘症患者H・Mの生涯
2014年11月20日　初版印刷
2014年11月25日　初版発行
＊
著　者　スザンヌ・コーキン
訳　者　鍛原多恵子《かじはらたえこ》
発行者　早　川　　浩
＊
印刷所　中央精版印刷株式会社
製本所　中央精版印刷株式会社
＊
発行所　株式会社　早川書房
東京都千代田区神田多町2−2
電話　03-3252-3111（大代表）
振替　00160-3-47799
http://www.hayakawa-online.co.jp
定価はカバーに表示してあります
ISBN978-4-15-209501-5　C0047
Printed and bound in Japan
乱丁・落丁本は小社制作部宛お送り下さい。
送料小社負担にてお取りかえいたします。
本書のコピー、スキャン、デジタル化等の無断複製
は著作権法上の例外を除き禁じられています。

ハヤカワ・ポピュラー・サイエンス

意識は傍観者である

——脳の知られざる営み

INCOGNITO

デイヴィッド・イーグルマン

大田直子訳

46判上製

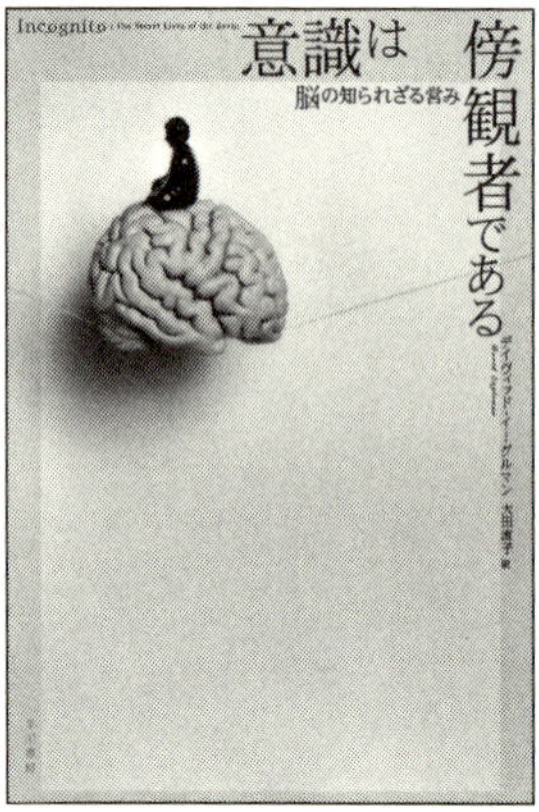

あなたは自分の脳が企むイリュージョンに誰よりも無知な傍観者だ。

あなたが見ている現実は、現実ではない。あなたの時間感覚も、現実とはズレている……意識が動作を命じたとき、その動作はすでに行なわれている！　NYタイムズほかのベストセラーリストをにぎわせた科学解説書登場。